AF836612

Carl-Auer

Jochen Peichl

Grandiosität und Bescheidenheit – die zwei Gesichter des Narzissmus

Ein hypnosystemisches Teilemodell

2025

Themenreihe »Teile-Arbeit«
hrsg. von Bernhard Trenkle und Silvia Zanotta
Reihengestaltung: Uwe Göbel
Umschlaggestaltung: B. Charlotte Ulrich
Umschlagmotiv: © AdobeStock von cff999 (KI-generiert)
Redaktion: Nicola Offermanns
Satz: Verlagsservice Hegele, Heiligkreuzsteinach
Printed in Germany
Druck und Bindung: CPI books GmbH, Leck

MIX
Papier | Fördert gute Waldnutzung
FSC® C083411
www.fsc.org

CPI klimaneutral
Mehr Bäume. Weniger CO_2

Erste Auflage, 2025
ISBN 978-3-8497-0616-6 (Printausgabe)
ISBN 978-3-8497-8568-0 (ePUB)

Bibliografische Information der Deutschen Nationalbibliothek:
Die Deutsche Nationalbibliothek verzeichnet diese Publikation in der Deutschen Nationalbibliografie; detaillierte bibliografische Daten sind im Internet über http://dnb.d-nb.de abrufbar.

Informationen zu unserem gesamten Programm, unseren Autoren und zum Verlag finden Sie unter: **https://www.carl-auer.de/**.

Inhalt

Der Narzissmus trägt viele Masken:
Heiligkeit, Pflichtbewusstsein, Freundlichkeit und Liebe, Bescheidenheit und Stolz.
Er reicht damit von der Haltung eines hochmütigen und arroganten Menschen
bis zu einer bescheidenen und unaufdringlichen Person.

Erich Fromm[1]

Warum es auch gut ist, Narzisst zu sein

Wie bitte? Vermutlich sind Sie, liebe Leserin und lieber Leser, jetzt leicht irritiert und finden diese Aussage mit Ausrufezeichen etwas überraschend oder gar befremdlich. Das ist auch ein wenig beabsichtigt, da ich Ihnen hier kein weiteres Narzissten-Bashing-Buch vorlegen möchte – mit dem Tenor: Narzissten[2] sind anstrengende Menschen, und man sollte einen großen Bogen um sie machen. Das kann im Einzelfall sicher zutreffen, und wir müssen mit solchen Frauen und Männern auch nicht einen »Erlebnis-Urlaub« im RTL-Dschungelcamp buchen. Ich würde mich freuen, wenn ich Sie dafür gewinnen könnte, dass wir uns das Thema »Narzissmus« aus einer hypnosystemischen Sicht genauer anschauen. Vielleicht kann ich ja ein paar neue und interessante Ideen zum Thema beisteuern.

Danke, dass Sie immer noch bereit sind, sich an meiner Seite mit diesem zweifelhaften und leicht irritierenden Thema auseinanderzusetzen. Ich hätte volles Verständnis dafür gehabt, wenn Sie lieber zu dem Eheratgeber »Warum Hass besser klebt als Liebe? Hypnotherapeutische Anleitung zum Scherbenkleben« oder zu etwas Erbaulicherem wie »Das Glück kennt tausend Wege zu Dir« gegriffen hätten.

Schon das Un-Wort »Narzissmus« lässt einem die Haare zu Berge stehen – entweder, weil man davon als »armes Opfer« im Alltag betroffen ist und unter einem sogenannten »Narzissten« z. B. zu Hause, im Büro oder in der Familie ganz fürchterlich leidet, oder, weil man schon mal mit dem Schlachtruf »Du bist ein blöder Narzisst/eine blöde Narzisstin« von jemand anderem vorschnell eti-

1 Fromm 2003, S. 144.
2 Wo auch immer im Buch männliche Personen auftauchen, dürfen sich immer auch alle anderen Geschlechter gemeint fühlen.

kettiert und abgewatscht wurde. Sicher wollen Sie nun endlich wissen, was sich hinter solchen freundlichen Zuschreibungen und wenig wertschätzenden Tiefschlägen verbirgt. Solche treffsicheren Totschlagargumente sollen heutzutage im Zeitalter des Narzissmus und in unserer »narzisstischen Gesellschaft«[3], wie es so schön heißt, ja gar nicht so selten vorkommen.

Mit dem Buch in Ihren Händen möchte ich mich von Büchern à la »Wie entwaffne ich einen Narzissten? Überleben und Gedeihen neben einem Selbstzentrierten« der Schematherapeutin Wendy Behary (2013) oder »Warum immer nur Du? Die sieben Todsünden des Narzissmus« von Sandy Hotchkiss (2002) deutlich unterscheiden. In diesen US-amerikanischen Publikationen werden die meist männlichen, erwachsenen Narzissten als perfide, arrogante und rücksichtlose Typen beschrieben, vor denen man/frau sich schützen muss. Sie werden entweder dämonisiert oder lächerlich gemacht und wirken dann in der Buchbeschreibung oft wie die Erwachsenenversionen von verwöhnten und egozentrischen Kindern, die sich vor der Kasse im Supermarkt auf den Boden werfen und toben, wenn sie den Lolli nicht bekommen. Solche Fieslinge gibt es ganz sicher unter uns Männern (Frauen?), aber ob dann ein Buch von Leyla Loric und Richard Grannon[4] mit dem Titel »Wie man sich an einem Narzissten rächt: Hole dir deine Macht zurück, indem du die geheimem Techniken der emotionalen Manipulation gegen ihn richtest« für das Problem hilfreich ist, wage ich zu bezweifeln. Was Ihnen sicher auch aufgefallen ist, ist diese kriegerische und etwas theatralische Wortwahl in den Buchtiteln, die den amerikanischen Leser auf eine Art Geschlechter-Gemetzel zwischen zwei Buchrücken vorbereitet.

Obige Beschreibung als »verwöhnt« und »egozentrisch« kommt dem herkömmlichen Bild des Narzissten in der Presse auch bei uns schon sehr nahe: grandios, selbstbezogen und ohne jegliches Einfühlungsvermögen für andere, anstrengend im Umgang und oft von der Marke »Kotzbrocken«. Derartige Menschen gibt es sicher einige in unserer heutigen Gesellschaft: klischeehafte Prototypen wie skrupellose Investmentbanker und karrieregeile Politiker – mittlerweile auch unter Frauen in Topberufen –, aber um diese Gruppe Menschen mit einer sogenannten »narzisstischen Persönlichkeitsstörung« soll

3 Ich denke an das Buch *Die narzisstische Gesellschaft* von Maaz (2014).
4 Originaltitel des Buches: *How to take revenge on a narcissist: Take your power back by using the secret techniques of emotional manipulators – against them* (2015).

es hier nicht gehen. Dafür verweise ich gerne auf die vielfältige psychologische Literatur zu diesem Thema in einschlägigen Psychiatrie-Lehrbüchern. Dort ist alles sehr genau, differenziert und höchst wissenschaftlich störungsorientiert beschrieben – aber aus einer ganz bestimmten psychologischen Perspektive: aus der Defizitperspektive. Narzisst sein heißt in diesem klinischen Feld, eine psychische Störung im Rucksack durchs Leben zu tragen – Narzissmus ist im psychiatrischen Sinne eine Persönlichkeitsstörung, und Menschen, die die Diagnose »narzisstische Persönlichkeit« (F 60.8 im ICD-10)[5] bekommen habe, sollten sich Hilfe bei meinen psychiatrischen und psychotherapeutischen Kolleginnen und Kollegen holen. Ein bisschen milder betrachtet wird die »Störung« bei dem amerikanischen Psychoanalytiker Heinz Kohut, deutlich destruktiver und in der Nähe der Borderline-Störung siedelt sie Otto Kernberg an. Darüber werden Sie von mir an späterer Stelle etwas ausführlicher hören.

Was Sie hier erwartet

Wenn dieses Buch vieles von dem oben Benannten *nicht* ist – kein Selbsthilfebuch, kein Narzissten-Bashing-Buch, keine Kampfschrift gegen unmögliche Männer –, was soll es dann sein?

Ich möchte über uns »Normalos« und unsere Durchschnittsklienten/-patienten schreiben, über die alltäglichen Probleme mit dem Selbstwert und Selbstbewusstsein. Deshalb habe ich kein ausschließliches Sachbuch über die Psychotherapie des Narzissmus geschrieben, welches wir mit Distanz und reinem Fachinteresse lesen sollten. Ich will darüber nachdenken, warum wir alle manchmal auf der einen Seite kühl, distanziert, egoistisch und arrogant sind – echte »Kotzbrocken« und »Zicken« eben – und dann wieder schlecht abgegrenzt sind, nicht Nein sagen können und immer damit beschäftigt, wie die anderen uns finden – so echte »Ja-Sager« und »Gutmenschen«. Wirklich zufrieden sind wir sicher alle nicht mit diesen Seiten in uns – es passiert uns einfach unwillkürlich,

---

5 Die Internationale statistische Klassifikation der Krankheiten und verwandter Gesundheitsprobleme (ICD, engl.: International Statistical Classification of Diseases and Related Health Problems) ist das wichtigste, weltweit anerkannte Diagnoseklassifikationssystem der Medizin. Es wird von der Weltgesundheitsorganisation (WHO) herausgegeben. Die aktuelle, international gültige Ausgabe ist ICD-10, Version 2013.

würde Gunther Schmidt sagen. Aber warum sind wir manchmal so?

Ich behaupte an dieser Stelle einfach mal: Wir alle haben mehr oder weniger stark ausgeprägte »narzisstische Ecken und Kanten«, und die würden wir gerne besser verstehen und sicher auch ändern – oder nicht? Dafür biete ich Ihnen in diesem Buch ein paar Ideen und psychologische Konzepte an und möchte Ihre persönlichen Fragen zum sogenannten Narzissmus nicht auf einer populär-, sondern auf einer psychologisch-wissenschaftlichen Basis beantworten. Nur so wird es uns leichter fallen, auch unsere Patienten mit ähnlichen Anliegen und Persönlichkeitsmerkmalen zu verstehen und sie in der Therapie auf dem Weg der Änderung zu begleiten.

In einem nächsten Abschnitt des Buches habe ich eine kleine Pause vom Narzissmus-Thema eingeschoben und mich meinem Lieblingsthema Ich-Zustände (Ego-States) und Ego-State-Therapie gewidmet. Als ich mich beim Schreiben entschlossen hatte, die zwei Gesichter des Narzissmus mit dem hypnosystemischen Teilemodell für die Praxis zu verbinden, merkte ich, dass ich Ihnen nicht wieder, wie in vorigen Publikationen, die klassische Ego-Theorie von John und Helen Watkins präsentieren wollte – an die ich heute eine Reihe Fragezeichen knüpfe. In *Ego-States, Seiten, Parts & Co.* (Peichl 2023a) hatte ich schon kritische Einwände gegen die Theorie vorgelegt und möchte Ihnen nun hier im Buch einen neuen Zugang zu dem Teilemodell nahebringen. Dabei greife ich auf vertraute Theoreme des klassischen Modells zurück und verbinde sie mit meinen neuen Ideen aus dem Bereich des Neurokonstruktivismus. Ich hoffe, ich kann damit Ihr Interesse wecken.

Im Teil 4 verwende ich das Ego-State-Modell, um einen Überblick für die psychotherapeutische Arbeit mit den beiden Seiten der narzisstischen Selbstwertregulation zu geben. Dabei verzichte ich bewusst auf Rezepte oder »Gebrauchsanweisungen« und beschreibe nur den weiteren Rahmen. Ich bitte alle professionellen Leser, diese meine Ideen Ihrem Stil und Ihrer Arbeitsweise anzupassen. Das letzte Kapitel des Buches ist dann noch eine sehr persönliche Ermutigung sowohl für fachfachkundige Leser als auch für interessierte Laien und Betroffene, sich in 5 Punkten mit der eigenen Vergangenheit zu befassen und sich mit sich selbst zu versöhnen.

Für Schnellleser: Die Essenz des Buches

Im Folgenden finden sie eine kurze Revue meiner Gedanken und Voramnahmen, von denen sich Ihnen einige erst im Verlauf des Lesens voll erschließen werden.

- Mein Narzissmusbegriff stammt aus der Persönlichkeitspsychologie, nicht aus der Krankheitslehre der Psychiatrie und auch nicht primär aus der Psychoanalyse. Das bedeutet: Narzissmus geht uns alle an und ist als Persönlichkeitsdimension bei jedem von uns mehr oder weniger stark ausgeprägt. Dieses Buch beschäftigt sich mit dem sogenannten »normalen Narzissmus« – mit uns Normalneurotikern und unseren Patienten, die manchmal sehr unter Ihrer »narzisstischen Not« (Eidenschink 2024) leiden.
- Ich möchte erkunden, wo die Grenzlinie zwischen gesunder Selbstliebe, Selbstbewusstsein und Narzissmus verläuft und ob es so etwas wie »guten« und »schlechten« Narzissmus gibt.
- Um die wildwuchernde Komplexität des Terminus »Narzissmus« zu reduzieren, konzentriere ich mich bei der Definition von »gesunder Selbstliebe« auf das uns allen vertraute Erleben, selbstbewusst, selbstfürsorglich und selbstliebend zu sein sowie ein Gefühl dafür zu haben, etwas *Besonderes zu sein* – einmalig und unverwechselbar (Malkin 2016).
- So gesehen ergibt sich bei der Betrachtung der sichtbaren Charaktermerkmale der Menschen um uns herum ein sogenanntes »narzisstisches Spektrum« – mit Selbstverleugnung (Selbstlosigkeit) auf der einen Seite, mit Selbstsucht (Selbstzentriertheit) auf der anderen Seite und einem »beziehungsbezogenen Selbstbewusstsein« in der Mitte des Kontinuums.
- In der Literatur werden zwei charakterliche Ausprägungen des Narzissmus unterschieden: der offene, grandios-exhibitionistische oder »kalte« Narzissmus und der verdeckte, verletzlich-depressive und »warme« Narzissmus. Ich frage mich: Wie können sich diese zwei Seiten einer Medaille im Laufe des Lebens entwickeln?
- Und jetzt mein wichtigster Punkt als hypno-analytischer Teiletherapeut: Wenn, ganz generell gesprochen, ein Symptom (z. B. Migränekopfschmerz, Höhenangst, Impotenz oder Waschzwang usw.) im hypnotherapeutischen Denken nicht das Pro-

blem, sondern die Lösung für ein Problem ist – für welches verborgene Problem sind dann die Ausprägungen des offenen und verdeckten Narzissmus eine kreative und hochkompetente Lösung?
- Welche Selbstanteile (Ego-States) bilden im Laufe eines Menschenlebens die innere Mannschaftsaufstellung, sodass Sie und ich und die Personen in unserer Umgebung mal arrogant-selbstzentriert (offener Narzissmus) oder auch selbstlos-bescheiden (verdeckter Narzissmus) nach außen hin wirken – mal als flüchtiger Zustand, mal als verfestigter Persönlichkeitsstil. Wie sieht dann jeweils die Choreographie auf der inneren Bühne aus? Welche Selbstanteile auf der inneren Bühne eines Menschen erzeugen den arroganten oder selbstlosen Persönlichkeitsstil?

Ich lade Sie dazu ein, in diesem Buch mit mir zusammen all unsere Seelenwinkel zu durchforsten und zu schauen, inwieweit auch wir bisher auf narzisstische Lösungsstrategien für Selbstwertprobleme zurückgegriffen haben bzw. noch zurückgreifen. Bald werden Sie sehen, dass es manchmal auch gut (sagen wir besser: hilfreich) ist, Narzisst zu sein – zumindest eine Zeit lang, um in dieser Welt zu überleben.

»Egoismus besteht nicht darin,
dass man nach seinem eigenen Willen lebt,
sondern dass man von anderen verlangt,
nach seinem zu leben.«

Oscar Wilde

Einführung: Die systemische Sicht erweitern

Diese Einführung behandelt die Grundannahmen der Systemischen Therapie und ihre Haltung gegenüber klinischen Diagnosen, insbesondere in Bezug auf Narzissmus und Persönlichkeitsstörungen. Ich führe den Terminus »Muster« als wiederkehrende, stabile Interaktions- oder Verhaltensweisen innerhalb eines Systems ein. Persönlichkeitsstörungen beschreibe ich damit als tief verwurzelte Muster, die zu langfristigen Entwicklungsbeeinträchtigungen führen.

Als ich einem Freund erzählte, dass ich ein Buch über »Narzissmus« und »Narzissten« schreiben will, sagte er nur: »Die gibt es doch gar nicht ... es gibt weder den Narzissten noch den Narzissmus als Krankheit. Das ist nichts anderes als eine diskriminierende, defizitorientierte Zuschreibung der ›Old-fashioned‹-Therapeuten.« Wen er damit meinte, können Sie sich vielleicht denken – sicher keine Systemiker.

Wenn ich jetzt meine systemische Brille aufsetze und darüber nachdenke, dann hat er zweifelsohne recht – aber wenn ich über den Brillenrand hinwegschaue, gibt es für mich gute Argumente, diese Frage etwas ausführlicher zu betrachten. Wie wir wissen, lehnt es die Systemische Therapie ab, Patienten den Diagnosen zuzuordnen, weil sie eine andere Grundhaltung zur Entstehung und Behandlung von psychischen Problemen hat als die klassische medizinische oder psychiatrische Herangehensweise.

> »Traditionell definiert sich systemische Therapie also über den Verzicht auf eine dezidierte Störungslehre und die Ablehnung der Diagnose von ›Störungen‹ oder gar ›psychischen Krankheiten‹ samt traditionellen Psychopathologie-Konzepten und ›störungsspezifischen Behandlungsansätzen‹« (Wagner, Henz u. Kilian 2022, S. 19).

Ganz allgemein könnte man sagen: Das systemische Denken lehnt die Erstellung von Diagnosen ab, weil es psychische Probleme nicht als isolierte Störungen innerhalb eines Individuums betrachtet, sondern als Ausdruck von Interaktionsmustern innerhalb eines sozialen Systems (z. B. Familie, Partnerschaft, Arbeitsteam). Diese Perspektive basiert auf mehreren Grundannahmen, lassen Sie mich nur drei der wichtigsten Argumente nennen:

1) **Kontextabhängigkeit**: Symptome sind keine festen Zustände, sondern Reaktionen auf soziale oder kommunikative Kontexte. Eine Diagnose konzentriert sich auf das Individuum und ignoriert den Systemeinfluss.
2) **Zirkularität statt Kausalität**: Statt nach einer linearen Ursache-Wirkungs-Beziehung zu suchen (»Person X hat Depressionen, weil …«), betrachtet die Systemische Therapie wechselseitige Beziehungsdynamiken. Eine Diagnose hingegen könnte das Denken in starren Ursache-Wirkungs-Kategorien fördern.
3) **Lösungs- und Ressourcenorientierung**: In der Systemischen Therapie liegt der Schwerpunkt auf Ressourcen, Möglichkeiten und konstruktiven Veränderungen. Diagnosen sind dagegen oft problemorientiert und können den Fokus auf Mängel statt auf Potenziale lenken.

Durch dieses zirkuläre Verständnis von Ursache und Wirkung und die Vermeidung einer linearen Ursache-Wirkungs-Logik soll der Therapiefokus weg von der Betrachtung von Mängeln und Defiziten hin auf Potenziale und Ressourcen gelenkt werden und somit auf neue Möglichkeiten und konstruktive Veränderungen.

So weit, so gut – das ist das Credo der Systemik. In meiner Anfangszeit als Therapeut war ich auf monokausales Ursache-Wirkungs-Denken in der Psychoanalyse geschult, und mein Wahrnehmungsfeld zentrierte sich auf die Frage des »warum« eines Symptoms und den Glauben, eine »Störung« entstehe als Folge von eindeutig identifizierbaren Ursachen, die bevorzugt in der Kindheit zu verorten seien. Sich diese Beziehungskatastrophen der Vergangenheit in der Therapie bewusst zu machen oder gar in der Übertragung zum Therapeuten zu wiederholen, galt als Königsweg zur Heilung. Meine Erfahrung zeigte mir aber ein unbefriedigendes Bild, was das Therapieergebnis angeht: Die Patienten haben kognitiv viel verstanden, aber oft wenig in ihrem Leben verändert.

So begann ich, mich nach alternativen Denksystemen umzuschauen, und mein Ausbildungsweg führte zur Hypnotherapie und

Systemik. Ich lernte: Die Systemische Therapie lehnt ein monolineares Denken wie oben beschrieben ab und betont zirkuläre Prozesse biologischer, psychologischer und sozialer Systeme.

> »Im Unterschied zu Kausalkonstruktionen, die Gegenwärtiges kausal auf Früheres zurückführen, ist aus systemtherapeutischer Sicht die ›Wiederholung‹ die ›Ursache‹. Vergangenheit überlebt demnach durch ›Wiederholungsakte‹« (ebd., S. 109).

Genau diese Wiederholung in der Gegenwart ist nun der Ansatz der Systemischen Therapie – mit dem Ziel, die sich wiederholenden dysfunktionalen Muster zu unterbrechen, wir nennen das *Musterunterbrechung*. Die Methoden der Musterunterbrechung im Werkzeugkasten der systemischen Therapeuten sind vielfältig und reichen von der Umfokussierung auf eine Ressource des Patienten (die »Suche nach der Ausnahme«, die »Reise in die Lösungszeit«) bis zu ritualisierten Musterunterbrechungen und paradoxen Interventionen – um nur einige zu nennen.

Sie ahnen es sicher schon: Auch hier ließ meine anfängliche Begeisterung bald nach, und ich begann, meinen Ausbildern Gunther Schmidt und Bernhard Trenkle kritische Fragen zu stellen.

Aber ist damit wirklich das Muster verschwunden?

Genau diese Frage habe ich mir immer wieder gestellt: Wo ist der Wind, wenn er nicht mehr weht?[6] Um dieser wichtigen Frage einen Schritt näher zu kommen, wäre es gut, erst einmal zu klären, was die Systemische Therapie unter »Muster« versteht. Hier ein längeres Zitat von Gunther Schmidt:

> »Werden in einem System solche Wirklichkeitskonstruktionen gestaltet durch miteinander verkoppelte Beiträge, die sich regelhaft wiederholen, wird die Beschreibung dieser Verkoppelungen von Beiträgen in Wechselwirkung ›Muster‹ genannt. Typische ›Bausteine‹ solcher Muster sind z. B. die Art, wie ein Phänomen beschrieben wird, wie ihm Bedeutung gegeben wird, z. B. durch Erklärungen, Bewertungen, Schlussfolgerungen, welche Lösungsversuche daraus abgeleitet werden und welche Reaktionen darauf wieder gewählt werden, welches Verhalten, welche emotionale Reaktion usw. Dies sind Ebenen der Musterbildung, die auch in den interaktionellen Austausch einfließen. Ich nenne sie *Makromuster*« (Schmidt 2005, S. 55; Kursivierung im Original).

6 Vgl. Schmid 1994.

In der Systemischen Therapie liegt der Fokus, wie wir gesehen haben, traditionell auf interpersonellen Mustern und den Wechselwirkungen innerhalb eines Systems. Somit wird im Sinne der Definition von Gunther Schmidt ein *Muster* als wiederkehrende, stabile Interaktions- oder Verhaltensweise verstanden, die sich in Beziehungen oder in einem System (z. B. Familie, Paar, Arbeitsplatz) etabliert hat. Diese Muster entstehen durch wiederholte Handlungen und Reaktionen der beteiligten Personen und beeinflussen, wie sie miteinander umgehen. Ein Muster ist dabei keine einzelne Handlung, sondern eine *regelmäßige Abfolge* von Verhaltensweisen, die in bestimmten Situationen fast automatisch ablaufen. Solche Muster können konstruktiv sein, aber in vielen Fällen sind es problematische oder dysfunktionale Muster, die zu Konflikten, Stress oder stagnierender Entwicklung führen. Diese Muster mit Umbewertung, Verstörung, Symptomverschreibung oder Imagination eines Lösungszustandes in einer Musterunterbrechung zu destabilisieren, halte ich sicher für hilfreich. Aber reichen solche Umstrukturierungen wirklich aus, um hartnäckige Bahnungen zum Verschwinden zu bringen? Haben wir nicht alle unbewusste Prägungsmuster aus Kindheitserfahrungen in uns, in unserem inneren System – seien diese nun hilfreich und unterstützend oder traumatisierend und einschränkend?
Das sieht Gunther Schmidt auch so, wenn er schreibt:

> »Gleichzeitig laufen aber immer im *internalen* Erlebenssystem der Beteiligten eine Vielzahl von Prozessen ab, auch in regelhafter Weise. Diese sind für die Wahrnehmung und Verarbeitung all dieser Außenreize zentral, ich nenne sie *Mikromuster*. In der Diskussion der hypnotischen Prozesse erlangen gerade diese Mikromuster größte Bedeutung« (ebd.; Kursivierung im Original).

Diesen Ball würde ich gerne aufnehmen und Gunther Schmidts Idee der Mikromuster in unserem inneren Erlebensraum mit anderen Theoriekonzepten verbinden. Dazu nutze ich einen weiteren Baustein meines beruflichen Theoriegebäudes: meine Weiterbildung in der Teiletherapie, vor allem in der Ego-State-Therapie.

Das Ich ist viele Teile

Wenn wir von der Hypothese ausgehen, dass prägende Erfahrungen aus unserer Kindheit Spuren im expliziten wie impliziten Gedächtnis hinterlassen, hat das sicher einen Überlebensvorteil: Wir müssen nicht immer alles von vorne neu erlernen, wir können eine Situation vor dem Hintergrund der abgespeicherten Erfahrung schneller unbewusst einschätzen und somit schneller handeln, wenn es bedrohlich wird. Abgespeicherte negative Erfahrungen können aber unseren Erkenntnis- und Handlungsspielraum einschränken, wenn sie ein Neulernen dominieren. Wie könnte man diese inneren Bauteile bzw. Muster nennen, mit denen wir uns die Welt erklären?

Diese Idee, dass unsere Persönlichkeit aus verschiedenen Musterbildungen besteht, ist nicht neu. Der bekannte Schweizer Psychiater Luciano »Luc« Ciompi präsentiert in seiner Metatheorie der Affektlogik 5 Thesen, wobei für unser Thema die 3. These besonders interessant ist. Er schreibt:

> »Situativ zusammengehörige Gefühle, Wahrnehmungen und Verhaltensweisen verbinden sich zu funktionierenden Einheiten im Sinn von integrierten Fühl-, Denk- und Verhaltensprogrammen (abgekürzt: FDV-Programme), die sich in ähnlichen Situationen immer wieder neu aktualisieren und gegebenenfalls auch modifizieren. Solche FDV-Programme erscheinen als die eigentlichen Bausteine des ›psychischen Apparats‹ (Freud); die ganze Psyche kann als ein komplex gegliedertes Gefüge von funktionellen FDV-Programmen gesehen werden« (Ciompi 2007, S. 30).

Die Kernaussage lautet somit:

> Die menschliche Psyche lässt sich als ein Netzwerk von miteinander verbundenen und hierarchisch organisierten Einheiten betrachten.

Wir wollen uns das noch ein bisschen genauer anschauen. Dazu mache ich einen Rückgriff auf die Definition eines »Schemas« bei Jeffrey Young, dem Erfinder der »Schematherapie«. Young zufolge können maladaptive Schemata entstehen, wenn emotionale Grundbedürfnisse in Kindheit und Jugend wiederholt nicht erfüllt bzw. frustriert wurden. Klinisch und empirisch bestätigt sind 18 unterschiedliche Schemata, die 5 Domänen (oder Themen) zugeordnet werden, die wiederum das frustrierte Grundbedürfnis widerspiegeln.

> »Das Schema wird also in der frühen Individualentwicklung angelegt als überdauerndes und umfassendes Muster aus Gefühlen, Gedanken, Erinnerungen und Körperempfindungen im Sinne eines inneren ›Abbilds‹ der realen Bedingungen in der frühen Biografie. Dieses Muster kann sich im Laufe der weiteren Entwicklung verstärken und wirkt bei Aktivierung handlungsleitend fort, auch wenn die äußeren Bedingungen und das Beziehungsgefüge sich ändern.«[7]

Ich verstehe das so, dass wichtige Lebenserfahrungen in Bezug auf gelungene oder missachtete Grundbedürfnisse eines Kindes als emotionale Schemata gespeichert werden. Diese Schemata sind als maladaptive Anpassung an die ungenügende Erfüllung kindlicher Grundbedürfnisse zu verstehen (Schema = emotionale Konditionierung). Sie werden durch situative Reize automatisch (d. h. unbewusst) aktiviert und dann unbewusst ausgeführt.

Stellen wir uns doch einmal so eine Situation für ein Kind vor, dessen Grundbedürfnisse wiederholt verletzt werden.

Das Dilemma des inneren Kindes

Wenn wir uns die emotionale und physische Not eines Kindes in einer emotional und/oder gewalttätig missbräuchlichen Familie oder Lebenssituation vorstellen, wird das Kind versuchen, verschiedene Verteidigungsreaktionen auf diese Bedrohung hin zu entwickeln. Je nach Persönlichkeitscharakter (z. B. Introversion vs. Extroversion) und Ausprägung des Traumas wird der Defensivmodus Züge von Flucht, Kampf, Einfrieren oder Unterwerfung tragen. Je nach Erfolg und Möglichkeit werden einzelne Überlebensstrategien eingesetzt und auch kombiniert. Das ist das, was das Kind unbewusst und nach einem Lernprozess später auch bewusst einsetzt – sein Coping-Verhalten, könnte man sagen. Aber wie sieht es innen drin im Kind aus? Lassen Sie mich versuchen, die Psychodynamik zu beschreiben, die das innere System nicht zur Ruhe kommen lässt. Ich wähle im ersten Schritt dafür die Situation eines seelisch missbräuchlichen Familiensystems ohne explizite körperliche/sexuelle Gewalt. Dabei hilft mir der Gedanke, dass unser Ich aus verschiedenen Anteilen zusammengesetzt ist wie ein Puzzle – Anteile, die die Niederschläge von wichtigen Bindungserfahrungen meines Lebens verkörpern. Diese Antei-

7 Verfügbar unter: https://schematherapie-rhein-ruhr.de/schemata-nach-j-young/ [1.9.2025].

le, man nennt sie auch Ich-Zustände oder Ego-States, sind neuronal vernetzte Strukturen in unserem Hirn, die einen Zusammenschluss von Kognitionen, Gefühlen, Körperempfindungen, Handlungsimpulsen usw. darstellen, die bei ihrer Entstehung präsent waren. Das entspricht den FDV-Programmen bei Ciompi. Wer als Kind immer wieder hört: »Du bist eine nichtsnutzige Plage, es wäre alles leichter ohne dich«, wird diesen Moment der seelischen Vernichtung durch Mutter oder Vater mit allen Gedanken, Gefühlen, Körperempfindungen usw. im autobiografischen Gedächtnis abspeichern. Je öfter das gesagt wird, umso mehr wird die Fremdbeschreibung seiner Person generalisiert, und sein Selbsterleben wird eine Mischung aus Angst, Scham und Depression. Die Angst vernichtet das ersehnte Sicherheitsgefühl, die Scham ist der Tod des Selbstwertgefühls, und die Depression ist der Tod der Lebendigkeit. In diesem Moment wird in der Psyche des Kindes ein inneres Schema, ein FDV-Programm (Luc Ciompi), ein Schemakonstrukt (Klaus Grawe), ein Ego-State (John Watkins) bzw. ein Muster/eine Seite (Gunter Schmidt) angelegt.

> »Heute gehe ich davon aus, dass Problemzustände von Patientinnen in Erschütterungen menschlicher Biografie durch vergangene und gegenwärtige kritische Lebensereignisse und Lebenserfahrungen gründen. [...] Aus dieser Erschütterung [...] leiten sich problemassoziierte Denkweisen des Erlebens, Denkens und Handelns ab [...]. Es entstehen *Muster psychischen und sozialen Prozessierens,* die durch funktionale sekundäre Bewältigungsstrategien stabilisiert werden (Grossmann 2009)« (Wagner, Henz u. Kilian 2022, S. 25–25; Kursivierung J. P.).

Wenn wir uns diese im Zitat genannten Muster oder die oben erwähnten personentypischen FDV-Programme vergegenwärtigen, leuchtet es sicher ein, dass Psychotherapie in einem neueren systemischen Verständnis mehr ist als nur Neuorganisation problemerzeugender Kommunikationen oder Dekonstruktion negativer Personeneigenschaften, sondern vielmehr eine Re- und Neukonstruktion neuronaler Netzwerke, die diese maladaptiven Muster repräsentieren.

So finde ich es nach meiner Erfahrung sehr überzeugend, wenn Elisabeth Wagner und Kollegen in dem Buch *Borderline-Persönlichkeitsstörungen* den Versuch unternehmen, die bislang unbefriedigenden rein systemischen Konzepte für Patienten mit Persönlichkeitsstörungen neu zu denken:

> »Leidvolles emotionales Erleben, problemaufrechterhaltene Überzeugungen und Verhaltensweisen bilden ein sich selbst stabilisierendes Muster« (Wagner, Eckert u. Hiesberger-Kamleitner 2023, S. 23).

Diese Muster haben langfristige Auswirkungen und führen zu Entwicklungsbeeinträchtigungen sowie Strukturstörungen. Für mich war es beim Lesen des Buches sehr überraschend, dass Wagner und Kollegen sich nicht scheuten, den aus dem psychodynamischen Denken entlehnten Begriff des »strukturellen Defizits« zu übernehmen, und die Diagnose der »Persönlichkeitsstörung« wieder in den Diskurs einführten.

Zurück zur Persönlichkeitsstörung

Die Systemik hatte schon immer ein Problem mit dieser Diagnosekategorie. Persönlichkeitsstörungen gelten bis heute aus der Perspektive der klassischen Psychiatrie weltweit als tief verwurzelte und anhaltende Gefühls-, Denk- und Verhaltensschemata, die sich in starren Reaktionen und abnormen Verhaltensmustern in unterschiedlichen Lebenslagen zeigen. Aus einer normativen Sicht sind diese Schemata in vielen persönlichen und sozialen Situationen eindeutig unpassend, gehen mit einem erhöhten Ausmaß persönlichen Leidens und/oder einer gestörten sozialen Funktionsfähigkeit einher. Sie führen häufig zu Problemen in der Interaktion mit anderen Menschen, lesen wir bei Wagner und Kollegen (Wagner, Henz u. Kilian 2022).

Obwohl so eine Diagnose im Sinne der reinen Lehre im Widerspruch zum systemischen Denken steht, beschreibt sie aus meiner Sicht etwas sehr Zutreffendes:

1) Die vom Therapeuten beim Patienten beobachtbaren Problemmuster sind meist ich-synton, d. h., sie gehören zur Selbstdefinition des Patienten und können gar nicht selbst erkannt werden.
2) Der systemische Ansatz, von diesen sich wiederholenden Problemmustern weg auf Lösungsmuster hin zu fokussieren, greift für mich zu kurz: Wir brauchen erst einmal ein Bewusstsein des Patienten für seine symptomerhaltenden Muster. Das Fragen nach Ausnahmen und Ressourcen führt zu schnell weg vom erlebten Leid des Patienten.

Wir müssen das nicht unbedingt »strukturelle Defizite« nennen, aber wie wäre es für diese Phänomene mit dem Begriff der »Erlebens- und Interaktionsstörung«, dem Auffinden von persistierenden, unflexiblen intrapsychischen Mustern und der therapeutischen Arbeit an akzentuierten Merkmalen des Persönlichkeitsstils eines Patienten? Die Muster sollten auf Funktionalität und ihre »gute Absicht« untersucht werden – damit sind sie zwar problemerzeugend, aber auch sinnvoll!

Was heißt das für dieses Buch?

So wie für Wagner und Kollegen die Emotionsregulationsstörung bei Borderline-Patienten (s. Wagner, Henz u. Kilian 2022, S. 42 ff.) das basale, strukturelle Defizit darstellt, so müssen wir in diesem Buch nachforschen, was bei Menschen mit narzisstischem Persönlichkeitsstil in der Kindheit passiert ist, dass es zu tiefgreifenden, grundlegenden Problemen in der psychischen Struktur eines Individuums kommen konnte. Ich vermute, dass die Selbstwertregulationsstörung bei klinisch auffälligem Narzissmus das strukturelle Defizit darstellen könnte – wir werden ja sehen.

Diese Probleme, die wir oben »strukturelle Defizite« genannt haben, betreffen meist die Entwicklung und Organisation der Persönlichkeit und können zu Schwierigkeiten bei der Regulation von Emotionen, beim Aufbau stabiler Beziehungen und der Bewältigung von inneren Konflikten führen.

Aus meiner Sicht schafft es die hypnotherapeutische Teiletherapie sehr leicht und spielerisch, Zugang zu diesen strukturellen Beeinträchtigungen oder dysfunktionalen Mustern des Patienten zu bekommen und mit ihnen zu arbeiten. Die gemeinsame Visualisierung eines Anteils auf der inneren Bühne, der für eine spezielle schädigende Verhaltensreaktion zuständig war, schafft Raum für Reflexion und Distanzierung. Wenn wir die inneren Anteile nicht als Dinge, als »Wesensheiten« oder gar als »innere Menschen«[8] (Schwartz u. Sweezy 2020, S. 62) betrachten, sondern als Wege und Formen des Erzählens einer Geschichte über uns – als ein Narrativ – dann ist das

8 Mit der Bezeichnung »innere Menschen« ist die Tendenz zur Verdinglichung im Teilekonzept auf die Spitze getrieben worden.

Teilemodell aus meiner Sicht eine hilfreiche Konstruktion. Aber davon mehr im 3. Teil des Buches.

Lassen Sie uns nun in das Thema Grandiosität und Bescheidenheit einsteigen – als die zwei Gesichter des Narzissmus, die wir hier betrachten wollen.

Teil 1: Narzissmus als Problem

»Jeden Morgen, wenn ich erwache,
erlebe ich die allergrößte Freude:
nämlich die, Salvador Domingo
Felipe Jacinto Dali i Domenéch zu sein!«

Salvador Dali

1 Formen und Dimensionen des Narzissmus

In diesem Kapitel beschreibe ich die verschiedenen Formen und Dimensionen des Narzissmus – insbesondere die narzisstische Persönlichkeitsstörung (NPS) – und diskutiere deren Klassifikationen und Subtypen. Wichtig ist hierbei die Debatte darüber, ob Narzissmus als dimensionale oder kategoriale Konzeption zu verstehen ist, da er eine hohe Komorbidität und variable Erscheinungsbilder aufweist. Zur Veranschaulichung der diagnostischen Vielfalt nehme ich Bezug auf Arbeiten unterschiedlicher Autoren.

Die sog. narzisstische Persönlichkeitsstörung (im Folgenden NPS) wurde im Jahr 1980 ins Klassifikationssystem psychiatrischer Störungen (DSM-III)[9] aufgenommen. Es dauerte gar nicht lange, da häuften sich die Bedenken – v. a. von Psychiatern und ihren Berufsverbänden –, dass die im DSM-III beschriebenen Kriterien für die Störung viel zu eng gefasst seien und für deren Varianten keinen Platz ließen. Darin spiegelte sich auch eine Ablehnung der durch die psychoanalytische Objektbeziehungstheorie Otto Kernbergs dominierten Beschreibung der Störung, die von Anfang an wegen der Zentrierung auf die Innenperspektive der Krankheit heftige Kritik erntete. Der positive Aspekt dieser Diskussion war aber, dass ein Interesse an dem Thema erwachte und erste substanzielle Forschungsarbeiten aus Kliniken und Universitäten veröffentlicht wurden, vor allem aus dem Bereich der quantitativen Persönlichkeitsforschung. Die Uneinigkeit über die Dimension der Störung bestand weiter, und so wurde die narzisstische Persönlichkeitsstörung

9 Diagnostic and Statistical Manual of Mental Disorders (DSM).

nicht als spezifische Persönlichkeitsstörung ins ICD-10[10] aufgenommen.

Obwohl die DSM-V-Diagnosekriterien für NPS als homogen gelten, gibt es eine Vielzahl von Subtypen, die für die Klassifizierung von NPS verwendet werden. Es gibt kaum einen Konsens darüber, wie viele Subtypen es gibt, aber es herrscht eine breite Akzeptanz, dass es mindestens zwei sind: grandioser bzw. offener Narzissmus und verletzlicher bzw. verdeckter Narzissmus. Allerdings ist keiner der Subtypen von NPS im DSM-5 oder im ICD-11 anerkannt.

Millons Taxonomie

Im Jahr 1996 schlugen die US-amerikanischen Psychologen Theodore Millon und Roger D. Davis verschiedene Subtypen der NPS vor, ohne jedoch spezifische Behandlungsansätze für jeden Subtyp zu benennen. Sie gingen davon aus, dass Narzissmus nicht einheitlich ist, sondern unterschiedliche Ausprägungen haben kann. Ihre Klassifikation umfasst folgende 6 Subtypen:

1) **charakterloser/prinzipienloser Narzisst *(unprincipled N.)*:**
mangelndes Gewissen; skrupellos, amoralisch, illoyal, betrügerisch, arrogant, ausbeuterisch; kann ein Hochstapler und Scharlatan sein (auch straffauffällig); im Beruf oft erfolgreich
2) **amouröser Narzisst *(amorous N.)*:**
sexuell verführerisch, verlockend, betörend; schlagfertig und klug; Abneigung gegen echter Intimität, kann sich nicht auf tiefe Beziehungen einlassen kann; zahlreiche Affären, krankhaftes Lügen und Schwindeln
3) **kompensatorischer Narzisst *(compensatory N.)*:**
versucht, tiefe Minderwertigkeitsgefühle, mangelndes Selbstwertgefühl, Scham und Selbstzweifel zu kompensieren; gleicht Defizite aus, indem er sich einbildet, überlegen, außergewöhnlich, bewundernswert, bemerkenswert zu sein (grandioses Selbst)

10 Die Arbeit an der ICD-10 (International Statistical Classification of Diseases and Related Health Problems) begann 1983, wurde 1990 von der 43. Weltgesundheitsversammlung gebilligt und erstmals 1994 von den Mitgliedstaaten verwendet. Sie wurde am 1.1. 2022 durch die ICD-11 ersetzt.

4) **elitärer Narzisst (*elitist N.*):**
erscheint mit überhöhtem Selbstwertgefühl; ist angeberisch und selbstbezogen; strebt nach sozialem Erfolg und ist süchtig nach Bewunderung; fühlt sich aufgrund seines besonderen Status in der Kindheit und seiner »Fähigkeiten« privilegiert und ermächtigt
5) **normaler Narzisst (*normal N.*):**
Die narzisstischen Seiten sind hier am wenigsten schwerwiegend ausgeprägt; ist deutlicher auf die zwischenmenschliche Ebene bezogen und ist meist empathisch; oft eine Spur berechnend mit einem Mangel an Gegenseitigkeit; erscheint seiner Umgebung kühn, selbstbewusst, wettbewerbsorientiert, strebt nach hohen Zielen, fühlt sich oft (verdeckt) als einzigartig; Talent in Führungspositionen;
6) **fanatischer Narzisst (*fanatic N.*):**
Millon beschreibt diesen Subtyp der NPS als eine grundsätzlich strukturell defekte paranoide Persönlichkeit mit prototypischen narzisstischen Merkmalen, die tief miteinander verwoben sind (s. Millon 1998, S. 98); daneben paranoide Züge, die ein niedriges Selbstwertgefühl und Bedeutungslosigkeit durch Omnipotenzillusionen kompensieren. »Leider werden diese Ansprüche auf Größe, Bedeutung und Macht von anderen leicht als das erkannt, was sie sind; daher entfremdet sich der fanatische Narzisst nur noch mehr von sich selbst, indem er oder sie so sehr versucht, ernst genommen und geglaubt zu werden« (ebd., S. 98–99).

Diese Taxonomie soll zeigen, dass für die beiden Autoren das Phänomen »Narzissmus« von gesunden bis zu pathologischen Formen reichen kann und dass es dabei verschiedene *Muster und Schweregrade* geben kann. In ihren Arbeiten verorten Theodore Millon (1998) und Roger Davis (Millon a. Davis 2000) die Entstehung der narzisstischen Störung nicht so sehr in Richtung einer biologischen Ursachentheorie, sondern in der Kindheit. Sie vermuten, dass diese Menschen in ihrer frühkindlichen Entwicklung unzureichende Liebe und Anerkennung von ihren Eltern oder anderen Bezugspersonen erhalten haben. Deshalb leiden sie oft lebenslang unter diesem Mangel und geben ihre Reaktionen auf ihre Entbehrungen interpersonell an andere weiter.

Der exhibitionistische und heimliche Narzissmus bei James Masterson

Im Jahr 1981 beschrieb der bekannte amerikanische Psychiater und Psychoanalytiker James F. Masterson (1981) die narzisstische Persönlichkeitsstörung in einem damals sehr beachteten Buch *The narcissistic and borderline disorders*. Darin definierte er die Hauptmerkmale der narzisstischen Persönlichkeitsstörung als

- extreme Selbstbezogenheit
- mangelndes Einfühlungsvermögen
- Grandiosität und
- ein ständiges überwältigendes Bedürfnis nach Bewunderung und Anerkennung durch andere.

In den folgenden Jahren bemühte sich Masterson, aus der Vielfalt der Erscheinungsbilder, die mit dem Begriff »Narzissmus« assoziiert waren, Subtypen zu eliminieren, um die Komplexität zu reduzieren.

Deshalb schlug James F. Masterson 1993 zwei Kategorien für den pathologischen Narzissmus vor, den *exhibitionistischen* (engl. *exhibitionistic*) und den *heimlichen* (engl. *closet*) Narzissmus. Dem psychoanalytischen Paradigma folgend sah Masterson bei beiden Formen der Störung, dass es seinen Patienten nicht gelungen war, ein alters- und phasengerechtes Selbst zu entwickeln, da die Qualität der Bindungserfahrung mit den frühen Bezugspersonen nur sehr mangelhaft war.

- Bei der **exhibitionistischen/manifesten narzisstischen Störung des Selbst** findet sich eine grandiose innere Repräsentanz, die Macht, Perfektion, aber auch Überlegenheit enthält, verbunden mit dem Gefühl, einzigartig, bewundert und verehrt zu sein. Masterson (1993) betont in seinen Schriften, dass dieser exhibitionistische Typus eine aufgeblasene, grandiose Selbstwahrnehmung hat, mit wenig oder gar keinem Bewusstsein für die innere Leere, hat. Eine solche Person würde davon ausgehen, dass dieser Zustand normal ist, sucht aber die Bewunderung anderer, um sich zu bestätigen. Diese Sicht entspricht in vielen Punkten der Definition von Narzissmus im DSM-IV.
- Die **heimliche narzisstische Störung** ist ähnlich wie die grandiose narzisstische Störung durch Themen wie Idealisierung

und Entwertung sowie durch Gefühle der Scham, Minderwertigkeit und Empfindlichkeit gegenüber Kritik gekennzeichnet (ebd.). Das Selbst wird jedoch durch emotionale Investitionen in das äußere Objekt aufrechterhalten, von dem der heimliche Narzisst sich abhängig fühlt und so gesehen werden will. Masterson (ebd.) beschreibt diesen Typus eher als jemanden, der eine pessimistische, defektorientierte Selbstwahrnehmung und ein größeres Bewusstsein der inneren Leere hat und der versucht, dies durch eine bedingungslose Hingabe an einen idealisierten anderen zu kompensieren.

Für Leser und Leserinnen, die mit der psychoanalytischen Theorie zum Narzissmus vertraut sind, fällt sicher die Analogie zu Heinz Kohuts »idealisierendem« und »spiegelndem« Narzissmus, zum »grandiosen Selbst« und dem »idealisierendes Elternimago« in seiner »Selbst-Theorie« und im Weiteren eine Beziehung zur Entwicklungstheorie von Daniel Stern auf. Das will ich aber hier nicht vertiefen.

Narzisstische Persönlichkeitsstörung: dimensional oder kategorial?

In der wissenschaftlichen Literatur zum Thema Narzissmus findet sich eine Vielzahl von Beschreibungen unterschiedlichster Subtypen, die sich mehr oder weniger mit den Dimensionen der NPS, wie sie im DSM-5 beschrieben ist, vergleichen lassen. Es findet sich in der Fachliteratur aber kaum ein Konsens darüber, wie viele Subtypen es gibt, wohl aber eine breite Akzeptanz, dass es zumindest unterscheidbare Formen gibt:

- grandioser oder offener Narzissmus und
- verletzlicher oder verdeckter Narzissmus.

Dies soll für uns in der weiteren Diskussion zum Thema Narzissmus eine Orientierung sein, die ich im Titel des Buches *Grandiosität und Bescheidenheit* schon angedeutet habe.

Allerdings ist keiner der Subtypen von NPS im DSM-5 oder im ICD-11 anerkannt. Warum ist das so?

> »Die narzisstische Persönlichkeitsstörung ist weit verbreitet, weist eine hohe Komorbidität mit anderen Störungen auf und geht mit erheblichen

funktionellen Beeinträchtigungen und psychosozialen Behinderungen einher. Sie ist jedoch eine der am wenigsten untersuchten Persönlichkeitsstörungen. [...] Die diagnostische Verwirrung im Zusammenhang mit der narzisstischen Persönlichkeitsstörung spiegelt das äußerst variable Erscheinungsbild der Störung und die große Bandbreite an Schweregraden wider, die die narzisstische Pathologie kennzeichnen können«,

schreiben Caligor und Kollegen 2015 (Caligor, Levy a. Yeomans 2015, S. 416)[11].

Die Autoren verweisen mit Recht auf die große klinische Bandbreite des Erscheinungsbildes: Wir finden Menschen mit einer grandiosen Selbstüberschätzung oder voller Selbstverachtung, viele sind extrovertiert oder sozial isoliert, einige sind Topmanager, Politiker in hohen Ämtern oder aber unfähig, einen festen Arbeitsplatz zu behalten, wir finden sozial engagierte »Musterbürger« oder solche, die anfällig für asoziale, kriminelle Aktivitäten sind.

> »Angesichts dieser Heterogenität ist es alles andere als selbstverständlich, was diese Personen gemeinsam haben könnten, um eine gemeinsame Diagnose zu rechtfertigen« (ebd.).

Dies führte zu einer bis heute andauernden Debatte über die Verlässlichkeit der Konstrukt-Validität der Diagnose NPS im DSM und ICD und der Frage, ob sich das Störungsbild besser als dimensionale oder kategoriale Konzeption von Persönlichkeitsstörung verstehen lässt.

Zur Erinnerung: **Kategoriale Klassifikation und Diagnostik** bedeutet, dass ein Krankheitsbild, wie z. B. die Schizophrenie, als eine kategoriale Einheit angesehen wird. In diesem Denken werden psychische Störungen als diskrete, klar voneinander und von psychischer Normalität abgrenzbare und unterscheidbare Störungseinheiten beschrieben. Dadurch werden zwei getrennte Zustände angenommen: Entweder jemand ist gesund, oder es liegt eine Krankheit vor, wie z. B. eine Schizophrenie. Diesem Ansatz sind die beiden Klassifikationssysteme ICD und DSM bis heute verpflichtet.

Die **dimensionale Klassifikation und Diagnostik** beschreibt psychische Störungen dagegen nicht durch die Zuweisung zu Kategorien, sondern anhand kontinuierlich verteilter Merkmalsdimensionen. Die evidenzbasierte dimensionale Klassifikation beruht auf der Beschreibung einer Person entlang eines Kontinuums anhand

11 Alle Zitate aus dem englischen Original, zu denen keine deutsche Übersetzung vorliegt, sind vom Autor übersetzt.

einer oder mehrerer sog. Dimensionen. Die methodischen Grundlagen sind die Psychometrie und multivariate statistische Verfahren zur Identifikation grundlegender Merkmalsdimensionen, und diese beschreiben eine psychische Störung anhand der Ausprägung aufgrund empirisch gewonnener Dimensionen.

Ohne die Diskussion der letzten Jahre hier weiter aufzufächern, möchte ich zwei Dinge festhalten, die ich in Bezug auf NPS wichtig finde:

1) »Es besteht jedoch Uneinigkeit darüber, ob pathologischer Narzissmus als eine Reihe von Persönlichkeitsmerkmalen, als eine Pathologie, die mehreren Persönlichkeitsstörungen gemeinsam ist, oder als eine Schweregraddimension beschrieben werden sollte, die von normaler Selbstbehauptung bis zu pathologischem Narzissmus reicht, und nicht als eine eigenständige Diagnose, wie es derzeit im DSM-System der Fall ist« (Karterud, Øien a. Pedersen 2011, S. 517). Auch heute ist die Diskussion darüber noch nicht beendet, und der Zweifel an der Konstruktvalidität der Persönlichkeitsdiagnose NPS führt mitunter zum Vorschlag, die Diagnose aus dem DSM oder ICD zu streichen!
2) Für uns ist ein weiterer Punkt interessant: In der Diskussion um das Phänomen Narzissmus tauchte in der wissenschaftlichen Literatur immer wieder die Frage auf, »ob die Störung nur aus einem einzigen latenten Konstrukt oder Faktor besteht (…) oder ob sie tatsächlich eine zweidimensionale Struktur aufweist« (ebd.). Diese Überlegung führte dazu, dass in der Literatur von einem »offenen« Narzissmus und von einem »verdeckten« Narzissmus berichtet wurde. Diese Sichtweise der Unterscheidung findet sich schon bei Russ und Kollegen, der 2008 überzeugt war, dass die NPS drei Subtypen aufweist, die er als grandios/bösartig, als zerbrechlich und als hochfunktionell exhibitionistisch beschrieben hatte (Russ et al. 2008).

Zur Vervollständigung unseres Bildes von der Vielfalt des Narzissmus als Persönlichkeitsdimension lassen Sie uns noch einen Blick auf die Sichtweise von Eric Russ werfen.

Drei Subtypen der narzisstischen Persönlichkeitsstörung nach Eric Russ

Auch wenn die von Eric Russ und Kollegen beschriebenen Subtypen sich so nicht in den offiziellen psychiatrischen Manualen wiederfinden lassen, werden diese aber in der Praxis häufig unterschieden und genutzt. Dabei trägt man dem Umstand Rechnung, dass Menschen mit einer narzisstischen Persönlichkeit – wie oben schon beschrieben – sehr unterschiedliche Verhaltensweisen und Denkmuster ausbilden. Der Hauptunterschied zwischen den verschiedenen Formen des Narzissmus liegt darin, wie die Betroffenen sich selbst wahrnehmen und nach außen präsentieren.

Uns hypnosystemischen Therapeuten kommt so eine phänomenologische Beschreibungsebene sehr entgegen, da sie hilft, Unterschiede zwischen den Patienten einzuführen, ohne auf spekulative psychodynamische Konzept à la Psychoanalyse zurückgreifen zu müssen. Deshalb an dieser Stelle ein kurzer Blick auf die von Russ und Kollegen (2008) in seiner empirischen Studie vorgeschlagenen Subtypen, auf die ich in Kapitel 6 näher eingehen werde. Diese sind:

- exhibitionistischer Narzissmus
- vulnerabel-fragiler Narzissmus
- grandios-maligner Narzissmus.

Der von Russ und Kollegen als *exhibitionistischer Narzissmus* abgegrenzte Subtyp wird auch als *offener* (engl. *overt*) Narzissmus bezeichnet. Narzissten des exhibitionistischen Typs sind häufig sehr funktional und in ihrem Job sehr erfolgreich – so passen sie perfekt in unsere Leistungsgesellschaft des »immer höher und weiter«. Sie zeigen eine große Begabung, sich gekonnt in Szene zu setzen, und verhalten sich anderen gegenüber kühl und arrogant.

Wenn man für den Prototyp eines Narzissten den oben beschriebenen offenen Subtyp im Sinn hat, dann wirkt der *vulnerabel-fragile Narzissmus* oder auch *verdeckter* (engl. *covert*) Narzissmus auf den ersten Blick gar nicht wie eine klassische narzisstische Persönlichkeitsstörung. Diese Menschen erscheinen uns eher depressiv, oft ängstlich und sehr dünnhäutig. Kritik oder Fehlschläge kränken das Selbstwertgefühl unverhältnismäßig stark, und die Reaktion darauf ist eher defensiv und richtet sich mit Selbstvorwürfen bis hin zum Selbsthass gegen die eigene Person. Wegen einer starken Selbstwertstörung, wegen Depressionen oder anderen psychischen Erkrankungen suchen sie häufiger therapeutische Hilfe und erhalten eher die Diagnose einer Depression oder selbstunsicheren Persönlichkeit.

Die meisten dieser Betroffenen zeigen nicht durchgängig die Eigenschaften des jeweiligen Typus. So können beispielsweise Betroffene des grandiosen Typus in einem Moment sehr selbstbewusst und grandios wirken und kurz darauf Anzeichen von Depression und Ängstlichkeit zeigen.

Davon abgegrenzt kann man zu Recht den von Russ und Kollegen postulierten *grandios-malignen Narzissmus* als die bösartigste Ausprägung der narzisstischen Persönlichkeitsstörung ansehen. Dieser Subtyp kombiniert Egozentrik mit Aggression und antisozialem Verhalten bis hin zum Verfolgungswahn (Paranoia). Hier gibt es einen Übergang zur antisozialen Persönlichkeit nach DSM-5. Diktatoren wie Hitler oder Stalin gelten als Beispiele für maligne Narzissten, auch gewisse Präsidenten der USA könnten einem dazu einfallen.

Vielleicht ist es Ihnen beim Lesen dieses Kapitels schon deutlich geworden, dass die psychopathologische Kategorie Narzissmus sehr breit ausgefächert ist und es nicht so ganz klar wird, was in einem Klassifikationssystem seelischer Störungen wie DSM und ICD damit genau gemeint sein soll. Karterud und Kollegen bringen es auf den Punkt, wenn sie aufgrund des diagnostischen Durcheinanders für eine Streichung der Diagnose NPS plädieren:

> »Die Ergebnisse dieser Studie unterstützen den vorliegenden Vorschlag, NPS aus der Liste der prototypischen PD-Kategorien zu streichen. Narzissmus ist besser als ein dimensionales Phänomen zu verstehen, was entsprechend für alle Persönlichkeitsstörungen gilt. Narzissmus im ›weichen Sinne‹, d. h. Schwierigkeiten mit der Selbst-Kohärenz, der Selbst-Identität und dem Selbst-Wert, scheint durch die vorgeschlagenen allgemeinen Kriterien für eine Persönlichkeitsstörung gut abgedeckt zu sein« (Karterud, Øien a. Pedersen 2011, S. 524–525).

Bevor wir weiter die Spur des offenen und verdeckten Narzissmus verfolgen, lassen Sie uns innehalten und die Bedeutung und Entstehung des Begriffs »Narzissmus« klären – was, wie Sie sehen werden, auch nicht so einfach ist. Er geht auf den griechischen Mythos von Narziss zurück, der sich in sein eigenes Antlitz verliebte, als er sein Spiegelbild in einem Wasserbecken sah. Davon will ich ausführlicher berichten und verspreche auch hier ein ziemliches Durcheinander.

»Er kann nicht lieben, nur sich selbst betrachten,
im Wasser, das ihn täuscht, wie in einem Spiegel.«

Ovid, Metamorphosen

2 Narziss und Echo im griechischen Mythos – die Unmöglichkeit einer Liebe

Das Kapitel behandelt den griechischen Mythos von Narziss und Echo nach den Metamorphosen des Ovid. Ich untersuche dabei die verschiedenen Interpretationen und moralischen Lehren dieses Mythos. Im Weiteren analysiere ich den Narziss-Mythos aus einer traumatherapeutischen Sichtweise und untersuche die möglichen Hintergründe und Traumata der Charaktere Narziss und Echo.

Bevor ich mich der hypnotherapeutischen Seite des Themas Narzissmus widme, hier noch ein paar amüsante und anregende Ideen zu dem Thema Narzissmus und glückliche Paarbeziehung und der Tradition, in der dieser Begriff steht. Zuerst einmal geht es um einen »Mythos« – was soll das bedeuten?

Was ist ein Mythos?

Im Duden findet sich folgende Definition von »Mythos«: »Überlieferung, überlieferte Dichtung, Sage, Erzählung o. ä. aus der Vorzeit eines Volkes (die sich besonders mit Göttern, Dämonen, Entstehung der Welt, Erschaffung der Menschen befasst)«.[12]

Mythen sind also alte Geschichten, Legenden oder Sagen, die nicht einfach nur spannend und unterhaltend sein sollen, sondern die in ihrem Kern Ideen und Ereignisse umschließen, die für alle Menschen in einem Land oder Kulturkreis wichtig sind – man könnte sagen: »menschliche Grunderfahrungen«. Mythen sollen zeigen, wie sich Menschen früher richtig oder falsch verhalten haben, und sie dienen durch ihre Erzählung auch als pädagogische und morali-

12 Verfügbar unter: https://www.duden.de/rechtschreibung/Mythos [1.9.2025].

sche Anschauungen über richtig und falsch. Damit kann man sich vorstellen, dass der Autor, der den Mythos erzählt oder schreibt, die Handlung so ausgestalten wird, dass seine intendierte Botschaft am Ende deutlich wird.

> »Mythen und Rituale dienten nicht primär der Erklärung natürlicher oder physikalischer Phänomene, sondern vielmehr der Bewältigung gesellschaftlicher Zumutungen. Der Mythos solle unbequeme moralische Regeln, Rituale und Gebräuche rechtfertigen. Er habe nicht die Funktion, die Rituale zu erklären, sondern legitimiere sie dadurch, dass er ihren Ursprung in ferner Vergangenheit ansiedelt. So erleichtere der Mythos den Menschen, sie anzuerkennen« (Mader 2008).

Bevor Sie jetzt weiterlesen, habe ich einen Wunsch an Sie: Bitte schauen Sie sich zur Einstimmung im Internet doch mal das Gemälde »Echo and Narcissus« von John William Waterhouse von 1903 an. Es ist der Klassiker: Narziss hängt über dem Wasser und schmachtet nach seinem Spiegelbild, während Echo ihn sehnsuchtsvoll anblickt.

Narziss-Mythos bei Ovid

Auch wenn es in allen überlieferten Mythen zum Jüngling »Narziss« im Kern immer wieder um das Thema Liebe, Selbstliebe und Tod geht, so gibt es sieben antike Mythos-Varianten, die wir seit 1856 beim Altphilologen Friedrich Wieseler (1856) in seinem Werk *Narkissos* nachlesen können.

Die bekannteste Quelle für den Narziss-Mythos ist die Sage nach Ovid in den Metamorphosen (2018). Bei Wieseler finden wir die Geschichte von Narkissos so erzählt:

> »Die Nymphe Leiriope gebar vom Flussgott Kephissos einen schönen Knaben und nannte ihn Narkissos. Teiresias, gefragt, ob das Kind ein hohes Alter erreichen werde, gab zur Antwort: wenn es sich nicht kennen lernen werde. Der Ausspruch des Sehers schien lange Zeit nichtig. Da trat er doch ein. Narkissos hatte eben das sechzehnte Lebensjahr erreicht. Viele Jünglinge und Jungfrauen, Wasser- und Bergnymphen, bewarben sich um seine Liebe. Er stieß sie aber alle hart und hoffartig zurück. Da erblickte ihn auf der Hirschjagd die Nymphe des Schalls, Echo. Auch sie entbrannte sogleich in Liebe zu ihm, wird aber gleichfalls verschmäht, worauf sie sich aus Scham in die Höhlen zurückzieht und allmählich zu Stein wird. Da betet einer der früher von dem spröden Jüngling Verschmähten zur Nemesis, zu veranlassen, dass jener nicht selbst lieben und des Gegen-

standes seiner Liebe nicht habhaft werden möge. Und die Gattin von Rhamnus erhörte diese gerechte Bitte. Narkissos, vom eifrigen Jagen und der Hitze des Tages ermüdet, kommt zu einem klaren, wohlbeschatteten Quell. Als er aus diesem seinen Durst stillen will, erblickte er sein eigenes Bild im Wasser und verliebt sich in dasselbe. Sehnsüchtig verlangend, in den Besitz des Geliebten unten im Wasser zu gelangen, schwindet er in den Qualen nicht erhörter Liebe dahin, bis er sein müdes Haupt auf den grünen Kräutern am Quell bettet und seinen Geist aufgibt. Da die trauernden Najaden und Dryaden seinen Leib bestatten wollen, finden Sie diesen nicht, sondern an dessen Stelle eine Blume mit safranfarbigem Kelche, der von weissen Blättern umgeben ist« (Wieseler 1856, S. 1–2).[13]

So weit die Zusammenfassung der Narzissos-Geschichte bei Ovid (*43 v. Chr. in Sulmo; † wohl 17 n. Chr. in Tomis) im Werk von Friedrich Wieseler aus dem Jahre 1856. Vermutlich sind die Metamorphosen des Ovid in der Zeit zwischen den Jahren 1 und 8 nach Christus entstanden, sie bestehen aus 15 Büchern mit jeweils 700–900 Versen.

Da durch Mythen wichtige menschliche Grunderfahrungen dargestellt werden sollten und der pädagogische und moralische Wert der Erzählung auch nicht zu kurz kommen sollte, ist es nicht verwunderlich, dass nachfolgende Erzähler und Autoren wie Konon, Plinius und Pausanias durch Weglassungen und Ergänzungen andere Schwerpunkte setzen. Wie ich bei Dieter Koller lernen konnte, gibt es eine Narziss-Version, in der der Protagonist eine ihm sehr ähnlich sehende, verstorbene Zwillingsschwester hat, die er in seinem Spiegelbild entdeckt.

»In einer anderen geht es um eine rein homoerotische Szene und die Verletzung eines erotischen Kultes durch Narziss, weil er die Liebe des Ameinias (wörtlich: des Edleren) zurückweist. In einer Version stirbt er an Auszehrung, in einer anderen endet er mit Selbstmord. Allen Versionen gemein ist seine Zurückweisung der Liebe anderer und die Bestrafung durch die Götter (mal Aphrodite, mal Artemis, mal Eros, mal Nemesis) zu unstillbarer Selbstliebe, ausgelöst durch die Entdeckung seines Spiegelbildes im Wasser« (Koller 2004, S. 1).

Durch diese »kleinen« Veränderungen wurde es möglich, den Mythos vom Narziss zum Teil neu zu interpretieren. Es ist ein ähnliches Durcheinander der Bedeutungsebenen, wie wir es bei der Unterscheidung der Subtypen im letzten Kapitel gesehen haben.

13 Verfügbar unter: https://digi.ub.uni-heidelberg.de/diglit/wieseler1856/0011/image,info,thumbs [1.9.2025].

Der Spruch des Teiresias

Je mehr ich mich in den letzten Jahren mit den verschiedenen Erzählungen zu Narziss beschäftigte, umso neugieriger wurde ich auf den Sinn der etwas kryptischen Prophezeiung des blinden Sehers Teiresias. Im lateinischen Original bei Ovid heißt sie *Si se non noverit*, und in der deutschen Übersetzung fand ich »Wenn er sich nicht kennt!«[14] oder »Wenn er sich (selbst) nicht erkennt!«. Was soll oder darf Narziss nicht kennen oder erkennen, damit ihm ein langes Leben bevorsteht?

Das lateinischen Wort *noscere* hat wie das deutsche Wort »erkennen« eine Doppelbedeutung: Zum einen ist es die Bezeichnung für eine sinnliche Wahrnehmung (etwas sehen), aber auch für eine geistige Erkenntnis (*cognoscere* = »erfahren, prüfen«). Narziss schaut in die Quelle, erblickt sein Bild im Wasser und verliebt sich unsterblich – gequält von der Unerreichbarkeit des Geliebten stirbt er. In der Erzählung des Ovid bleibt in den Versen lange unklar, ob Narziss sich selbst im Spiegelbild erkennt. Am Ende aber heißt es:

> »Streck' ich die Arme nach dir, so streckst du von drüben die Arme; lach' ich, lachst du mir zu; auch sah ich zum öfteren Tränen, wenn ich weinte, bei dir; dem Nicken auch nickst du entgegen. [...] Ich bin, merk' ich, es selbst. Nicht täuscht mich länger mein Abbild. Liebe verzehrt mich zu mir; ich errege und leide die Flamme« (Ovid 2018, III, Vers 460).[15]

Bei Ovid ist es ganz eindeutig: Narziss erkennt sich in seinem für alles Weitere verhängnisvollen Spiegelbild im Wasser, dem Element seiner Eltern, dem Flussgott Cephisos und der blauen Quellnymphe Liriope: Er verliebt sich in sich selbst und stirbt. Der delphische Spruch »Erkennen dich selbst«, der über dem Eingang zum Orakel stand, bedeutet für Narziss den Tod.

Bei Wieseler lesen wir, dass Pausanias (auch 1. Jh. n. Chr.) die Sage abwandelt und erzählt,

> »Narkissos habe eine Zwillingsschwester gehabt, und wie ihr Aussehen im Übrigen durchaus gleich gewesen sei, so haben beide auch dasselbe Haar gehabt und haben sich ähnlich gekleidet und seien miteinander auch auf die Jagd gegangen. Narkissos aber sei in Liebe zu der Schwester entbrannt gewesen und als das Mädchen gestorben, habe er, zu der Quelle gehend, allerdings das Bewusstsein gehabt, dass er seinen eigenen Schat-

14 Verfügbar unter: https://www.gottwein.de/Lat/ov/ovmet03339.php [1.9.2025].
15 ebd.

> ten sehe, diese sei ihm aber auch bei dem Bewusstsein eine Erleichterung der Liebe gewesen, insofern er nicht seinen eigenen Schatten, sondern ein Bild seiner Schwester zu sehen wähnte« (Wieseler 1856, S. 2–3).

Wenn man das liest, dann fallen einem Begriffe wie »Zwillingsidentität«, Verlust eines Zwillings als Lebenskrise (Suizidalität) und auch Geschwisterinzest ein. Wollte uns Pausanias davor warnen?

Es gibt aber noch eine weitere Bedeutung des Ausdrucks »jemanden erkennen«, und dazu braucht es einen Blick in das Alte Testament. Über Sexualität in der Bibel und den Gebrauch des hebräischen Wortes *jadá* (»erkennen«) kann man lesen:

> »Von Anfang an beschreibt sie den Menschen als geschlechtliches Wesen, ›männlich und weiblich‹ geschaffen. ›Adam erkannte Eva‹, ›Kain erkannte seine Frau‹ und ›Elkana erkannte Hanna‹. Im Klartext: Sie hatten Sex. Sie sahen einander unverhüllt. Jede Scham fiel, und sie erkannten ihr Gegenüber. Manche Ausleger sagen, im hebräischen Wort für ›erkennen‹ [*jadá*, Anm. d. A.] schwinge noch mehr mit: Dass man aufeinander achtgibt und sich kümmert.«[16]

Im Kontext des Alten Testaments heißt also »Jemand erkennt einen/eine andere« eine (sexuelle) Beziehung eingehen, den anderen begehren und auch liebend umsorgen, sich kümmern. Diese Deutung des Spruchs von Teiresias würde bedeuten, dass sich Narziss genau daran hält, wenn er alle Jünglinge, Nymphen usw. hart fortstößt und zur Nymphe Echo spricht:

> »Aber er flieht und entreißet im Fliehn der Umschlingung die Hände: ›Eher‹, so ruft er, ›den Tod, als dass du mir nahtest in Liebe!‹« (Ovid 2018, III, 390).

Weil er nun auf Betreiben des abgewiesenen Liebhabers Ameinias von der Rachegöttin Nemesis verflucht wird und sich nun selbst lieben muss, so stirbt Narziss, obwohl er nach dem Orakelspruch von Teiresias alles richtig macht und sich asexuell verhält. Dieser Gedanke findet sich auch bei Schlagmann, wenn er schreibt:

> »Die antiken Quellen erzählen, dass der schöne Narziss einerseits am Verlust und Tod geliebter Angehöriger leidet. Anderseits erlebt der 16-Jährige, dass zwei Kerle und eine hohle Nymphe ihm eine erotische Beziehung aufdrängen möchten. Und weil sich Narziss auf diese drei nicht einlässt, üben sie seelische und körperliche Gewalt auf ihn aus. Das ist die Geschichte von Narziss in ihren zwei wesentlichen Facetten.

16 Verfügbar unter: https://chrismon.evangelisch.de/artikel/2019/44207/sex-der-bibel-mehr-lust-als-gedacht [1.9.2025].

Sein Schicksal illustriert, wie man *an sozialen Beziehungen leiden* kann. Der Jüngling selbst ist dabei ein völlig gesunder, sympathischer, selbstbewusster junger Mann« (Schlagmann 2021, S. 9).

Auch wenn ich Klaus Schlagmann in seinem sehr differenzierten Buch in vielem recht gebe, so fällt es mir doch schwer, im Ovid'schen Epos einen emanzipatorischen Mythos über einen selbstbewussten jungen Mann zu sehen, der etwas für einen 16-Jährigen eigentlich Selbstverständliches tut: sich seine Sexualkontakte selbst aussuchen zu wollen. Für Schlagmann ist Narziss nicht Täter, sondern Opfer.

Das mag so sein, auch dass Ovid das Verswerk über Narziss aufgrund seiner eigenen Lebensgeschichte als Ironie anlegt – nur mir fehlt so recht der Glaube. Was mir bei Schlagmann auffällt, ist die Einseitigkeit, wie er sich auf den »gesunden, sympathischen, selbstbewussten jungen Mann« (ebd., S. 9) konzentriert und im Buch ständig die Nymphe Echo abwertet: Sie sei nervtötend, sie setze ihr demonstratives Gekränktsein in Szene, sei hohl usw. Nur: In den Metamorphosen des Ovid heißt das Kapitel: Narcissus und Echo (Buch III, Vers 339–510). Deshalb möchte ich meinen Blick gleichberechtigt auf beide lenken.

Der Narziss-Mythos aus einer traumatherapeutischen Sicht

Neben dem vieldeutigen Orakelspruch des Teiresias gibt es noch eine andere spannende Stelle im Narziss-Mythos: Was wurde zur Zeugung von Narziss geschrieben? In den meisten der sieben verschriftlichten Varianten des Mythos sind der Flussgott Cephiosos und die blaue Quellnymphe Liriope[17] (Halbgöttin) die Eltern. Der für die Zeugung wichtige Satz bei Ovid in den Metamorphosen lautet:

»Prima fide vocisque ratae temptamina sumpsit caerula Liriope, quam quondam flumine curvo inplicuit clausaeque suis Cephisos in undis *vim tulit*: enixa est utero pulcherrima pleno« (Ovid 2018, III, Vers 340; Hervorhebung J. P.).

Meist wird das *vim tulit* mit »Gewalt antun«, vergewaltigen übersetzt, so z. B.:

17 Bei Schreibweisen Leiriope oder Liriope kommen vor.

> »Wie untrüglich sein Wort, das nahm am ersten die blaue Nymphe Liriope wahr. Einst mit dem gewundenen Strome engte Kephisos sie ein, und als sie die Wellen umschlossen, übt' er Gewalt. Vom befruchteten Schoß der …«[18]

Im Pons-Wörterbuch heißt *vis* (Akkusativ: *vim*): »Kraft, Stärke, Gewalt, Zwang«.[19] Ich gehe bei meinen weiteren Überlegungen davon aus, dass der lateinische Ausdruck *vim (af)ferre* bedeutet: »Gewalt antun, vergewaltigen« – auch wenn Klaus Schlagmann (2021) auch an dieser Stelle anderer Meinung ist. Wenn das mit der »Gewaltanwendung« bei der Zeugung zutrifft, dann bekommt der ganze Mythos eine traumatherapeutische Wendung.

Wenn ich aus meiner Profession als Traumatherapeut die Paargeschichte »Narziss und Echo« einmal anschaue, wird die Unmöglichkeit der Liebe schnell deutlich:

- **Narziss:** Er ist in der Version von Ovid der einzige Sohn der Brunnennymphe Liriope, die vom Flussgott Kephissos vergewaltigt und dann verlassen wurde. Liriope fragt den weisen Seher Teiresias, ob ihr Sohn ein hohes Alter erreichen würde, und der Seher antwortet: »Wenn er sich nicht (er)kennet!« Was das für die Erziehung in der Kindheit bedeutet, können wir uns nur ausmalen: Du darfst nicht erfahren, »erkennen«, welcher Art dein Ursprung ist (Gewalt durch einen göttlichen Mann), wer du bist (ein Sohn eines Gottes und einer Halbgöttin), was du kannst, was deine Ziele im Leben sind – kann so gesunde Selbstliebe und Selbstakzeptanz entstehen? Weiß Narziss, dass er ein Halbgott ist, mit einem angeblich 9-mal längeren Leben als normale Menschen? Fragt Leiriope deshalb den Seher, ob ihm »an Jahren gereift langwährendes Alter zu schauen« (Ovid III, Vers 345) vergönnt ist?
- **Echo:** Die Bergnymphe Echo kann von dem, was andere kurz zuvor gesagt haben, nur die letzten Worte eines Satzes nachplappern – sie hat weder eine eigene Stimme noch eine eigene Meinung. Sie muss immer warten, bis ein anderer sie anspricht. Diese Sprechhemmung ist eine Strafe für folgendes Ereignis: Damit Gott Zeus (in römischen Quellen Jupiter) in aller Ruhe auf den Bergen unentdeckt von seiner Frau Hera (oder Juno)

18 Verfügbar unter: https://www.gottwein.de/Lat/ov/ovmet03339.php#Narcissus [1.9.2025].
19 Verfügbar unter: https://de.pons.com/übersetzung/latein-deutsch/vim [1.9.2025].

> sich mit den »willigen« Wald- und Bergnymphen vergnügen konnte (sie waren die Schwestern von Echo), stellte der Obergott Zeus die Nymphe Echo dazu ab, mit andauerndem Plappern seine Frau Hera abzulenken, damit er ungestört seine Sexorgien feiern konnte. Für diese (freiwillige?) Beihilfe zur Promiskuität des Obergottes wurde sie von seinem Weib Hera bestraft, als diese dahinterkam. Sie strafte nicht ihren promiskuitiven Mann, sondern Echo mit dieser besonders makabren Form der Identitätslosigkeit. Für mich ist Echo hier ein psychisch (auch sexuell?) missbrauchtes und parentifiziertes Kind, das für den Ober-Vater-Gott Zeus und seine Promiskuität Schmiere stehen musste.

Das ist die Ausgangslage, als sich Narziss und Echo im tiefen Wald begegnen, nachdem Narziss seine Gefährten auf der Jagd verloren hatte. Echo war in ihrer Verliebtheit und der »Sehn-Sucht«, jemanden zu finden, der zu ihr spricht, hinter ihm hergeschlichen. Warum in aller Welt sollte sich Narziss in eine Frau verlieben, mit der jeder Versuch eines Gesprächs zum Monolog wird, ohne die Resonanz eines eigenständigen Gegenübers? Wie sollte Echo in einer Liebesbindung glücklich werden, wenn sie doch ständig die Initiative des anderen braucht, um nicht dauerhaft stumm zu sein? Schon als sie sich begegnen, haben diese beiden missbrauchten »Kinder« keine Chance – und dass soll eine Parabel auf wahre und beständige Liebe sein und wie sie am Narziss scheitert? Ich halte das nicht für eine pädagogisch wertvolle Geschichte, sondern für eine merkwürdige Moral.

Einsicht mit Ausblick

In der herkömmlichen Ausdeutung (Ausbeutung?) des Mythos vom Narzissmus in seinen sieben Variationen wird Narziss immer als der »Täter« entlarvt, der unfähig ist zu lieben und dafür bestraft werden muss – er stirbt an Selbstsucht, und Echo, das Opfer dieser Ichbezogenheit, verzehrt sich im Leid, da niemand zu ihr sprechen will. Die frühe Psychoanalyse zu Beginn des letzten Jahrhunderts um Sigmund Freud hat sich dieses Mythos bemächtigt und daraus vermeintlich generalisierbare Aussagen zu Liebe und Selbstliebe gezimmert, die ich mittlerweile als ziemlich problematisch empfinde. Beide Protagonisten sind im heutigen Verständnis einer Psychopathologie des Selbst akzentuierte »Narzissten«: Der eine leidet an zu viel Selbstbezug, die andere an zu wenig Selbstidentität – die zwei Gesichter des Narzissmus, wie wir bald in den nächsten Kapiteln sehen werden. Für mich sind beide Protagonisten Opfer der Verhältnisse und traumatischer Umstände, aus denen sie kommen. Im Folgenden will ich nun der Frage nachgehen, inwieweit die Persönlichkeitsstile der Narzissten und der Echoisten kreative, aber häufig parafunktionale Lösungsstrategien darstellen, um mit einer frühen Wunde aus der Kindheit zu überleben.

Lassen Sie mich noch einen letzten Satz zu dem Narziss-Mythos sagen: Nach der eifrigen Lektüre der Ovidschen Verse und einiger Varianten des Themas (Konon, Plinius, Pausanias usw.) kann ich die Frage nicht eindeutig beantworten, was Narziss sieht, wenn er ins Wasser schaut und die Arme danach ausstreckt: ob er sich selbst als Identität »erkennt« oder seine Zwillingsschwester als sein Trugbild, seinen Vater, nach dem er sich vielleicht sehnt oder seine Mutter Leiriope in ihren Heimatgewässern.

Diese zentrale Frage lässt sich in den verschiedenen Versionen des Mythos und auch in den unterschiedlichen Deutungen und Auslegungen nicht eindeutig beantworten. Jeder von uns kann in den Spiegel dieser Geschichte schauen und eine andere Rezeption bzw. Deutung finden,

> »den Mythos anders mit ihrer Selbst-Erfahrung und Welt-Erfahrung verknüpfen. […] Mit kühler Vernunft muss ich mir klarmachen, dass ich eigentlich keine Ahnung habe, was mit Narzissmus gemeint ist: der Begriff ist äußerst biegsam, bedient fast jeden Kontext, mal in positiver, mal in negativer Weise, und ist vielleicht eher ein Katalysator oder ein Vitamin, also eine relativ unbedeutende Substanz, die große Prozesse in Gang setzt, davon aber selbst unberührt bleibt« (Koller 2004, S. 14).

Ja, so viel Unklarheit, was eigentlich mit dem Mythos von Narziss gemeint sein soll, ist uns schon im letzten Kapitel begegnet, als ich versucht habe, die unterschiedlichen Persönlichkeitsausprägungen zu beschreiben, die angeblich alle als Spielarten des Narzissten aufgereiht wurden. Wenn man nicht aufpasst, kann er zu einem leeren Begriff werden, der alles oder nichts bedeutet.

Nun ist der Begriff Narzissmus oder die Bezeichnung Narzisst für eine Person in der Welt, und wir müssen eine pragmatische Haltung dazu finden.

»Die Liebe zu den Menschen schließt die eigene Person nicht aus.«

Mo Ti (etwa 480 v. Chr.)

3 Vom »guten« und »schlechten« Narzissmus

In diesem Kapitel untersuche ich den Begriff Narzissmus und seine verschiedenen Dimensionen, von gesunder Selbstliebe bis hin zur narzisstischen Persönlichkeitsstörung (NPS). Die Kontinuitätshypothese besagt, dass Persönlichkeitsstörungen fließende Übergänge auf einem menschlichen Kontinuum darstellen und nicht klar von normaler Persönlichkeit abgrenzbar sind (dimensionales Modell). Narzissmus wird somit als ein Kontinuum betrachtet, das von gesunder Selbstliebe bis hin zu pathologischem Narzissmus reichen kann.

Wenn das, was ich mit dem Begriff narzisstisch in den vorangegangenen Kapiteln beschrieben habe, eine dimensionale Kategorie der Persönlichkeit ist, dann heißt das Folgendes:

- **Kontinuitätshypothese:** Die klinische Praxis und Beobachtungen im Alltag zeigen, dass es im Kontext von Beeinträchtigungen des psychischen Funktionierens und bei den Krankheitszuständen *fließende Übergänge* in den entsprechenden Qualitäten gibt. Persönlichkeitsstörungen sind sehr individuell mit der Persönlichkeit eines Menschen verwoben, und Störungen sind lediglich die Extreme auf einem menschlichen Kontinuum. »Die Übergänge zwischen normaler und abnormaler Persönlichkeit gelten aus dieser Sicht also als fließend« (Boateng u. Schalast 2011, S. 149).
- **Universalitätshypothese:** Gemeint ist damit, dass es eine universelle Gültigkeit basaler Persönlichkeitsdimensionen gibt, sodass unterschiedliche Populationen anhand weniger »universeller« Persönlichkeitsdimensionen beschrieben werden können.

Wenn wir uns ein Kontinuum vorstellen, das

- am linken Ende keine Beeinträchtigungen des psychischen Funktionierens und keine Krankheitszustände zeigt, und
- am rechten Ende eindeutige narzisstische Merkmale und Krankheitszustände:

Wie könnten wir gemäß der Kontinuitätshypothese eine »gesunde« Persönlichkeit beschreiben, die ganz auf der »gesunden« Seite, d. h. am linken Pol, steht?

Man liest immer wieder von einem »gesunden« oder »guten« Narzissmus. Ich frage mich aber: Ist es sinnvoll, einen schon sehr negativ belasteten Begriff wie Narzissmus mit adjektivischen Beifügungen zu entschärfen (»gut«, »gesund«), um etwas Positives und Wertvolles zu benennen? Gesundheit ist doch mehr als die Abwesenheit von Krankheit! Was könnten wir noch tun?

Das Alternativmodell der Persönlichkeitsstörungen im DSM-5

Das alternative Modell der Persönlichkeitsstörungen im DSM-5[20] eröffnet die Möglichkeit einer dimensionalen Persönlichkeitsdiagnostik, also einer Alternative zum sonst üblichen kategorialen System des ICD-10 oder DSM-V (s. Kap. 1). Die Level of Personality Functioning Scale (LPFS) zur Erfassung des Funktionsniveaus der Persönlichkeit im DSM-5 schien mir immer eine große Ähnlichkeit zur Strukturachse der Operationalisierten Psychodynamischen Diagnostik OPD-2 aufzuweisen, die wir in meiner klinischen Zeit zur Diagnostik verwendeten.

Liest man die Kriterien in Bezug auf die Narzisstische Persönlichkeitsstörungen (NPS) im Alternativmodell des DSM-5, dann ist die NPS charakterisiert durch Schwierigkeiten in der Identität, in der Selbststeuerung, der Empathie und Nähe, zusammen mit spezifischen maladaptiven Persönlichkeitsmerkmalen in der Domäne »Antagonismus«.[21] In der Domäne »Antagonismus« findet man dann Folgendes:

---

20 Diagnostic and Statistical Manual of Mental Disorders, 5th ed.
21 Siehe dazu Falkai u. Wittchen 2015, S. 1054 f.

> »Die Domäne Antagonismus beschreibt egozentrische und manipulative sowie andere Menschen zu eigenem Nutzen instrumentalisierende Verhaltensweisen aus einem Gefühl der Selbstüberhöhung, verbunden mit der Erwartungshaltung, besondere Behandlung von der Umwelt zu erfahren. Basierend ist die Grundannahme, wichtiger als die soziale Umwelt zu sein, während andere Menschen und deren Bedürfnisse und Gefühle als nicht so bedeutsam erachtet werden, bis hin zu kaltherziger Abneigung gegenüber anderen Personen (vgl. Falkai u. Wittchen, 2015, S. 1069)« (Kaltenmarkner 2022, S. 26).

Wenn eine Person von all dem nichts hätte, wie würde man so eine Frau, einen Mann bezeichnen? Was hätte er/sie stattdessen? Wie ließe sich das positiv formulieren? Was ist die Abwesenheit von Narzissmus?

Diese Frage haben sich natürlich auch Kolleginnen und Kollegen aus der klinischen Forschung gestellt und versucht, diesen oft als »gesunden Narzissmus« im Narzissmuskonzept unterzubringen. Hier ein Beispiel bei Giulio Perrotta (2020 S. 14.):

> »Die erste Form (auch ›Zero-Form‹ genannt) ist die ›gesunde und funktionale‹ Form, die aus Selbstliebe und gesundem Egoismus (der sich nicht vom Unglück anderer ernährt) besteht. Es ist ein Zustand des Gleichgewichts zwischen der Person und der Umgebung, in der sich die Person ihrer Mittel vollkommen bewusst ist und ihren Wert vermindert, in Bezug auf das Selbstwertgefühl, die Schuldgefühle oder ungerechtfertigte Scham oder Charakterunsicherheit.«

Lassen Sie uns diese sehr einleuchtenden Charaktervariablen schon einmal als Ausgangspunkt für eine Beschreibung des »Nicht-Narzissmus« bei einer erwachsenen Person nehmen.

Selbstachtung versus narzisstische Not

Auch Klaus Eidenschink vertritt in seinem Buch *Es gibt keine Narzissten! Nur Menschen in narzisstischen Nöten* die Auffassung, dass die Unterscheidung in gesunden und pathologischen Narzissmus

> »nicht nur verwirrend, sondern auch denkerisch sehr ungünstig ist. Denn: Wie merkt man, ob das eine oder das andere vorliegt? Sollten wir alle ›ein wenig‹ narzisstisch sein? [...] Ein solches Konzept führt meist dazu, dass alle die gesunde Variante für sich beanspruchen und die kranke den anderen zuschreiben« (Eidenschink 2024, S. 12).

Der Autor schlägt im Weiteren vor, mehr auf die Funktion zu achten, die das Verhalten und Erleben für den Betroffenen hat:

> »Dann kann man zwischen *Selbstachtung* und *narzisstischem Muster* unterscheiden und schließlich feststellen: Beide haben fast gar nichts miteinander zu tun. Das eine ist ein *Bedürfnis*, das andere weist auf eine Not hin« (ebd.; Kursivierung im Orig.).

Stolz auf sich zu sein, sich zu zeigen und auch mal im Mittelpunkt zu stehen, ist ein menschliches Bedürfnis. Sich hervorzutun und anzugeben ist eine Abwehr von Kleinheitsangst und Selbstzweifel, schreibt Eidenschink. Und noch ein Zitat, das ich für unsere Überlegungen wertvoll finde:

> »Narzisstische Not entsteht immer dann, wenn Menschen sich oder andere nicht sehen können, wie sie *sind*. Das geschieht dann, wenn man innerlich davon *abhängig* ist, bestimmten Vorstellungen zu entsprechen. Narzissmus ist *kein* Selbstwertmangel, sondern eine Bezeichnung für eine innere Leere und den Versuch, diese Leere durch ein *Konzept von sich und dem Leben* zu verwirklichen. Narzissmus zeigt sich insbesondere auch in der leiderzeugenden und grandiosen Idee, dass man sich und die Welt ›designen‹ kann. Leben wird zum Produkt« (ebd., S. 14, Kursivierung im Orig.).

Selbstliebe – Selbstachtung – Selbstwert

Wenn der Kern narzisstischer Not wirklich die innere Leere ist, dann ist sicher etwas anderes gemeint als nur ein kürzerer oder längerer Moment des »Alleinseins«. In einem Vortrag bezieht sich der Kinderarzt und Psychoanalytiker Donald Winnicott auf die »Die Fähigkeit zum Alleinsein« – ein Vortrag, der in *Reifungsprozesse und fördernde Umwelt* (Winnicott, Khan u. Theusnes-Stampa 1974, S. 36–45) veröffentlicht ist. Winnicott meint, die Voraussetzung für die Fähigkeit, allein zu sein, ist ein Paradoxon: Es ist die Erfahrung, allein zu sein, während jemand anders anwesend ist. Um in einem guten Sinne allein sein zu können, braucht es die Erfahrung ausreichend guter Bemutterung, es braucht das gute innere Objekt, das uns Vertrauen gibt, dass die Welt uns beschützt und uns wohlgesinnt ist. Wir sind also eigentlich nach Winnicott nie allein, sondern immer in Begleitung unserer guten inneren Objekte – d. h. der Erfahrungsniederschläge guter, haltender Bindungen aus der Frühzeit unseres Lebens. Bedingung ist aber: dass alles gut läuft und jemand da ist, der uns liebt.

> »Selbstwahrnehmung entwickelt sich an Fremdwahrnehmung. Selbstregulation lernen wir durch die Fremdregulation der Bezugspersonen« (Eidenschink 2024, S. 21).

Und ich möchte ergänzen: Die Selbstliebe erwächst aus der Fremdliebe.

Dass es für diese zwei Pole einer Verbindung geben muss, legt schon das Bibelwort im Alten Testament nahe:

> »Liebe Deinen Nächsten wie Dich selbst.«

Dieses »wie« ist entweder als Aufzählung gemeint – so wie in: »Er drehte sich um, *wie* auch der Rest der Gruppe« – oder aber als Vergleich: Die Art und Weise, wie du dich selbst liebst, ist der Maßstab, wie du andere lieben sollst. Somit gibt es eine gesunde Selbstliebe, die uns erst zur Liebe unseres Gegenübers befähigt. Das heißt im Umkehrschluss: Wenn ich mich nicht selbst lieben kann, kann ich auch andere nicht lieben. Wie könnte solch eine gesunde Selbstliebe aussehen?

Gesunde Selbstliebe

Um den verwirrenden Begriff »gesunder Narzissmus« zu umgehen, schlage ich vor, hier den Terminus »gesunde Selbstliebe« zu nutzen. Ich möchte »Narzissmus« oder »narzisstisch« auf die weniger hilfreichen (dys- oder parafunktionalen) Formen des Umgangs mit dem eigen Selbstwert oder der eigenen Besonderheit als einzigartiger Mensch begrenzen – man könnte dann von einem mehr oder weniger ausgeprägten narzisstischen Stil sprechen. Wenn jemand dieses Narzisstischsein noch stärker akzentuiert und intensiver auslebt, kommen wir in einen Persönlichkeitsbereich, der dann eindeutig dysfunktional, selbst- und fremddestruktiv ist und den ich mit Eidenschink als »narzisstische Not« bezeichnen will.

Alle Zuschreibungen, die mir gerade einfallen, um diesen gesunden Mittelzustand zwischen Selbstlosigkeit und Selbstsucht, um die gesunde Selbstliebe, um die es hier gehen soll, zu beschreiben, sind auch als Übertreibungen an beiden Polen eines Kontinuums denkbar.

Ein Mensch mit einem guten Maß an Selbstliebe ist:

- sich selbst bewusst
- selbstzentriert
- selbstfürsorglich
- kann andere Menschen lieben, weil er sich auch selbst liebt
- genießt es, mal im Mittelpunkt zu stehen
- kennt seine besonderen Fähigkeiten (aber auch Schwächen) und
- glaubt an sich und seine Einzigartigkeit.

Bei jedem dieser Eigenschaften werden Sie vielleicht gedacht haben: Ja, aber ... nicht zu viel davon und auch nicht zu wenig. Dieses ängstliche Zögern scheint mir sehr viel mit unserer christlichen Tradition zu tun zu haben, welche »Liebe Deinen Nächsten« belohnt und »wie Dich selbst« eher abwertet. Dabei hat Selbstliebe eine lange philosophische Tradition. Auf Aristoteles, so schreibt Daniel Schreiber in seinem Buch *Allein* (2021), geht etwa der Gedanke zurück, dass Freundschaft vorliegt, wenn uns das Wohlergehen eines Menschen genauso wichtig sei wie das eigene und dieses Wohlwollen auf Gegenseitigkeit beruht.

> »Von ihm (Aristoteles, J. P.) stammt auch die Idee der Selbstfreundschaft oder Selbstliebe, die eine Grundvoraussetzung darstelle, um überhaupt mit anderen Menschen befreundet zu sein, und die in der modernen therapeutischen Parlance von Selbstbewusstsein, Selbstrespekt und Selbstwert ein Echo findet« (Schreiber 2021, S. 45).

Aus meiner Erfahrung als Psychotherapeut habe ich erkannt, dass gesunde Menschen eher ein etwas zu positives als zu bescheidenes Selbstwertgefühl besitzen, welches sie im Lebern eher psychisch stabiler erscheinen lässt. Eine gute Portion Selbstliebe im Sinne von Selbstbewusstsein und Durchsetzungsfähigkeit sind ein guter Schutz gegenüber den Widrigkeiten des Lebens. Voraussetzung dafür ist eine positive Einstellung zu sich selbst, weil diese die Grundlage eines stabilen Selbstwertgefühls bildet, das auch dann erhalten bleibt, wenn sich die im Leben unvermeidbaren Rückschläge ereignen. Solche positiven Menschen ruhen in sich selbst, strahlen Wärme aus und sind offen für andere und sind ihnen zugewandt – was aber auch heißt, dass sie sehr gut ihre Grenzen wahren können und wenn nötig auch Nein sagen können.

> »Die allermeisten von uns haben ein leicht aufgeblasenes Ego – und das bringt uns durchaus Vorteile. Studien haben gezeigt: Menschen, die sich überdurchschnittlich *fühlen*, sind glücklicher, geselliger und oft auch physisch gesünder als ihre bescheideneren Mitmenschen«,[22]

schreibt *Psychologie heute* 2016. Jetzt haben wir es also schwarz auf weiß: Ein leicht (sic!) übertriebenes Selbstvertrauen wirkt oft wie eine sich selbst erfüllende Prophezeiung und fördert angenehme Eigenschaften wie Kreativität, Führungskompetenz, Zuversicht, Durchhaltevermögen und Leidensbereitschaft. Also nur Mut zu einer Prise Selbstüberschätzung und einer gesunden Selbstliebe.

Ich durfte über die Jahre bei verschiedenen Gelegenheiten viele sehr sympathische Männer und Frauen kennenlernen, die mir in dem, was sie sagten und lebten, so etwas wie ein Vorbild wurden. Das sind Menschen, die in dem, was sie fachlich tun und wie sie damit auftreten, einfach brillant, menschlich überzeugend und besonders begabt sind – und das auch selbst wissen und wertschätzen. Sie schaffen es immer wieder, unbeirrbar zu sein, freundlich, wertschätzend – und hören sich dennoch sehr genau die Kritik der anderen an und können humorvoll zu ihren Schwächen stehen. Vielleicht kennen Sie solche Menschen auch in Ihrem Leben – diese Wesensart meine ich, wenn ich von gesunder Selbstliebe spreche.

Der Übergang von einem mehr oder weniger stark ausgeprägten Persönlichkeitsstil zu einer inneren narzisstischen Not kann fließend sein und ist daher nicht immer leicht festzustellen. Wenn jedoch aus großer bzw. geringer Selbstwertschätzung plötzlich grandiose Selbst*über*schätzung oder chronische Selbst*unter*schätzung wird, wenn aus dem Wunsch, ab und an mal im Mittelpunkt zu stehen, dauerhaft eine nervige »Rampensau« wird oder im Gegenteil ein schüchternes und bescheidenes »Mauerblümchen«, dann müssen wir uns fragen, was im Leben dieses Menschen dazu geführt hat, immer nur solch eine Extremposition zu besetzen. Warum die einen in der Not versuchen, ihre innere Leere mit Bescheidenheit und scheinbarer Bedürfnislosigkeit (verdeckter Narzissmus) und die andern mit Grandiositätsvorstellungen und kühler Arroganz (offener Narzissmus) zu füllen, wollen wir im Weiteren untersuchen.

22 Aus: »Ich finde mich prima!« *Psychologie heute* 5/2016, S. 58–63.

Selbstwertschätzung: ein Kontinuum?

Wenn ich mir noch einmal rückblickend das Durcheinander vorstelle, welches ich Ihnen in Kapitel 1 »Formen und Dimensionen des Narzissmus« mit der Aufzählung immer neuer und einfallsreicher Varianten und Benennungen für Narzissten beschrieben habe, dann spüre ich ein Bedürfnis nach Komplexitätsreduktion und Klarheit. Ich glaube, die wuchernde Vielfalt ist der Tatsache geschuldet, dass jede Therapierichtung mit ihrer Theoriebrille auf das Phänomen Selbstwertregulation blickt und dann aus ihrem – und nur ihrem – Blickwinkel einige Prototypen von sog. Narzissten konstruiert. In diesem Sinne verwirrt nehme ich nun Zuflucht zur Sozial- und Persönlichkeitspsychologie und erhoffe mir mehr Klarheit.

Wie wir bereits bei der Diskussion der dimensionalen Diagnostik gesehen haben, wird Narzissmus heute aus wissenschaftlicher Sicht als ein Spektrum betrachtet, das von normalem bis hin zu pathologischem Narzissmus reicht. Dabei geht es um unterschiedliche Grade der Selbstwertschätzung und Selbstzentriertheit, die von gesunden bis zu extremen Formen reichen können. Was ist mit Selbstwertschätzung gemeint?

Hohe Selbstwertschätzung, auch bekannt als Selbstwertgefühl oder Selbstvertrauen, bezieht sich auf die positive Bewertung und Wertschätzung der eigenen Fähigkeiten, Eigenschaften und das Selbst. Es ist ein wichtiges Konzept in der Psychologie und hat einen starken Einfluss auf das Wohlbefinden und die Lebensqualität einer Person. Menschen mit hoher Selbstwertschätzung haben in der Regel ein positives Selbstbild und glauben an ihre Fähigkeiten, ihre Selbstwirksamkeit und ihren Wert als Person. Sie sind in der Regel besser in der Lage, mit Herausforderungen und Rückschlägen umzugehen, da sie sich selbst als fähig und kompetent betrachten. Es gibt verschiedene Faktoren, die die Selbstwertschätzung beeinflussen können, darunter persönliche Erfahrungen, Erziehung, soziale Unterstützung, Erfolge und Misserfolge sowie die Art und Weise, wie eine Person ihr eigenes Selbstkonzept entwickelt.

Lammers und Doering (2018) beschreiben Narzissmus als ein Kontinuum, auf dem sich verschiedene Formen von Selbstwert und Selbstbezug abbilden lassen. Ich will deshalb auch diese beiden Autoren hier zu Wort kommen lassen, da ihr Ansatz die Grundlage meiner Argumentation zur Selbstwertregulation in diesem Buch darstellt.

Ich übernehme von ihnen folgende Einteilung mit Haltepunkten auf einem gedachten Kontinuum. Bitte werfen Sie schon einmal vorab einen Blick auf Abbildung 1.

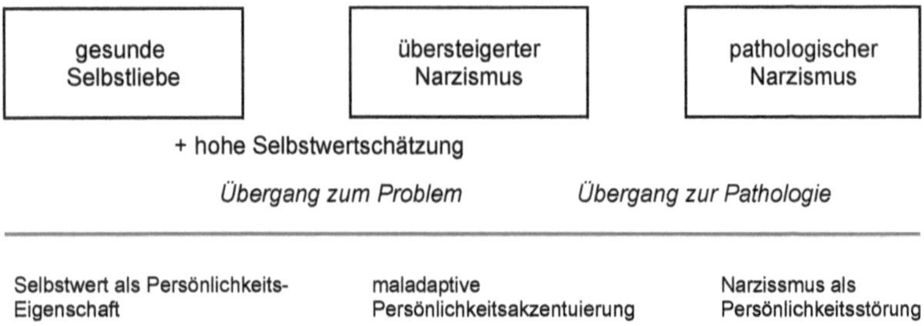

Abb. 1: Verlaufsmodell gesunder und narzisstischer Selbstwertregulation

A) Gesunder Selbstwert als Persönlichkeitseigenschaft

1) **Gesunde Selbstliebe:**[23] Dies beschreibt ein gesundes Maß an Selbstwertgefühl und Selbstbewusstsein. Menschen in diesem Bereich haben ein realistisches Bild von sich selbst und streben nach Anerkennung, ohne jedoch übermäßig von der Bestätigung anderer abhängig zu sein. Sie zeigen eine positive Selbstwahrnehmung, ohne dabei die Bedürfnisse und Gefühle anderer zu vernachlässigen. Bei Giulio Perrotta (siehe oben) wäre das die erste Form (auch »Zero-Form« genannt), die »gesunde und funktionale« Form (linke Seite der Abbildung 1).
2) **Hohe Selbstwertschätzung**: Am Ende dieses ersten Abschnittes auf dem Kontinuum tauchen bei gesunden Menschen mit hoher Selbstwertschätzung stärker akzentuierte Eigenschaften auf: »Herunter werden bei gesunden beziehungsweise normalen Menschen Eigenschaften wie Autorität, Selbstsuffizienz, Streben nach Erfolg und Überlegenheit, Eitelkeit und Anspruchsdenken u. Ä. gezählt. Diese Persönlichkeitseigenschaften können bis zum gewissen Grad adaptiv sein und von Vorteil für die Person, denn sie korrelieren mit anderen wichtigen Eigenschaften« (Lammers 2023, S. 2). Nach Lammers und Doering (2018) haben diese

23 Im Original verwenden die Autoren den Begriff normaler Narzissmus. Ich ersetze ihn aus oben genannten Gründen durch gesunde Selbstliebe.

Menschen niedrige Werte für Depression, Angst oder auch Einsamkeit und weisen ein höheres subjektives Wohlbefinden auf. Man nennt diesen menschlichen Hang zur Selbstüberschätzung die sog. Self-Enhancement Bias.

Bei weiter zunehmender Ausprägung der genannten Eigenschaften kommen wir in einem problematischen Bereich:

B) **Narzissmus als maladaptive Persönlichkeitsakzentuierung**
Übersteigerter Narzissmus: Der fließende Übergang zum eher problematischen Narzissmus kommt durch eine zunehmende Ausprägung von folgenden Eigenschaften: »eine unrealistische Anspruchshaltung, hartnäckiges Streben nach Anerkennung, Bewunderung, das Gefühl, stets im Recht zu sein, konkurrierender Ehrgeiz und reduzierte Empathie« (Lammers 2023, S. 3). Der Autor betont, dass bei dieser problematischen Form der Leidensdruck oft aufseiten der Umwelt ist, da das Streben nach Selbstwerterhöhung der Betreffenden oft auf Kosten der anderen Menschen geht und der Narzissmus für den Betreffenden ich-synton ist. Diese Menschen sind zwar oft unangenehm und sozial unverträglich, aber eigentlich darf man sie nicht als psychisch gestört bezeichnen und eine NPS diagnostizieren, da sie selbst oft keinen Leidensdruck haben. Deshalb schlägt der Autor die Unterscheidungskategorie zwischen sozialverträglich und sozialunverträglich vor. Am Ende dieses Abschnittes auf dem Kontinuum gibt es einen fließenden Übergang zum pathologischen Narzissmus, einer subsyndromalen Ausprägung einer NPS.

C) **Narzissmus als Persönlichkeitsstörung**
Pathologischer Narzissmus: Dies ist die extremste Form des Narzissmus und gilt als klinische Störung. Menschen mit pathologischem Narzissmus (Narzisstische Persönlichkeitsstörung, NPS) zeigen starke Grandiosität, mangelnde Empathie und ein übermäßiges Bedürfnis nach Bewunderung. Ihre Selbstwertschätzung ist so überzogen, dass sie oft in zwischenmenschlichen Beziehungen leiden. Pathologischer Narzissmus kann zu erheblichen Problemen im sozialen, beruflichen und emotionalen Leben führen, da diese Personen oft unflexibel, überheblich und manipulierend sind.

Lammers und Doering (2018) betonen, dass die Grenze zwischen normalem und pathologischem Narzissmus nicht immer klar ist und dass sich die übersteigerte Form des Narzissmus als eine »Grauzone« zwischen den beiden Extremen versteht. Während normaler Narzissmus durchaus funktional und gesund sein kann, wird der Übergang zu pathologischen Formen problematisch – insbesondere, wenn die Persönlichkeitsmerkmale zu sozialen Konflikten oder emotionalem Leid führen.

Zusammenfassung

Aus den genannten Publikationen der Autoren Lammers und Doering lässt sich aus meiner Sicht folgendes Verlaufsmodell gesunder und narzisstischer Selbstwertregulation herausdestillieren, welches ich zur Grundlage meiner weiteren Überlegungen mache.

Narzissmus lässt sich definieren als ein Kontinuum von

- Menschen mit einer gesunden Selbstliebe und Selbstakzeptanz, ohne erhöhte Selbstwertschätzung
- Menschen mit adaptiven, narzisstischen Persönlichkeitseigenschaften im Sinne einer erhöhten Selbstwertschätzung
- Menschen mit sehr deutlich ausgeprägten und bereits als problematisch anzusehenden narzisstischen Eigenschaften – entsprechend einer subsyndromalen Ausprägung einer NPS und
- Patienten mit einer narzisstischen Persönlichkeitsstörung – klinisch gelesen als NPS.

Das ist mein dimensionales Konzept – mit einem phänomenologischen Fokus auf das Kriterium »Selbstwertschätzung«, wie ich sie grafisch in Abbildung 1 dargestellt habe. Diese Idee der Selbstwertschätzung will ich im nächsten Kapitel vertiefen.

»Narzisstische Menschen verwenden viel
Energie und Zeit, anderen zu helfen,
ja sie bringen sogar Opfer für sie, sind freundlich zu ihnen usw.,
und das alles mit dem (meist unbewussten) Ziel,
ihren Narzissmus zu verleugnen.«

Erich Fromm, Die Kraft der Liebe

4 Craig Malkins Selbstwertkontinuum: von gesundem Selbstbewusstsein bis zum pathologischen Narzissmus

Mithilfe der Ideen aus dem Buchs Rethinking Narcissism *von Craig Malkin (2015) wird das Selbstwertkontinuum weiter präzisiert. Das Gefühl »Ich bin etwas Besonderes« lässt sich als zentraler Aspekt des Selbstwertkontinuums beschreiben. Das Selbstwertkontinuum reicht von extrem niedriger Selbstlosigkeit bis hin zu süchtigem Bedürfnis nach Aufmerksamkeit, wobei ich verschiedene Positionen und deren Charakteristika beschreibe. Neben dem Narzissmus führe ich die Bezeichnung »Echoismus« ein.*

Der Selbstwert eines Menschen ist aus meiner Sicht ein dynamisches Konzept und keine starre Eigenschaft, er bewegt sich auf einem Kontinuum – von einem stabilen, gesunden Selbstwertgefühl bis hin zu extremen Formen von Selbstüberhöhung oder Selbstzweifeln. Innerhalb dieses Spektrums lassen sich verschiedene Stufen des Selbstwerts verorten, die sowohl normale als auch problematische Aspekte von Selbstwertschätzung und Narzissmus umfassen. Während ein gesundes Selbstwertgefühl Resilienz und Zufriedenheit fördert, kann ein instabiler oder übersteigert kompensierter Selbstwert zu narzisstischen Tendenzen führen. Dieses hatte ich mithilfe der wissenschaftlichen Arbeiten von Lammers und Doering (2018) am Ende des letzten Kapitels schon beschrieben.

Selbstliebe zwischen Selbstüberschätzung und Selbstunterschätzung

Als ich 2015 Craig Malkins Buch *Rethinking Narcissism. The bad – and surprising good – about feeling special*[24] im Original las, hatte ich den Eindruck, dass seine Idee, das Gefühl »Ich bin etwas Besonderes« zum zentralen Aspekt des Selbstkontinuums zu machen, sehr hilfreich ist. In einer *gesunden Ausprägung* bedeutet dies, dass eine Person sich selbst wertschätzt, ihre Einzigartigkeit erkennt und Vertrauen in ihre Fähigkeiten hat, ohne andere abzuwerten. Malkin stellt dem Übermaß an Selbstwertschätzung den Mangel an gesunder Selbstliebe gegenüber und führt den Begriff des »Echoismus« als Gegenpol auf der Narzissmus-Skala ein. Ein zentrales Element des Buches ist ein Selbsttest, mit dem Leser herausfinden können, wo sie sich auf der Narzissmus-Skala befinden. Darauf bezieht sich der für mich verunglückte Titel der deutschen Ausgabe – der Narzissten-Test ist sicher nicht der wichtigste Teil des Buches, dient aber dem Verkaufserfolg.

Um sich das bisher Beschriebene besser vorstellen zu können, möchte ich Sie an dieser Stelle mit den Ideen von Craig Malkin (2016) und seiner Beschreibung des Selbstwertkontinuums vertraut machen – entlang der Paraphrase »Ich bin etwas Besonderes«. Dazu schauen Sie sich bitte zuerst die Abbildung 2 genauer an.

Selbstwertkontinuum

»Ich bin etwas Besonderes«

0 1 2 3 4 5 6 7 8 9 10

Besonders-Sein wird verleugnet	ist moderat	Besonders-Sein macht süchtig

Abb. 2: Selbstwertkontinuum nach Craig Malkin

Der mittlere Bereich beschreibt einen Menschen mit dem natürlichen Gefühl, etwas Besonderes zu sein, einem Selbstachtungsbe-

24 »Narzissmus neu denken. Das Schlechte – und überraschend gute – daran, sich als besonders zu fühlen«. Den deutschen Buchtitel (2016) halte ich für völlig misslungen: Der Narzissten-Test. Wie man übergroße Egos erkennt ... und überraschend gute Dinge von ihnen lernt.

dürfnis, welches ihm ein positives Wohlbefinden ermöglicht – man könnte es vielleicht als ein »in der eigenen Mitte sein« beschreiben. Es ist ein basales Bedürfnis, eine aus mir selbst gesteuerte Aktivität.

> »Das Bedürfnis besteht also – bei Erwachsenen – nicht in Wertschätzung durch andere. Die Wertschätzung erfolgt durch eigene innere Aktivitäten, die natürlich durch die Wertschätzung anderer ergänzt und bestärkt werden können« (Eidenschink 2024, S. 22).

Die linken und rechten Pole des Kontinuums markieren die »narzisstische Not«, wie Eidenschink das nannte, ein Bereich, in dem unterschiedliche narzisstische Muster gelebt werden, um die innere Leere zu füllen. Dafür braucht es ständige Zufuhr von außen im Sinne von Ersatzbedürfnissen – also, ganz besonders zu sein, weil man sich grandios darstellen kann oder weil man so selbstlos bescheiden im Hintergrund bleibt und vorgibt, ein besserer Mensch zu sein.

Besonders sein

Übernehmen wir von Malkin die Idee, dass das Kriterium »besonders sein« uns helfen kann, Selbstwertschätzung und Selbstachtung von narzisstischer Not zu unterscheiden.

Der verheimlichte oder offen gezeigte Wunsch, besonders zu sein, steigt von links nach rechts in der folgenden Abbildung 3 unten kontinuierlich an, wobei der linke Pol den niedrigen Extremwert »0« und der rechte Pol den hohen Extremwert »10« darstellt.

Die Ausführungen von Malkin haben mir sehr geholfen, das Thema Narzissmus noch mal neu und weniger theoriegeladen zu denken. Vor allem seine hilfreiche, weil Komplexität reduzierende Idee, die beiden Subtypen, den offenen bzw. verdeckten Narzissmus als Grundlage zu nehmen, fand ich einen guten Denkansatz. Dem Autor geht es um den jedem Menschen eigenen Wunsch, sich einmal als etwas Besonderes fühlen zu dürfen – Selbstwertschätzung als eine universelle Eigenschaft von Menschen mit einem gesunden Selbstwert. Bei Malkin geht es, wie in meinem Buch, um narzisstische Züge und Eigenschaften der Persönlichkeit (sog. Traits) als Lösungsstrategien für eine sog. narzisstische Not (Eidenschink 2024) und nicht um die narzisstische Persönlichkeitsstörung, wie sie bei den psychiatrischen Kollegen im besonders in den USA gebräuchlichen DSM-V oder ICD-10 als kategoriale Beschreibung zu finden ist.

Dieser Wunsch nach natürlicher Bewunderung steigt von links nach rechts kontinuierlich an – diesen Gedanken habe ich nun zum besseren Verständnis als Grafik mit eigenen Ergänzungen versehen (s. Abb. 3).

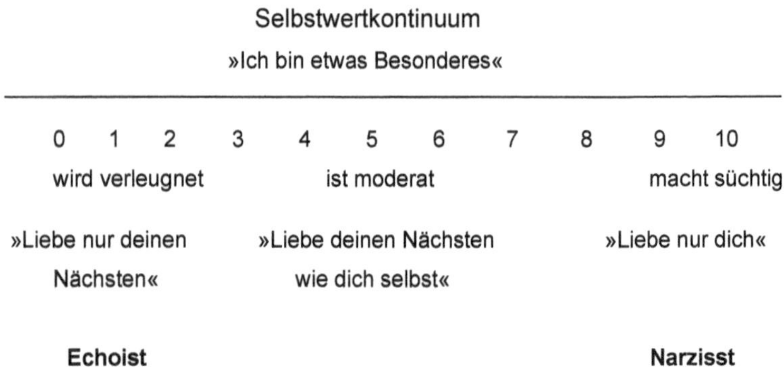

Abb. 3: Selbstwertkontinuum nach Craig Malkin

Craig Malkin beschreibt die Charakteristika von Menschen an bestimmten Positionen (Haltepunkten) des Spektrums sehr anschaulich in kleinen Fallgeschichten – diese will ich Ihnen nicht vorenthalten.

Position 0 bis 1 – die unerbittliche Selbstlosigkeit: Hier ist eine gewisse zwanghafte Rigidität vorherrschend, nicht im Mittelpunkt stehen zu müssen (dürfen) – eine Phobie davor, überhaupt Aufmerksamkeit zu erregen. Oft handelt es sich um eine »ultimative Selbstlosigkeit«, wie sie in religiösen und linken politischen Zirkeln gepflegt wird. Manche in diesem Bereich des Spektrums nehmen keine Hilfe, keinen Trost, keine Unterstützung an: eine radikale Form von scheinbar zwanghafter Bedürfnislosigkeit. Geburtstage zum Beispiel werden mit einer Begründung wie »Das ist mir zu blöd …« nicht gefeiert, als könnten sie es sich um keinen Preis leisten, auch mal etwas Besonderes zu sein. Auf einer Bühne zu stehen, muss so etwas wie der schlimmste Ort der Welt sein.

Position 2 bis 4 – die Selbstverleugner: Diese Menschen haben richtig Angst davor, besonders zu sein – sie leugnen, solche Wünsche überhaupt zu haben. Sie schämen sich nicht unbedingt oder fühlen sich mangelhaft, aber halten es für den sichersten Weg im Leben, nicht aus der Masse herauszustechen. Geburtstage werden zähneknirschend gefeiert, aber wenn man nachfragt, dann war es »eigentlich ziemlich doof«, und sie hassen das ganze Theater. Sie bleiben bevorzugt im Schatten, denn wer sich zeigt, wird wie das vorwitzige Blümchen vom Rasenmäher abgemäht. Auch wollen sie für niemanden eine Last sein – auch, um keine Dankbarkeit zeigen zu müssen. Wenn man sie fragt, wie sie auf keinen Fall sein wollen, bekommt man Antworten wie: »Ich will niemals narzisstisch sein, so selbstbezogen und arrogant wie Herr/Frau XYZ – es wäre mir ein Graus!« Um dieses Ziel zu erreichen, leben sie eher versteckt im Schatten und lassen niemanden an sich heran. Ihr Verhalten ist eine sehr effektive Strategie, Nähe zu vermeiden.

Mir fällt dazu eine Patientin ein: Sie war Tochter eines evangelischen Pastors, und immer, wenn sie eine sehr gute Note von der Schule nach Hause brachte und stolz auf ihre Leistung war, sagte die Mutter: »Hochmut kommt vor dem Fall: Danke Gott, dass er dir das ermöglichte.«

Position 5 bis 6 – die Selbstsicheren: Diese Menschen wollen nicht immer im Mittelpunkt stehen. Wenn es aber so kommt, genießen sie es. Sie merken sehr genau, wenn sie zu selbstzentriert oder nicht genug selbstfürsorglich sind und können ihre Position in Bezug auf andere kritisch reflektieren. Sie können sich begeistern und sich anstrengen – ihr Können setzen sie nicht ein, um andere klein zu machen. Ich denke, hier finden wir die Menschen wieder, die ich oben als mit gesunder Selbstliebe, Selbstbewusstsein und Selbstachtung ausgestattet beschrieben habe.

Position 7 bis 9 – die Eigennützigen: Selbstsüchtig und eigennützig sein heißt: Ich bin der Mittelpunkt, und alles kreist um mich. Diese Menschen wirken oft arrogant, ansprüchlich, aber auch ängstlich darauf bedacht, besonders zu sein. Gefühlt stehen sie über allen Regeln der Gesellschaft und über allen Erwartungen. Sie werden oft schnell ärgerlich, sehen nur sich selbst und zeigen wenig bis gar keine Empathie für andere. Die anderen bekommen die Rolle der Diener zugewiesen – eine Erfahrung, die süchtig machen kann.

Dazu fällt mir Herr H. ein: Er legte sich in der psychoanalytischen Therapie auf meine Couch und meinte zu spüren, dass diese (noch?) warm war. Ich dachte nach, ob das sein könnte, denn der letzte Patient war bereits vor 10 Minuten gegangen. Er jedoch meinte dazu: »Es ist wirklich schön, dass Sie die Couch extra für mich angewärmt haben.«

Position 9 bis 10 – die Aufmerksamkeitssüchtigen: Eine gewisse zwanghafte Rigidität wird auch an diesem extremen Ende des Spektrums entwickelt, jedoch um ständig im Mittelpunkt zu sein – eigentlich könnte doch jeden Tag Geburtstag sein. Diese Menschen sind aufmerksamkeitssüchtig, neigen zur Selbstdarstellung, sind oft arrogant und ohne Mitmenschlichkeit oder Einfühlung. Die anderen sind immer schuld, wenn etwas nicht klappt. Sie meinen, dass das Leben für sie aufhört, sie innerlich leer werden, wenn sie nicht gesehen und bewundert werden. Sie sind süchtig nach Applaus.

So könnte ein Spektrum des Selbstwertes, geordnet nach dem Kriterium »besonders sein dürfen« aussehen, und alle Menschen, die auf dieser Linie irgendwo ihren Platz links und rechts der Mitte finden, sollten dafür unsere Anerkennung und Wertschätzung bekommen, dass sie diese Ressourcen entwickelt haben, um Lösungen für Probleme in ihrem kindlichen, verletzten Selbstgefühl zu finden. Denn das alles sind kreative Anpassungsstrategien, die oft sehr wirksam sind, aber einen hohen Preis haben. Aber darüber werden wir noch sprechen.

»Von niemandem wird ein verträglicher Mensch mehr begehrt als von den Kannibalen.«

Martin Reisenberg

5 Verträglichkeit: Haben Sie ein angenehmes Wesen?

Verträglichkeit ist eine der fünf Hauptdimensionen im Fünf-Faktoren-Modell der Persönlichkeitspsychologie. In diesem Kapitel thematisiere ich die Verträglichkeit als Persönlichkeitsmerkmal und deren Einfluss auf zwischenmenschliche Beziehungen und Selbstwertgefühl. Die Fähigkeit eines Menschen, zu seiner Einzigartigkeit zu stehen, ohne arrogant zu wirken, beeinflusst, ob er als angenehm empfunden wird. Menschen mit extremen Werten auf dem Selbstwertkontinuum zeigen oft eine niedrige Verträglichkeit, wobei diese Unverträglichkeit unterschiedlich ausgeprägt ist.

Inwieweit ein Mensch zu seinem *Besonderssein* stehen kann, ohne arrogant oder verleugnend damit umzugehen, und ob er ein sympathisches Maß für seine Selbstliebe gefunden hat, das kann sehr stark darüber entscheiden, ob wir so eine Person mögen oder ablehnen. Wenn wir über jemanden sagen können, er hätte ein »angenehmes Wesen«, er sei verträglich und liebenswürdig, dann scheint dieser Mensch in der Lage zu sein, seine Beziehungen zu Mitmenschen so zu gestalten, dass wir ihn weder als übertrieben hochnäsig oder unterwürfig erleben und ihn ehrlich wertschätzen können. Das englische Wort für Verträglichkeit lautet *agreeableness* und taucht in der wissenschaftlichen Narzissmus-Literatur gehäuft auf. Bei der Messung anhand von psychologischen Persönlichkeitstests zur klinischen Narzissmus-Diagnostik scheint das Ausmaß von Verträglichkeit bei den Menschen ganz unterschiedlich zu sein – zu viel, gerade die richtige Menge oder zu wenig. Wie sollen wir uns das vorstellen?

Die Big Five

Sie haben vielleicht schon mal etwas von den *Big Five* gehört? Nein, ich meine nicht die »großen Fünf« (Elefant, Nashorn, Büffel, Löwe und Leopard) im Krüger Nationalpark in Südafrika, sondern das *Fünf-Faktoren-Modell (FFM)* der Persönlichkeitspsychologie und deren fünf Hauptdimensionen der Persönlichkeit. Nach diesem lässt sich jeder Mensch auf den folgenden Skalen einordnen: Neurotizismus, Extraversion, Offenheit für Erfahrungen, Gewissenhaftigkeit und *Verträglichkeit.*

Da haben wir die »Verträglichkeit« – ein Faktor, der wie Extraversion in erster Linie ein interpersonelles Verhalten beschreibt.

- »Ein zentrales Merkmal von Personen mit *hohen* Verträglichkeitswerten ist ihr *Altruismus.* Sie begegnen anderen mit Verständnis, Wohlwollen und Mitgefühl, sie sind bemüht, anderen zu helfen, und überzeugt, dass diese sich ebenso hilfsbereit verhalten werden. Sie neigen zu zwischenmenschlichem Vertrauen, zur Kooperativität und zur Nachgiebigkeit.
- Personen mit *niedrigen* Verträglichkeitswerten beschreiben sich selbst im Gegensatz dazu (zu hoher Verträglichkeit, J. P.) als widerstreitend, *egozentrisch* und misstrauisch gegenüber den Absichten anderer Menschen. Sie verhalten sich eher kompetitiv (mit anderen in den »Wettstreit« tretend) als kooperativ. Somit scheint die verträgliche Seite der Dimension eindeutig sozial erwünschter zu sein. Dennoch darf nicht vergessen werden, dass die Fähigkeit, für eigene Interessen zu kämpfen, in vielen Situationen hilfreich ist. So ist Verträglichkeit im Gerichtssaal nicht unbedingt eine Tugend.«[25]

Ich bin nicht sonderlich darüber erstaunt, dass sowohl Menschen auf der linken wie der rechten Seite des Selbstwertkontinuums von Craig Malkin (s. letztes Kapitel) schlechte Werte für *Verträglichkeit* in den Persönlichkeitstests erreichen. Jedoch ist ihre Art der Unverträglichkeit auf beiden Seiten sehr unterschiedlich, d. h., es nerven uns an ihnen ganz andere Eigenschaften. Was beide Extrempole verbindet, ist, dass beide Ausprägungen ein paar interpersonelle Tendenzen gemeinsam haben:

- Kühle
- Feindseligkeit und
- Neigung zum Widerstreiten.

25 Siehe dazu: https://allesevolution.wordpress.com/2019/12/18/geschlechterunterschiede-im-bereich-agreeableness-vertraeglichkeit/ [1.9.2025].

Grandios und selbstbezogen auftretenden Menschen (rechte Seite des Selbstwertkontinuums, s. Abb. 2 auf S. 56) scheint es laut der Literatur (s. Miller et al. 2011) an Verträglichkeit massiv zu mangeln, sie punkten in Tests mehr mit Unbescheidenheit, Nichteinhaltung von Zusagen, Unehrlichkeit und wenig gelebtem Altruismus – hier zeigt sich, dass der parasitäre oder antisoziale Charakter bei einigen nicht mehr sehr weit davon entfernt ist. Die Feindseligkeit, die oft bei diesen Menschen zu spüren ist, dient dazu, alle um sie herum zu beeindrucken und nachhaltig davon zu überzeugen, dass sie ganz großartig seien – wenn nötig mit kalter Arroganz und Verachtung im Blick. Wie sagt Carmen in der gleichnamigen Oper von Georges Bizet: »Liebst du mich, bin ich entzückt ... liebst du mich nicht, nimm dich in Acht.« Das klingt nicht gerade sehr pflegeleicht und sollte wohl kaum motivierend sein, mit so einem Menschen für ein paar Wochen auf eine einsame Insel zum Relaxen zu verschwinden.

Von den anderen Menschen auf dem echoistischen linken Ende des Selbstwertkontinuums, die ständig das Besonders-Sein verleugnen müssen und uns scheu und ängstlich-verletzbar erscheinen, könnte man ja denken, sie seien immer gut zu haben, pflegeleichte und durchwegs freundliche Zeitgenossen, weil sie sich nie vordrängeln und alles daran zu setzen scheinen, verträglich zu sein. Na ja, ... im ersten Moment mag die Bescheidenheit des Gegenübers vielleicht praktisch für den Umgang mit ihm sein, aber bei näherem Kennenlernen fällt die gereizte Spannung und die grandiose Anspruchshaltung auf – zusätzlich ihre Forderung, man müsste immer auf ihre Fragilität, die hohe Sensibilität als etwas Besonderem Rücksicht nehmen. Ich erinnere mich dabei an eine Freundin aus Studientagen, die jedes Mal, wenn man sie mit etwas konfrontierte und man versuchte, mit ihr zu argumentieren, in Tränen ausbrach. Diese Art moralischer Erpressung tat sofort ihre Wirkung: Ich fühlte mich schuldig und ruderte zurück.

Die wissenschaftliche Untersuchung des Persönlichkeitsfaktors Verträglichkeit bei den selbstlosen, bescheidenen Menschen in narzisstischer Not auf der linken Echoisten-Seite des Spektrums führte die Forscher zu Befunden über deren Vorannahmen, deren »Vor-Urteile« in sozialen Interaktionen: Sie neigen zu aggressiven Zuschreibungen anderen gegenüber und haben die Gewohnheit, die Intentionen des anderen im Voraus eher als übelwollend und zerstörerisch anzunehmen. Und genau solche feindseligen Vorannahmen dieser Gruppe sind es, die die Forscher auf die Spur gebracht haben, dass diese Form des selbstlosen Echoismus mit Kindheitstraumata, Missbrauch und harscher elterlicher Bestrafung in Verbindung stehen könnte. So ist man sich in den letzten Jahren zunehmend einig geworden, dass sich hinter der Fassade von scheinbarer Freundlichkeit und Angepasstheit ein fragiles Selbst verbirgt – ein Selbst oft mit massiven Erfahrungen von kalter Ablehnung, Entwertung und seelischem Missbrauch. Die seelischen Verletzungen, diese Not, die man bei der eher lautlosen, scheuen oder verdeckten Form des narzisstischen Kontinuums vermutet (Echoisten = Bereich 1–2 des Selbstwertkontinuums), werden in der Literatur als deutlich gravierender und existenziell gefährlicher beschrieben als die seelischen Verletzungen auf dem extrem anderen Pol, der Sucht nach Aufmerksamkeit und dem Bestreben nach überheblicher Großartigkeit (Narzissten = Bereich 9–10). Die Schicksale solcher Menschen, die zu dieser Form der Selbstwertregulation durch »Selbstverzicht« neigen, erinnern mehr an eine Art von Traumastörung – mit dem Vorkommen von Vernachlässigung, Missbrauch und körperlicher/sexueller Gewalt. Aber davon später mehr!

Die äußere Bühne

Der Gedanke daran, als Mensch etwas Besonderes, Einzigartiges zu sein und dies auch im Kreise anderer zu genießen, ist stark mit der Metapher der »Bühne« verbunden. Die Bühne des Lebens, auf der man auftritt oder von der man abtritt, die man sich nimmt, bekommt oder anderen überlässt, auf der man brilliert oder »abkackt« – wie die Schauspieler beim Theater so sagen. Hier stellt sich die Frage: »Bin ich es wert, dass ich mich zeige und von anderen Aufmerksamkeit fordere?« Um im Aufmerksamkeitsfokus stehen zu dürfen, muss man etwas vorweisen können – die Bühne, sagt Michael Bohne[26], ist der Sehnsuchtsort schlechthin, um endlich gesehen zu werden, aber auch ein Gefahrenort, wo andere vielleicht etwas sehen, das ich verbergen will.

26 Michael Bohne: »Wie entfesselt man eigentlich seine innere Rampensau ...«, Teiletherapie-Tagung 2 in Heidelberg, 5.–8.11.2015.

Wenn wir uns noch einmal das Selbstwertkontinuum »Ich bin etwas Besonderes« von Malkin aus dem letzten Kapitel vor Augen führen, dann fällt es leicht, sich vorzustellen, dass Menschen, die unbedingt vermeiden müssen, im Mittelpunkt zu stehen, und die das Gefühl der Besonderheit nicht zulassen können, dass diese alles meiden, was nach Bühne aussieht: den Smalltalk auf einer Stehparty, die Rede zu Omas Achtzigstem, die kleine Feier mit Häppchen und Sekt zum Dienstjubiläum auf Arbeit und den Betriebsausflug. Bescheidenheit bietet eine unschlagbare Sicherheit: Niemand kann sagen, man hätte sich vorgedrängelt und zu Unrecht Raum eingenommen. Häufig werden die eigenen versteckten Größensehnsüchte danach, auch mal im Rampenlicht zu stehen, an jene delegiert, die das super können (»Lass die doch reden, ich bin zu schüchtern«). Wenn die Superkönner aber scheitern? Dann kann man sich genüsslich zurücklehnen und denken: »Ich habe es doch immer schon gewusst: Reden ist Silber und Schweigen ist Gold.«

Und die auf der rechten Seite des narzisstischen Kontinuums, mit der unstillbaren Sucht danach, ganz besonders sein? Um einen Satz des großen Psychologen Abraham Maslow abzuwandeln: Wer besonders sein will, für den sieht alles aus wie eine Bühne.[27] In diesem Fall sind heute die Möglichkeiten unbegrenzt: den Super-Body im Fitnessstudio herzeigen oder auch im Swinger Club, bei Facebook das neue Haus, Auto, Boot und Urlaubsfoto posten und im eigenen Blog alles oder auch nichts über sich sagen und meinen. Wichtig ist, den anderen zu gefallen, richtig gut zu sein, sodass sie vor Neid erblassen und dann platzen – dazu bietet es sich an, die gezeigten Fotos (un)geschickt zu retuschieren. Das kann gut gehen, aber leider oft auch peinlich werden. Noch mal Michael Bohne:

> »Die Bühne ist ein Vergrößerungsglas des Selbstwertes!«

Ich hoffe, dass ich Ihnen bis zu diesem Punkt deutlich machen konnte, dass es einen hilfreichen Umgang mit der natürlichen Einzigartigkeit eines jeden von uns gibt, eine gesunde Form der Selbstliebe und Selbstakzeptanz – der Platz in der Mitte, wo gilt: »Liebe Deinen Nächsten wie Dich selbst.« Dass aber auch Positionen auf dem Selbstwertkontinuum möglich sind, die wir als ein Zuwenig oder

27 Originalzitat von Abraham Maslow: »Wer nur einen Hammer hat, für den sieht die Welt aus wie ein Nagel.«

Zuviel an Selbstliebe beschreiben können – dimensionale Persönlichkeitseigenschaften, die ich dann einen narzisstischen Reaktionsstil genannt habe. Bei einigen von uns sind das nur kurze Momente (States), wo wir z. B. arrogante Überheblichkeit oder bedürfnislose Anpassung zur Selbstwertregulation unbewusst einsetzen, wenn wir verletzt werden. Bei anderen sind das aber auch durchgehende Traits, d. h. stabile Persönlichkeitszüge, die den Charakter eines Menschen auszeichnen. Könnte es denn sein, dass die *grandiose Selbst-Zentriertheit* und die *bescheidene Selbst-Losigkeit*, die ja schon im Titel des Buches anklingen, die zwei Seiten einer Medaille sind?

Damit möchte ich mich im nächsten Kapitel beschäftigen.

*»Ich weiß nicht immer, wovon ich rede,
aber ich weiß, dass ich Recht habe!«*

Muhammad Ali

6 Die zwei Gesichter des Narzissmus

Ausgehend von den 3 Subtypen des Narzissmus nach Russ und Kollegen (exhibitionistischer, vulnerabel-fragiler und grandios-maligner Narzissmus) beschreibe ich die unterscheidbaren Charakterzüge. Offene Narzissten sind oft arrogant, egozentrisch und wenig empathisch, mit einer starken »Ich-mich-mein«-Orientierung. Verdeckte Narzissten sind schüchtern, verletzlich und oft wenig erfolgreich, mit einer starken »Du-dich-dein«-Orientierung. Beide Typen teilen eine ausgeprägte Anspruchshaltung und grandiose, selbstbezogene Fantasien. Verdeckter Narzissmus kann mit einem verminderten Lebensoptimismus und schwächerer Zukunftsorientierung einhergehen und wird oft fälschlicherweise als depressive Störung diagnostiziert.

Wie wir in Abbildung 1 (S. 52) gesehen haben, gibt es einen Übergang von gesunder Selbstliebe und gesundem Selbstbewusstsein (Selbstwert als Persönlichkeitseigenschaft) hin zu hoher Selbstwertschätzung als nichtpathologischer Akzentuierung und einer weiteren Ausprägung in Richtung des sog. übersteigerten Narzissmus als dann maladaptiver Persönlichkeitsakzentuierung. An dieser Stelle des Kontinuums befinden wir uns in einem Bereich, den Eidenschink (2024) die »narzisstische Not« genannt hatte. Mit dem für mich als Hypnotherapeuten wertzuschätzenden, kreativen Versuch von Menschen, dieser Not abzuhelfen, möchte ich mich nun beschäftigen. Dabei greife ich die Ideen erneut auf, die ich im letzten Kapitel schon angedeutet habe: Grandiosität und Bescheidenheit als Regulationsprinzipien von Selbstwertmangel oder, wie Craig Malkin das nennen würde: Probleme damit, sich ohne Übertreibung (Narziss) oder Untertreibung (Echo) als *besonders* erleben zu dürfen.

Erinnerung an die Einteilung von Russ

Im 1. Kapitel dieses Buches hatte ich die 3 Subtypen der narzisstischen Persönlichkeitsstörung nach Russ beschrieben und angemerkt, dass uns hypnosystemischen Therapeuten so eine phänomenologische Beschreibungsebene sehr entgegenkommt. So können wir diese Sicht auf das Phänomen Narzissmus nutzen, um Unterschiede zwischen Patienten zu beschreiben, ohne auf spekulative psychodynamische Konzepte à la Psychoanalyse zurückgreifen zu müssen.

Zur Erinnerung: Die von Russ und Kollegen (Russ et al. 2008) beschriebenen Subtypen finden sich so nicht in den offiziellen psychiatrischen Manualen, sind aber für die Praxis sehr hilfreich, da sie sich leicht mit einem dimensionalen Aspekt narzisstischer Verhaltensstile verbinden lassen. Diese sind:

- exhibitionistischer Narzissmus
- vulnerabel-fragiler Narzissmus
- grandios-maligner Narzissmus.

Der als *exhibitionistische Narzissmus* abgegrenzte Subtyp wird auch als *offener* (engl. *overt*) Narzissmus bezeichnet und stellt für mich die rechte Seite des Selbstwertkontinuums nach Malkin dar. Die linke Seite dieses Kontinuums bildet den *vulnerabel-fragilen Narzissmus* oder auch *verdeckten* (engl. *covert*) Narzissmus ab. Der *grandios-maligne Narzissmus*, den Russ und Kollegen als die bösartigste Ausprägung narzisstischer Not beschrieben haben, kombiniert Egozentrik mit Aggression und antisozialem Verhalten bis hin zum Verfolgungswahn (Paranoia). Er soll hier nicht explizites Thema dieses Buches sein. Ich möchte mir damit die Option offenhalten, dass diese sog. narzisstischen Stile links und rechts vom Mittelbereich des Selbstwertkontinuums auch Lösungsstrategien von uns allen darstellen, die wir mehr oder weniger oft schon genutzt haben, um Selbstwertschwankungen zu stabilisieren. Diese Nutzung kann für den einen sehr selten nötig sein und nur eine flüchtige Grandiositäts- oder Bescheidenheitsattitüde darstellen oder zu einer Gewohnheit, zu einem Persönlichkeits-Trait werden. Wenn Sie noch einmal einen Blick auf die Abbildung 1 (S. 52) werfen: Wir befinden uns in dem Bereich »normale Selbstliebe« bis »Narzissmus als maladaptive Persönlichkeitszentrierung«.

Im Folgenden will ich mich etwas intensiver mit den beiden Polen des narzisstischen Spektrums auseinandersetzen: der linken

Seite, den Echoisten (wie man sie nach der weiblichen Figur im griechischen Mythos bezeichnen könnte), die es vermeiden, im Mittelpunkt zu stehen, und den besser bekannten sog. Narzissten auf der rechten Seite, der populären männlichen Figur der Narzissus-Sage – zwei Seiten einer Medaille, wie wir schon mehrfach gesehen haben.

Im Gegensatz zu den psychoanalytischen Theoretikern sahen die Sozial- und Persönlichkeitspsychologen im Narzissmus von Anfang an die Metapher für ein ganz allgemeingültiges Phänomen, eine normale Dimension der menschlichen Persönlichkeit, bei jedem von uns messbar und individuell unterschiedlich stark ausgeprägt. Im niedrigen bis mittleren Bereich fördert sie eher das Wohlbefinden eines Menschen – so, wie ich es oben für die gesunde Selbstliebe, die Selbstachtung beschrieben habe. Erst eine hohe Ausprägung dieser Persönlichkeitsdimension führt zu kontraproduktiven Auswirkungen im Umgang mit anderen Menschen – ob diese akzentuierte Ausprägung mit der von den Klinikern beschriebenen Narzisstischen Persönlichkeitsstörung gleichzusetzen wäre, lassen die einschlägigen Autoren offen. Mein in diesem Buch im Weiteren beschriebener teiletherapeutischer Ansatz ist diesem zweiten, dem sozialpsychologischen Ansatz verpflichtet. Dieser Ansatz versucht nämlich wie ich, eine narzisstische Ausprägung der Persönlichkeit nicht als ein pathologisches Phänomen zu entwerten, sondern darin einen kompetenten Lösungsversuch des inneren Systems – der Selbstanteile auf der inneren Bühne – zu sehen.

Grandiosität und Bescheidenheit – die zwei Seiten des Narzissmus

In den letzten Jahren wurde sehr heftig in den Fachjournalen darüber diskutiert, ob es zwei unterscheidbaren Subtypen des Narzissmus gibt, die sich darin unterscheiden lassen, wie offen und verdeckt die narzisstischen Charakterzüge im Verhalten zutage treten. In meiner psychoanalytischen Ausbildung in den 1980er-Jahren hatte ich gelernt, dass Menschen mit offenen narzisstischen Charakterzügen (Traits) durch ihr überhebliches Auftreten und ihre herablassende Art in kürzester Zeit im Gespräch erkennbar sind, andere Menschen hingegen wirken im Gespräch unsicher, defensiv und schüchtern und lassen damit eher an eine depressive und ängstliche Problematik beim Untersucher denken – aber auf keinen Fall an Narzissmus. Ich war selbst überrascht, dass in längeren Therapien dann bei diesen Menschen doch grandiose Fantasien, die Idealisierung der eigenen Bescheidenheit und vor allem eine gnadenlos überzogene Anspruchshaltung an sich und andere zutage traten – das alles verborgen hinter einem großen Berg aus Scham, Selbstzweifel und insbesondere einer ausufernden Helferhaltung und Selbstlosigkeit. Ich hörte immer wieder: »Ich kann mich einfach nicht abgrenzen und Nein sagen. Ich will von allen gemocht werden!« Das machte mich neugierig, und ich begann, die Literatur zu durchforsten.

Zuerst stieß ich auf den australischen Psychologen Paul M. Wink, der 1991 in der Publikation »Die zwei Gesichter des Narzissmus« genau dieses Phänomen beschrieben hatte – deshalb auch der Untertitel dieses Buches. Von ihm stammen die Begriffe »offener« (overt narcissism) und »verdeckter« Narzissmus (*covert narcissism*). Der fundamentale Unterschied zwischen diesen beiden Varianten besteht für Wink darin, dass der offene, grandiose Narzisst sein Selbstwertgefühl durch offene Strategien reguliert, zum Beispiel durch eine Selbsterhöhung und das Erniedrigen von Menschen, die sein Selbstwertgefühl und seine Aura von Besonderheit bedrohen könnten – *Ich bin groß, aber du bist klein.* Wohingegen der verdeckte Narzissmus primär auf der Zustimmung durch andere zu beruhen scheint. Das heißt, dass das Ziel, für andere wichtig zu sein, um deren Bestätigung zu erlangen, durch Bescheidenheit und Bedürfnislosigkeit erreicht werden soll – *Ich bin klein, aber du bist groß.*

Davon ausgehend, fand ich dann viele Studien zu dieser Thematik v. a. in Publikationen im angloamerikanischen Raum, wobei der empirische Nachweis der Unterschiede offen vs. verdeckt vor allem durch den Einsatz von mehreren unterschiedlichen sog. Narzissmusfragebögen und durch Beobachtungen im klinischen Feld gelang. Ich möchte Ihnen ersparen, dass ich die einzelnen Autoren zitiere, und biete Ihnen stattdessen hier einen Überblick der Befunde.[28]

Bei der Beschreibung der Charakterzüge in der Literatur schleichen sich immer wieder pathologisierende Bewertungen durch die Autoren ein, die sich hier in der Zusammenfassung beim Zitieren

28 Siehe z. B.: Zajenkowski a. Szymaniak 2019; Jauk et al. 2017; Czarna et al. 2021; Koepernik, Jaup a. Kanske 2022; Weinberg a. Ronningstam 2022.

der Ergebnisse nicht ganz vermeiden lassen. Ich werde später versuchen, diese aus einer hypnosystemischen Sicht zu korrigieren.

Der Mensch mit offenen narzisstischen Persönlichkeitszügen: der selbstzentrierte Typus

Neben der adjektivischen Zuschreibung »offen« (engl. *overt*) finden wir in der Literatur noch:

- der dickhäutige
- unbeirrte
- grandiose
- exhibitionistische
- arrogante und
- kalte Narzisst.

Generell finden wir hier eine »Ich-mich-mein«-Orientierung – mit dem Ziel, unvermeidbare Schwankungen im Selbstwertgefühl durch Handlungen im Außenraum zu stabilisieren.

Diese Menschen sind ständig mit ihrer Außendarstellung, ihrer Performance, beschäftigt: Wie komme ich an, wie werde ich gesehen, werde ich ausreichend bewundert, stehe ich im Mittelpunkt? Das lässt sie oft arrogant, egozentrisch, egoistisch und um sich selbst kreisend erscheinen. Man spürt oft schnell, mit welcher Ausdauer und Leidenschaft sie versuchen, andere von sich zu beeindrucken, und wenn es nicht gelingt, neigen sie dazu, den anderen die Schuld für alle auftauchenden Probleme zu geben und diese dafür wütend abzuwerten – die gefürchtete, weil explosive narzisstische Wut. Diese Ausprägung der Sucht, im Mittelpunkt zu stehen und sich besonders zu fühlen, schafft wenig Sensibilität für Kritik und Rückmeldung durch andere, sie entspricht im Selbstkontinuum nach Malkin dem rechten Pol narzisstischer Not – wobei auch hier unterschiedliche Ausprägungen denkbar sind. Selten zeigen diese Menschen öffentlich Gefühle von Kleinheit, Depression oder erlauben sich, erschöpft zu sein. Diese übertriebene Selbstverliebtheit macht sie wenig empathisch für die Bedürfnisse, Gefühle und Reaktionen ihres Gegenübers.

Wie erkennt man nun einen selbstzentrierten, grandiosen Narzissten im Alltag? Die Beispiele und die Zusammenfassung in der Tabelle unten gelten für beide Geschlechter:

- Sie lernen einen ungeheuer sympathischen Menschen mit Charme und Charisma kennen, und kaum haben Sie sichs versehen, werden Sie für seine Interessen eingespannt und führen z. B. seinen Hund Gassi, weil er mal schnell ins Fitnessstudio muss.
- Sie gehen mit einer Frau essen, die Sie als redegewandt, humorvoll und selbstsicher bezeichnen würden. Aber schon nach der Vorspeise gehen Ihnen das ständige »Namedropping« und die Aufzählungen im Stile von »mein Haus, mein Auto, mein Boot« auf die Nerven.

Der selbstzentrierte Narzisst	Klinisches Erscheinungsbild
Mein Selbstkonzept	»Ich bin viel mit meinem Wunsch nach Großartigkeit beschäftigt, habe Fantasien von Macht, Reichtum, Liebe und Erfolg: ›Ich bin anspruchsvoll und sehr autark.‹«
Meine zwischenmenschlichen Beziehungen	»Ich habe viele, wenn auch nicht so nahe Beziehungen; ich brauche die Aufmerksamkeit und die Zuwendung der anderen und ich tue mich schwer, mich in andere einzufühlen; in Gruppen zu sein mag ich gar nicht. »Eigene Kinder sind mir nicht so wichtig.«
Meine soziale Anpassung	»Ich kann sehr charmant sein und bin erfolgreich; ich arbeite schwer – um Bewunderung zu bekommen, nicht, weil es mich ausfüllt; ich bin sehr ehrgeizig und pflege mein Äußeres.«
Meine Ideale und ethischen Standards	»Ich hasse Mittelmaß; eigentlich bin ich gar nicht so scharf aufs Geld, aber …; meine Moral ist manchmal etwas eigentümlich und wechselnd …; was in der Sozialpolitik passiert, finde ich spannend.«
Mein Verhältnis zu Liebe und Sex	»Ich kann Nähe in Beziehungen nicht so gut aushalten, mein Partner sagt, ich sei oft kühl, abgegrenzt und eifersüchtig; ich hatte schon immer neben meiner Hauptbeziehung noch andere Frauen für den Sex; mein Sexualleben möchte ich mir nicht einschränken lassen.«
Wie ich denke	»Ich bin stolz auf mein Wissen und liebe die Sprache; ich denke präzise, rational und manchmal auch eigensinnig; meine Beschreibung der Realität unterscheidet sich oft deutlich von der der anderen.«

Tab. 1: Der selbstzentrierte Narzisst

- Sie treffen sich nach Längerem mit einem Bekannten in der Kneipe wieder, und Ihr Gegenüber legt unvermindert los, Ihnen von seinen Erfolgen und fantastischen Lebensprojekten im Detail zu erzählen; als Sie etwas von sich erzählen wollen, scheint Ihr Gegenüber nur kurz zuzuhören, um aus Ihrem Stichwort einen abendfüllenden Vortrag (über sich) zu machen: »Ja genau, aber bei mir ist das so ...«
- Wenn Sie Ihrem Partner versuchen klarzumachen, dass Sie nach der anstrengenden Woche am Wochenende etwas Zeit für sich brauchen und einfach nur lesen und abhängen wollen, sieht er Sie ungläubig an und sagt: »Ich kann nicht verstehen, was daran so toll sein soll ... Action ist angesagt.«
- Ihr Partner hat etwas angeschwipst bei einer Party eine Kollegin von Ihnen etwas schräg und sexistisch angeredet – als Sie ihn darauf hinweisen, flippt er aus, verbittet sich Kritik an seinem Verhalten und nennt Sie eine »Emanzenzicke«.

Ich bin mir sicher, Ihnen fallen noch viele Begebenheiten ein, in denen andere (oder Sie selbst) sich so oder ähnlich verhalten haben.

Der Mensch mit verdeckten narzisstischen Persönlichkeitszügen: der selbstlose Typus

Neben »verdeckt« (engl. *covert*) finden wir in dieser Gruppe weitere adjektivische Zuschreibungen wie:

- der dünnhäutige
- vulnerable
- verletzliche
- fragile
- bescheidene
- depressive und
- warme Narzisst.

Generell finden wir hier eine »Du-dich-dein«-Orientierung – mit dem Ziel, die unvermeidbaren Schwankungen im Selbstwertgefühl durch Anpassung an andere zu stabilisieren.

Dieser Typus ist im Gegensatz zum ersten weniger intensiv wissenschaftlich untersucht, da er viel schwerer zu beobachten ist und es sich nicht um Menschen mit so auffälligen Persönlichkeitsmerkmalen handelt. In der Literatur dazu fallen folgende Beschreibungen der verdeckten Narzissten auf: Sie sind schüchtern, zeigen sich im Kontakt scheu, ängstlich und sind oft wenig erfolgreich im Leben – wie Menschen, die im Schatten oder bildlich gesprochen in der Klammer stehen – also z. B. im Hintergrund stehen oder nur als Nebensache angesehen werden. Pointiert könnte man sagen: Diese Menschen haben einen leicht »paranoiden Touch«, sind ständig mit dem Thema beschäftigt, man könnte sie übersehen, man könnte sie nicht fair behandeln, sie sind etwas argwöhnisch und anspruchlich – die dunkle Seite der Introversion als Persönlichkeitsmerkmal. Im Kontrast zum selbstzentrierten Narzissten charakterisiert den scheuen Narzissten die Verletzlichkeit und große Sensibilität, die er oft hinter Rückzug und Feindseligkeit verbirgt. Er ist ständig in Sorge über alles und jedes, verzettelt sich dabei, die anstehenden Dinge des Alltags effektiv zu lösen, und trägt einen Sack unerfüllter Erwartungen (und Sehnsüchte) mit sich herum – er ist nicht sehr stressresistent, was die Rückzugsneigung verstärkt. Im Gegensatz zum grandiosen Narzissten, der bei Bedrohung die Vorwärtsverteidigung, d. h. den Kampf wählt (»Löwenprogramm« der Säugetiere), bevorzugt der selbstlose Narzisst unbewusst den Fluchtmodus (»Hasenprogramm« der Säugetiere). Beim dem einen oder anderen von ihnen kann eine Märtyrer- oder Opfermentalität ausgeprägt sein, was bei den Menschen, die mit ihnen zu tun haben, sowohl Schuldgefühle als auch Ärger hervorrufen kann – mit dem Wunsch, sich zu distanzieren, weil das ewige Jammern oft nervt.

Woran erkennt man einen selbstlosen Narzissten? Hier einige Beispiele, die auch wieder wie oben sowohl für Männer wie für Frauen gelten und die Sie gerne ergänzen können:

- die bedürftige Freundin, die Sie mit Geschenken überhäuft und alles »gerne«, wie sie betont, für Sie tut, um Sie dann in der nächsten Minute heftig anzuklagen, dass Sie sich egoistisch verhalten, weil Sie ihr nicht alle Ihre Freizeit widmen
- die Eltern, die in die anklagende »Opferrolle« schlüpfen und Ihnen das Gefühl geben, schuldig zu sein, weil sie doch alles für Sie getan haben und niemals Dank erwartet haben
- der Freund, der eine niemals endende Litanei von Problemen hat, aber wenn Sie versuchen, ihm zu helfen, Ihre Angebote nicht annimmt und Ihnen eine lange Liste von Erklärungen

bietet, warum das jetzt gerade nicht geht – sein Lieblingssatz lautet: » Ja, aber ...« Sie haben das Gefühl, einem »emotionalen Parasiten« begegnet zu sein.

- der Freund, der keinen Job findet und es eigentlich auch gar nicht versucht – der immer neue Gründe anführt, warum es nicht geht und Sie dann um 20 € anpumpt
- die Krankenschwester, die sich für ihre Patienten aufopfert und »zu Tode arbeitet«, aber keine Gelegenheit auslässt, über die »blöden und faulen« Kollegen zu lästern und diese mobbt – »Ohne mich würde hier alles den Bach runtergehen!«

Der selbstlose Narzisst	Klinisches Erscheinungsbild
Mein Selbstkonzept	»Ich fühle mich minderwertig, bin gereizt und voller Selbstzweifel; ich neige zu Scham und fühle mich fragil, immer auf der Suche nach Lob und Anerkennung; ich reagiere heftig auf Kritik und Rückschläge.«
Meine zwischenmenschlichen Beziehungen	»Ich möchte niemandem vertrauen müssen oder gar von ihm abhängig sein; ich neide den anderen ihre Talente, Schönheit, Besitz und Möglichkeiten, sich tief in Beziehungen zu anderen einzulassen. Ich missachte oft die Grenzen der anderen und von Raum und Zeit; oft habe ich wenig Lust, Briefe oder E-Mails zu beantworten.«
Mein soziale Anpassung	»Da ist immer ein Gefühl nagender Plan- und Ziellosigkeit; meine Verabredungen und Stellungnahmen sind oft vage und windelweich; ich habe viele, aber oberflächliche Interessen; ich kenne nervtötende Langeweile; mein Geschmack passt sich an und ist eher wenig ›up to date‹.«
Meine Ideale und ethischen Standards	»Ich kann meine Werte schnell dem Mainstream anpassen, um die Gunst anderer zu bekommen – ich bin ein moralischer Relativist; ich neige zum pathologischen Lügen und Verzerren der Wahrheit, teils an der Grenze zum Kriminellen; manchmal bin ich Autoritäten gegenüber respektlos.«
Mein Verhältnis zu Liebe und Sex	»Ich kann Nähe in Beziehungen nicht so gut aushalten, es fällt mir schwer, den Liebespartner als ein eigenständiges Wesen zu sehen, mit eigenen Interessen, Rechten und Werten.«
Wie ich denke	»Ich denke wenig kompliziert und vergesse oft viele Details, vor allem Namen sind für mich Schall und Rauch; Neues zu lernen fällt mir schwer; ich neige dazu, die Bedeutung einer Sache zu verdrehen – nur, um nicht beschämt dastehen zu müssen.«

Tab. 2: Der selbstlose Narzisst

Das wären erst mal die wichtigsten Unterschiede des offenen und verdeckten Narzissmus, wie sie in der klinischen Literatur beschrieben werden – bedenken Sie bitte: Kliniker sind psychologische oder ärztliche Therapeuten, die störungs- und defizitorientiert die Phänomenen beschreiben, die sie beobachten, und häufig ein kategoriales Diagnoseschema im Kopf haben. Daher rührt oft die negative, pathologisierende Bewertung von menschlichen Eigenschaften.

Gemeinsamkeiten und Unterschiede der beiden Seiten einer Medaille

Diese Unterscheidung, wie die beiden Varianten des Narzissmus von Paul Wink und Kollegen in der Literatur beschrieben wurden, finde ich sehr hilfreich. Um ihr prekäres Selbstwertgefühl zu regulieren, investieren offene Narzissten, so könnte man vereinfacht sagen, in sich selbst, und verdeckte Narzissten investieren in äußere Beziehungen. Bei den Ersteren sehen wir das »Größen-Selbst« in Aktion, mit Dominanz, Arroganz und Aufdringlichkeit, aber das »Kleinheits-Selbst« mit den Selbstzweifeln ist tief versteckt. Bei den Zweiten ist es gerade andersherum: Wir sehen vordergründig die Bescheidenheit, die Scham und Anpassungsbereitschaft als Zeichen eines »Kleinheits-Selbst«, dafür ist hier die Selbstzentriertheit und Rachsüchtigkeit gut verdeckt. Wie Sie sicher bemerkt haben, habe ich zwei neue Begriffe eingeführt: Größen-Selbst und Kleinheits-Selbst. Da die Termini noch öfter auftauchen werden, hier eine kurze Definition:

- **Größen-Selbst:** Die Fantasie von mir selbst, von meiner Person, etwas ganz Besonderes zu sein – dieses Größen-Selbst in mir wünscht sich stets neue Zuwendung, Bewunderung und Spiegelung durch andere Menschen. Dieses Größen-Selbst produziert wiederum Größenfantasien, welche genährt werden wollen und den Wunsch nach Bestätigung von außen nur immer neu entfachen.
- **Kleinheits-Selbst:** Die Vorstellung von mir selbst, von meiner Person, weder liebenswert noch unattraktiv und oft auch überflüssig in der Welt zu sein. Diese Selbstabwertung erzeugt ein Selbstgefühl, sich klein und hilflos zu fühlen, welches nach außen gezeigt und gelebt wird (Opferrolle) und damit die Chance der Missachtung durch andere erhöht – ein Teufelskreis.

In vielen Studien wurden nicht nur die Befunde von Wink (1991) und seine Einteilung in »Grandiositäts-Exhibitionismus« (offen) und »Vulnerabilitäts-Sensitivität« (verdeckt) bestätigt, sondern noch weitere Zusammenhänge mit den »Big Five« (s. S. 61) der Persönlichkeit geklärt:

> »... offener Narzissmus korreliert positiv mit Extraversion und Offenheit, verdeckter Narzissmus korreliert negativ mit Extraversion, Verträglichkeit und Offenheit sowie positiv mit Neurotizismus« (Neumann 2010, S. 22).

Auch wenn beide Seiten der Medaille eine unterschiedliche Gestalt, Prägung und Oberfläche aufweisen, so sind sie durch gemeinsame Wesenszüge verbunden, die unterschiedlich gut im Kontakt sichtbar und vor allem spürbar sind. Die Schnittmenge zwischen offener Arroganz der einen und Bescheidenheit der anderen Seite sind:

- ein ausgeprägter Sinn für Ansprüchlichkeit
- grandiose, selbstbezogene Fantasien über Macht, Ansehen und Wichtigkeit und
- eine Neigung zum Ausbeuterischen.

Um das bei scheuen, selbstlosen Narzissten zu sehen, braucht es eine lange und nahe Beziehung, wirken sie doch im ersten Kontakt so pflegeleicht, anpassungsbereit und bescheiden. Die Existenz von Anspruchshaltungen und überzogenen moralischen Maßstäben wird oft lange verborgen gehalten oder gar geleugnet – deshalb spielen Halbwahrheiten und Lügen bei verdeckten Narzissten auch so eine große Rolle.

Zwei Seiten der gleichen Person?

Beide Manifestationen narzisstischer Not sind durch eine ausgeprägte Anspruchshaltung gekennzeichnet, d. h. die Überzeugung, dass man besondere Vorteile und Aufmerksamkeit verdient (Miller, Gentile a. Wilson 2013). Das Vorhandensein dieser Überzeugung erweist sich als wichtig für die Differenzialdiagnose der anfälligen Manifestation gegenüber anderen Erkrankungen, wie Stimmungs- oder Angststörungen. Ursprünglich wurden beide Erscheinungsformen als unterschiedliche Arten von pathologischem Narzissmus angesehen, die bei verschiedenen Personen auftreten. Im Laufe der Zeit haben die klinische Erfahrung und die dokumentierte Forschung immer mehr Befunde erbracht, dass diese beiden Erscheinungsformen häufig gemeinsam auftreten.

Wenn der Grad des verletzlichen oder grandiosen Narzissmus gering bis moderat ist, scheinen diese beiden Dimensionen unabhängig voneinander zu sein. Allerdings treten grandioser und verletzlicher Narzissmus bei ein und demselben Patienten tendenziell gemeinsam auf, wenn ein hohes Maß an Grandiosität vorhanden ist (Jauk, Ulbrich a. Jorschick 2021). Genauer gesagt neigen Menschen, die grandios sind, dazu, sowohl grandiose als auch verletzliche Facetten auszudrücken, während Menschen, die verletzlich sind, zu hoher Verletzlichkeit und geringer Grandiosität neigen (Edershile a. Wright 2021).

Am Ende können wir Folgendes festhalten: Das gleichzeitige Auftreten von grandiosem und verletzlichem Narzissmus äußert sich auf vielfältige Weise. Bei einigen Patienten wechseln sich grandiose und verletzliche Darstellungen in verschiedenen Sitzungen ab (s. dazu Gore a. Widinger 2016).

Die Erweiterung des Selbstwertkontinuums

Wenn wir das, was ich oben das Selbstwertkontinuum nach Craig Malkin genannt habe, hier mit dazunehmen, dann rundet sich das Bild ab: Es ging ja um das ganz normale menschliche Bedürfnis, für sich und für andere etwas Besonderes zu sein und es auch zeigen und genießen zu dürfen. Die *grandiosen Narzissten* können nicht genug davon bekommen, und mit jedem Schluck, den sie davon nehmen, werden sie süchtiger – wie Schiffbrüchige, die beim Trinken des Salzwassers verdursten. Wehe, wer sie nicht bewundert: Der bekommt ihre Verachtung zu spüren.

Und die *vulnerablen Narzissten* vermeiden jegliche Form, sich wichtig zu nehmen, im Mittelpunkt zu stehen und ihren besonderen Wert zu genießen, um sich durch ihre Bescheidenheit als etwas moralisch Besonderes fühlen zu können und nicht so »wichtigtuerisch« wie der Rest der Welt zu sein. Dabei können sie ebenfalls ziemlich grantig werden, wenn die Rechnung nicht aufgeht.

Beide Male ist es ein verzweifelter Versuch, etwas wert zu sein – einen eigenen Selbstwert zu spüren – und ein Versuch, die innere narzisstische Not zu lindern.

Ich möchte das Selbstwertkontinuum um weitere Begriffe ergänzen. Bitte betrachten Sie noch einmal Abbildung 2 (S. 56).

Verdeckter Narzissmus und Depression

Nach dieser Beschreibung des vulnerablen, selbstlosen Echo-Narzissmus ist es sicher nicht verwunderlich, dass dieser Subtypus auch mit einer Beeinträchtigung des Lebensoptimismus und der Zukunftsorientierung einhergeht, was sich auch in einem verminderten Gefühl der Handlungsfähigkeit und dem Streben nach persönlichem Wachstum bemerkbar macht. Die Unterscheidung zwischen einer chronischen Depression bei einer depressiven Persönlichkeitsstörung und einem verletzlichen Narzissmus ist in der klinischen Arbeit wichtig, da beide häufig mit ähnlichen Eigenschaften in Verbindung gebracht werden (s. Huprich 2020). Anspruchsdenken, Durchsetzungsvermögen, Überbewertung der eigenen Leistungen und aggressive Reaktionen, wenn Bestrebungen scheitern oder unerkannt bleiben, sind jedoch Unterscheidungsmerkmale hin zu depressiven Persönlichkeiten, bei denen Selbstnegativität, Verarmungsdenken und depressive Stimmung mehr im Vordergrund stehen.

Ich habe in meiner klinischen Praxis den verdeckten Narzissten lange als »depressive Störung« oder »selbstunsichere oder abhängige Persönlichkeitsstörung« im Defizitmodell der Krankenkassendiagnostik gesehen und auch so diagnostiziert. Auch die Verbindung zu einem ängstlichen Bindungsmodell wurde in Arbeiten der Persönlichkeitsforscher immer wieder betont.

> »Verdeckte Narzissten werden als sozial ängstliche Menschen beschrieben, die wenig Selbstvertrauen besitzen (Rose 2002) und sich oft niedrig unter den anderen Menschen fühlen (Hendin a. Cheek 1997). Es ist nicht verwunderlich, dass verdeckter Narzissmus so eng mit einem ängstlichen Bindungsmodell assoziiert wird, welches mit einem negativen Selbstbild und der Sorge vor einem Verlassenwerden verbunden ist« (Otway a. Vignoles 2006, S. 114).

Da »verdeckter Narzissmus« in den USA – wie bei uns – keine offizielle Diagnose ist und im Diagnosewerk DSM-5 nicht vorkommt, werden in Amerika oft Patienten mit dieser Auffälligkeit als Borderline-Störungen (BPS) mit der Komorbidität »vermeidende Persönlichkeit« (vPS) diagnostiziert – eine aus meiner Sicht zu weitgehende Pathologisierung dieser Persönlichkeitszüge.

Welche Symptome des verdeckten Narzissmus überlappen sich denn mit der Diagnose der vermeidenden Persönlichkeitsstörung? Dazu zählt

1) Vermeidende Individuen werden als scheu erlebt und vermeiden ängstlich nahe Beziehungen zu anderen.
2) Menschen mit vermeidender Persönlichkeit fühlen sich in zwischenmenschlichen Beziehungen leicht gedemütigt, entwertet und beschämt.
3) Der Rückzug in die Fantasie spielt bei der Aufrechterhaltung der Störung eine wichtige Rolle.

Und warum kann es zu Fehldiagnosen mit der Borderline-Störung kommen?

James Masterson (1993) meint, dass eine Fehldiagnose mit der BPS dann entstehen kann, wenn der Kliniker sich zu sehr auf die offensichtliche emotionale Labilität konzentriert und die kognitive und sozial-emotionale Erfahrung außen vorlässt, die diese Labilität erst erzeugt. Wie bei der sozialen Vermeidung wird die emotionale Labilität des verdeckten Narzissten durch die verborgene Anspruchshaltung, die Problematik, Enttäuschungen zu meistern, und durch die Erschütterungen des Selbstwertes beeinflusst. Im Gegensatz dazu ist die emotionale Instabilität bei der BPS genauso wie die Impulssteuerungsstörung von Geburt an vorhanden, d. h. im Uterus erworben oder vererbt.

Rückschau

In den letzten Kapiteln habe ich versucht, das Phänomen Narzissmus auf einer phänomenologischen Ebene zu beschreiben und Unterschiede sowie Gemeinsamkeiten der in der Fachliteratur ausgebreiteten Erscheinungsformen der »Störung« dazustellen. Auch wenn ich mich bemüht habe, pathologisierende Beschreibungen zu vermeiden, so ist der Tenor der Veröffentlichungen in der Fachwelt weitgehend von einer Defizitvorstellung in Bezug auf Selbstwertregulation geprägt – ausgenommen vielleicht das Buch von Craig Malkin. Vor allem in den Theoriekonzepten der Psychoanalyse, insbesondere bei Otto Kernberg, schlägt diese Tendenz zur Bewertung bzw. Entwertung voll durch, deshalb habe ich mich bei meinen Recherchen mehr auf die Veröffentlichungen der Sozial- und Persönlichkeitspsychologie bezogen.

Es ist jetzt an der Zeit, die Perspektive zu wechseln, um die beschriebenen Phänomene in ein hypnosystemisches Denken einordnen zu können. Wenn die erörterten Kommunikations- und Verhaltensauffälligkeiten des offenen und verdeckten Narzissmus als wertzuschätzende und kompetente Lösungsstrategien gedacht werden müssen, dann stellt sich doch die Frage: Welchen »Problemen« wird damit abgeholfen? Wann sind diese entstanden, und lassen sich Anlässe und Auswirkungen unterscheiden? Darum soll es jetzt gehen.

Teil 2: Narzissmus als Lösung

Vorausschau

Ich hatte Ihnen zu Beginn des Buches schon das Thema Muster und Musterunterbrechung vorgestellt. In diesem Zusammenhang möchte ich noch einmal auf die Ideen von Elisabeth Wagner und Kollegen zurückkommen und mir einige ihrer Annahmen zu eigen machen. Für mich bietet das Buch *Persönlichkeitsstörungen* (Wagner, Henz u. Kilian 2022) einen praktischen Ansatz zur Behandlung von Persönlichkeitsstörungen aus einer systemischen Perspektive. Die Autoren betonen, dass unser Erleben und Verhalten immer im Kontext stattfindet, und übertragen dieses Verständnis auf die Therapie von Persönlichkeitsstörungen – Letzteres ist ein defizitorientierter Fachbegriff, der bei Systemikern meist mindestens Stirnrunzeln hervorruft. Aber vielleicht sollten wir eher synergistisch denken als nur unbeirrt gradlinig.

In dem erwähnten Buch bin ich auf den Begriff »strukturelles Defizit« gestoßen – für ein systemisches Denken sicher nicht leicht zu verdauen. Ich finde aber, wir sollen den Begriff einmal prüfen, bevor wir ihn ablehnen. Was ist damit im Kontext der Persönlichkeitsentwicklung und -störung gemeint? Ich kannte den Begriff schon aus früheren Jahren durch die Arbeiten von Gerd Rudolf (2004), der in seinem Werk *Strukturbezogene Psychotherapie: Leitfaden zur psychodynamischen Therapie struktureller Störungen* dieses Konzept ausführlich behandelt. Rudolf beschreibt darin sehr eindringlich, dass strukturelle Defizite aus biografischen Ursachen entstehen und auf unzureichende Entwicklungsbedingungen oder Beziehungserfahrungen zurückweisen, bei denen die Bedürfnisse des Kindes nicht ausreichend befriedigt wurden – im Extremfall durch Traumatisierungen. Genau diese Überlegungen von Rudolf finden sich auch in der Definition von strukturellem Defizit bei Elisabeth Wagner und Kollegen. Wir können also aufgrund der zitierten Literatur festhalten:

Ein *strukturelles Defizit* beschreibt eine grundlegende Schwäche in der psychischen Struktur eines Menschen, die sich in folgenden Sektoren manifestiert:

- Störungen im Bereich der Identitätsbildung (Selbst- und Fremdwahrnehmung)
- der Selbststeuerung (z. B. Steuerung von Affekten und Impulsen) und
- der Beziehungsfähigkeit.

Es geht also nicht nur um problematische Verhaltensweisen im Hier und Jetzt, sondern um tiefgreifende Defizite in der psychischen Organisation, mit längerfristigen Auswirkungen. Daraus lässt sich für therapeutische Interventionen ableiten, dass die Arbeit mit Menschen, die ein strukturelles Defizit aufweisen, nicht nur auf die Veränderung von Verhaltensweisen abzielt, sondern vor allem auf die Stärkung der psychischen Struktur. Die Systemische Therapie, die Wagner und Kollegen in ihrem Buch vorstellen, versucht dabei, diese Defizite nicht nur individuell, sondern immer im Kontext sozialer Beziehungen und familiärer Muster zu verstehen und zu bearbeiten.

Wenn diese genannten Strukturdefizite aufgrund früher, unzureichender und/oder traumatischer Beziehungserfahrungen entstehen, dann sollten wir in einem nächsten Schritt untersuchen, wie sich die Kindheitsbedingungen bei offenem und verdecktem Narzissmus darstellen und welchen Einfluss das auf instabile Selbstbilder der Betroffenen, auf die Ausprägung von Selbstwertüberschätzung und Grandiosität oder Selbstverkleinerung und selbstloser Bescheidenheit hat.

»Empfindlich war er wie eine Primadonna und eitel wie ein Tenor. Er war ichbezogen und selbstgefällig, kalt, rücksichtslos und bisweilen sogar grausam.«

Marcel Reich-Ranicki über Thomas Mann

7 Das »strukturelle Defizit«: Wie entstehen die zwei Gesichter des Narzissmus in der Kindheit?

In diesem Kapitel untersuche ich die Entstehung der zwei Subtypen des Narzissmus (offener und verdeckter Narzissmus) vor dem Hintergrund des Einflusses von Erziehung und Umweltbedingungen und fasse diese gestörte Entwicklung im Sinne eines strukturellen Defizits. Der Erziehungsstil der Eltern in der Kindheit scheint eine entscheidende Rolle bei der unterschiedlichen Entwicklung narzisstischer Selbstwertregulation zu spielen: Verwöhnung und distanzierte Erziehung können beide großen Schaden anrichten. Ich werde die Unterschiede in den Erziehungsstilen bei offenem und verdeckten Narzissmus eingehend beschreiben und den Zusammenhang zwischen Temperament und Narzissmus darstellen.

Das, was wir in den letzten Kapiteln über den narzisstischen Persönlichkeitsstil oder übertriebene Persönlichkeitsakzentuierung erfahren haben, ist eine tief verwurzelte psychologische Eigenschaft, die sich in unterschiedlichen Formen manifestieren kann. Dabei haben wir hauptsächlich zwei Typen unterschieden: den offenen (grandiosen) und den verdeckten (vulnerablen) Narzissmus. Diese Formen des Narzissmus entstehen oft in frühen Kindheitsjahren und sind stark von der Erziehung und den Umweltbedingungen geprägt – das sind gravierende Voraussetzungen für die Entwicklung eines sog. strukturellen Defizits.

Befragt man die Veröffentlichungen der letzten Jahre darauf, wie sich die Ätiologie der narzisstischen Persönlichkeitsanteile eines Menschen erklären lässt, dann trifft man meist in der kognitionspsychologischen Persönlichkeitsforschung auf den Satz: Die Ätiologie der narzisstischen Persönlichkeitsstörung ist komplex und vielschichtig.

Lässt man sich aber von dieser sehr allgemeinen These nicht verschrecken und sucht weiter in der Literatur, finden sich einige interessante Hypothesen zur Entwicklung des narzisstischen Stils, die ich Ihnen zusammengefasst vorstellen möchte. Diese Forschung hatte vor allem Patienten mit Narzisstischer Persönlichkeitsstörung (NPS), also der pathologischen Form des Narzissmus nach DSM-5, zur Grundlage, lässt sich aber auch auf die in diesem Buch dargestellten Subtypen narzisstischer Selbstwertregulation anwenden.

Derzeit scheinen die wichtigsten Faktoren folgende zu sein:

- **Neurobiologie:** Menschen mit NPS weisen oft subtile Unterschiede in der Gehirnstruktur (Menge der grauen Substanz) auf, aber die Forschung ist sich nicht sicher, ob dies die Ursache für NPS ist oder die Folge.
- **Genetik:** Bei Menschen mit NPS ist die Wahrscheinlichkeit größer, dass ihre Eltern oder enge Verwandte auch betroffen sind.
- **Beobachtung und Nachahmung:** Kinder können Merkmale und Verhaltensweisen, die sich zu einer NPS entwickeln, im familiären Kontext oder im sozialen Umfeld beobachten, nachahmen und lernen.
- **Negative Kindheitserfahrungen:** Immer wieder wird auf den Zusammenhang zwischen negativen Kindheitserfahrungen (insbesondere Traumata, Ablehnung, Vernachlässigung und mangelnde Unterstützung in der Kindheit) und der Entstehung narzisstischer Persönlichkeitszüge hingewiesen.
- **Erziehungsstil:** Dabei wird sowohl die Verwöhnung (überfürsorgliche oder »Helikopter«-Erziehung) als auch ein distanzierter Erziehungsstil (Gefühlskälte) als Ursache für die Entstehung narzisstischer Not im Erwachsenen benannt. Darauf werde ich im Folgenden näher eingehen.
- **Kultur:** Ethnologische Forschung deutet darauf hin, dass das Risiko für Narzissmus in Kulturen höher zu sein scheint, in denen Individualismus und persönliche Unabhängigkeit stärker gefördert werden (westlicher Kapitalismus) als bei Menschen, die in Kulturen aufwachsen, in denen Gemeinschaftssinn und kollektives Handeln gefördert werden (östliche, familienorientierte Kulturen).

Zur Erinnerung: Die Phänomenologie der beiden Subtypen

Lassen Sie mich zu Beginn dieses Kapitels die unterschiedliche Phänomenologie bei Menschen mit narzisstischer Not noch einmal kondensiert zusammenfassen, damit wir die beiden Pole des Selbstwertkontinuums besser unterscheiden und auf verschiedene Kindheitserfahrungen beziehen können:

1) **Offener Narzissmus**
   Jemand mit offenem Narzissmus kann wie folgt wirken:
   - kontaktfreudig
   - arrogant
   - anspruchsvoll
   - überheblich
   - mit einem übertriebenen Selbstbild ausgestattet
   - starkes Bedürfnis, gelobt und bewundert zu werden
   - ausbeuterisch
   - wettbewerbsorientiert
   - mit mangelndem Einfühlungsvermögen.

   Die Forschungsarbeiten von Zajenkowski und Szymaniak (2019) legen nahe, dass Menschen mit offenem Narzissmus eher ein gutes Selbstwertgefühl haben und seltener unangenehme Gefühle wie Traurigkeit, Sorgen oder Einsamkeit empfinden.
2) **Verdeckter Narzissmus**
   Im Gegensatz zu den »lauten« Narzissten weisen Menschen mit verdecktem Narzissmus u. a. folgende Merkmale auf:
   - zeigen ein geringes Selbstwertgefühl
   - höhere Wahrscheinlichkeit für das Auftreten von Angst, Depression und Schamgefühlen
   - Introvertiertheit
   - Unsicherheit, Bescheidenheit und geringes Selbstvertrauen
   - Defensivität
   - Vermeidungsverhalten
   - Neigung, sich als Opfer zu fühlen oder zu inszenieren.

   Jemand mit verdecktem Narzissmus ist zwar immer noch sehr auf sich selbst fokussiert, doch steht dies wahrscheinlich im Konflikt mit einer tiefen Angst oder dem Gefühl, nicht gut genug zu sein.

»Versteckte narzisstische Züge können bei einigen Persönlichkeitstypen häufiger vorkommen« (Kacel, Ennis a. Pereira 2017, S. 158).

In der klinischen Forschung hat man in den letzten Jahren der Versuch gemacht, die Ätiologie der beiden Subtypen empirisch besser zu erforschen. Otway und Vignoles (2006) fanden, dass Erinnerungen an elterliche Kälte und exzessive elterliche Bewunderung sowohl zum offenen wie auch zum verdeckten Narzissmus in Beziehung standen. Es lag also kein einfacher Zusammenhang zwischen elterlicher Überevaluation (zu viel unrealistische Bewunderung) und offenem Narzissmus einerseits und elterlicher Kälte (seelischer Missbrauch) und verdecktem Narzissmus andererseits vor – wie andere Forscher sehr vereinfachend angenommen hatten. Allerdings war bei Otway und Vignoles die Erinnerung an Überevaluation stärker bei offenem Narzissmus. Verdeckter Narzissmus stand zudem in Beziehung zu einer ängstlichen Bindung.

Der Einfluss des Erziehungsstils beim offenen und verdeckten Narzissmus

Offener (exhibitionistischer) und verdeckter (vulnerabel-fragiler) Narzissmus sind zwei Ausprägungen der narzisstischen Persönlichkeitsstörung, die mit unterschiedlichen Erziehungserfahrungen in der Kindheit in Verbindung gebracht werden. Aber warum ist die Literaturlage bis heute nicht eindeutig, was die unterschiedliche Ätiologie zur Entstehung des offenen und verdeckten Narzissmus angeht? Ein Problem ist, dass die meiste Forschung auf der Befragung von Erwachsenen über ihre Kindheit basiert – post factum also. Wie stark die Verzerrung bei den Schilderungen über kalte, gefühllose oder verwöhnende und unzureichend begrenzende Eltern ist, ist schwer zu sagen.

Lassen sie mich zur Erinnerung zuerst etwas Grundsätzliches wiederholen: Alle Kinder gehen durch eine normale Phase des Narzissmus, in der sie ihren Unmut hinausschreien und die Welt darauf (hoffentlich) antwortet. Wenn alles gut geht, dann wird die kindliche Grandiosität Schritt für Schritt durch dosierte Frustrationen abgebaut – wo nicht, ist das ein Zeichen für eine schwierige und oft misslungene Interaktion.

> Wo der gemeinsame Dialog zwischen Kind und Eltern nicht gelingt, bleibt eine tiefe seelische Verletzung im Selbstgefühl und muss aus Überlebensgründen durch eine Wächterstruktur geschützt werden – das grandiose Selbst.

Das ist die These meines Buches, die ich versuchen möchte zu begründen.

Die Hypothese der zwei Subtypen von Wink (1991), die ich Ihnen im letzten Kapitel vorgestellt habe, basiert – wenn wir sie genauer betrachten – auf zwei unterschiedlichen psychoanalytischen Theorien zum Narzissmus: Otto Kernberg vs. Heinz Kohut. Danach besteht Kernbergs (2006) Vermutung zur Ursache vorwiegend in der elterlichen Gefühllosigkeit und Vernachlässigung, die wiederum entweder eine defensive Grandiosität und somit den Subtyp des offen-grandiosen Narzissmus erzeugt (die Theorie von Otto Kernberg), oder die Verwandlung dieser Grandiosität in einen gesunden Selbstwert wird blockiert und mündet so im Gestus der hilflosen Bescheidenheit in den Subtyp des verdeckt-vulnerablen Narzissmus (die Theorie von Heinz Kohut 1976). Diese zwei Subtypen entsprechen den gegensätzlichen Extrempositionen auf dem narzisstischen Selbstwertkontinuum von Malkin, wie wir es bereits betrachtet haben.

Neben den beiden Theorien von Kernberg und Kohut hat es in letzten Jahren viele retrospektive Befragungen im klinischen Bereich der kognitiven Persönlichkeitsforschung bei Menschen gegeben, die unter der einen wie der anderen Form narzisstischer Selbstwertregulation (s. nächster Abschnitt) litten. Dazu kamen Beobachtungen aus der Baby- und Kleinkindforschung und Auswertungen von Therapieberichten. Fasst man die Befunde über die Ursachen der »Störung« zusammen, so konkurrieren im Wesentlichen zwei Theorien miteinander:

- **Das Verwöhnungsmodell:** Die eine Gruppe der Experten meint, die Betroffenen seien in ihrer Kindheit von den Eltern verhätschelt und »gepampert« und so vor den Einschränkungen und Enttäuschungen des Lebens bewahrt worden – deshalb richteten sie auch als Erwachsene noch entsprechende Erwartungen an die Umwelt. Sie seien verzogene »Kinder«, bei denen es immer nach deren »Nase« gehen muss und die sich für den Nabel der Welt halten, die wie selbstverständlich fordern und Ansprüche stellen – um es etwas flapsig auszudrücken.

- **Das Defizitmodell:** Diese Kinder hatten – wie alle Kinder – ein starkes natürliches Bedürfnis, von den Eltern (Geschwistern, Lehrern, Nachbarn usw.) wahrgenommen (der Glanz im Auge der Mutter), gelobt und anerkannt zu werden – für eine gesunde Selbstwertentwicklung ist eine solche Resonanz auf das Kind von entscheidender Bedeutung. In diesem Fall blieb diese Resonanz aus, die Kinder erlebten Kränkungen, Zurücksetzungen, Missachtungen bis hin zu psychischem (und physischem/sexuellem) Missbrauch. Das anspruchliche Verhalten, die grandiose Fantasie, die sich unbewusst im Laufe der Zeit im Kind entwickelte, ist die Abwehr gegen das Gefühl der Minderwertigkeit (»Ich bin immer minderwertig, schwach und unterlegen«) und zeigt die Sehnsucht, auch einmal besonders und einzigartig zu sein. Dafür setzt es dann alle Kräfte ein und nutzt mögliche Begabungen, um bei den Eltern Aufmerksamkeit zu erregen. Diese Kinder leisten im Sport, in der Schule, beim Geigenunterricht usw. ganz Enormes, um doch gesehen und anerkannt zu werden.

So unterschiedlich diese beiden Formen des elterlichen Umgangs mit ihren Kindern auf den ersten Blick erscheinen – also entweder die Verwöhnung oder die Versagung –, so bewirken beide einen sehr ähnlichen katastrophalen Notzustand im Kind: die unerfüllt bleibende Sehnsucht nach liebevoller Bestätigung um seiner selbst willen. Jene Kinder, die von den Eltern übertrieben umsorgt und verhätschelt werden, erfahren selten Unterstützung, wenn es um die eigenen Sorgen, Nöte und Ängste geht. Die hochgelobten, verwöhnten und zum Erfolg gepuschten Kinder hatten kaum Gelegenheit und Zeit zu lernen, mit den eigenen Emotionen zielführend umzugehen – sie erleben, dass die Außenwelt/die anderen immer schon besser wussten, was die oder der Kleine fühlte, dachte und wollte. So gesehen ist es nur verständlich, dass diese Kinder sich in ein »Superman-Image« geflüchtet haben – zumindest in der Fantasie waren sie der »King«.

Narzisstische Menschen von heute sind in der Regel Kinder von narzisstischen Eltern von damals, die entweder zu viel oder zu wenig des »Guten« getan haben – oder denen auch das Wenige noch zu viel war. Ich will mich nun mit den unterschiedlichen Kindheitserfahrungen der offenen und verdeckten Narzissten beschäftigen und hoffe, so bei Ihnen ein Verständnis für die Not dieser Kinder zu wecken und für deren bemerkenswerte und kreative Überlebensstrategien.

Die Kindheitsentwicklung

Kindheitserfahrungen und offener Narzissmus – die Verwöhnung und Leistungsüberforderung

Unser Entwicklungsszenario für offenen Narzissmus beginnt mit einer Mutter-Kind-Beziehung vom Typ »verhätschelt und überfordert«, wie ich sie oben im »Verwöhnmodell« schon beschrieben habe. In diesem Szenario haben der prägende Elternteil oder beide Eltern aufgrund ihrer eigenen Unsicherheiten und Selbstwertproblematik ein idealisiertes Bild davon, wie ihr Kind sein und später werden sollte, das heißt: attraktiv, engagiert, charmant und brillant – ein Idealkind eben. Wer so ein Kind in der Familie hat, kann sich beruhigt zurücklehnen und denken: »Bei uns ist alles in Ordnung!« – d. h. eigentlich: »Wir sind als Eltern in Ordnung – wir haben alles richtig gemacht!« (s. dazu Abb. 4).

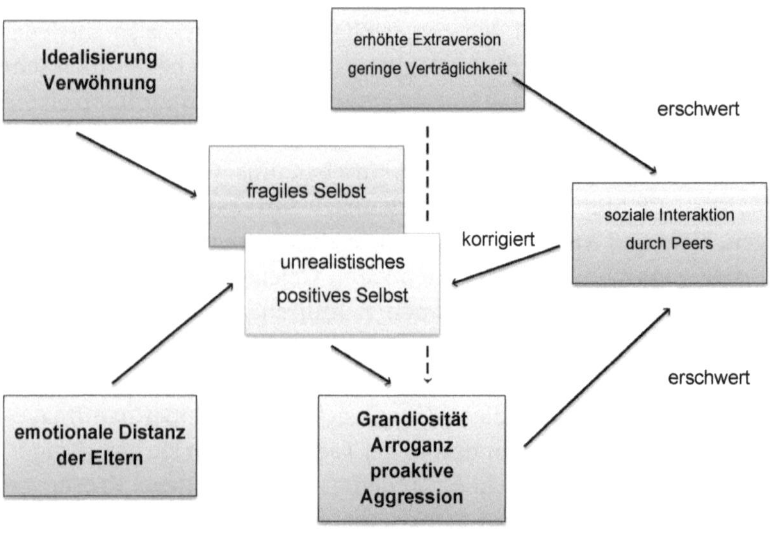

Abb. 4: Die Entwicklung des offenen Narzissmus nach Allroggen und Ludolph (2011)

Wenn sich das reale Kind nun entsprechend diesen Erwartungen verhält, dann bekommt es von den Eltern Wärme und Liebe und erlebt in der Folge durch diese hochbeglückten Eltern nun wenig Verhaltenseinschränkungen – die idealisierenden Eltern sind dem Kind sehr nah und zugewandt (*Idealisierung und Verwöhnung*). Leider vergessen diese »beglückten« Eltern dann meist, den Sprösslingen Grenzen zu setzen.

Wenn jedoch das Kind sich nicht entsprechend darstellt (nicht interessant, brillant und attraktiv erscheint), weil es nicht kann oder will, werden Wärme und Liebe durch Ablehnung oder durch Beschränkungen und Verbote ersetzt – die Eltern gehen emotional in den Rückzug und werden vom Kind als distanziert erlebt (*emotionale Distanz der Eltern*). Das Kind erlebt ein Wechselbad zwischen Idealisierung und Entwertung, welche die Eltern oft nicht kommunizieren, sondern durch Distanzierung ausdrücken.

> »Es entwickelt sich ein Selbstbild, das unrealistisch positiv ist, aber durch emotionale Distanz brüchig und abhängig bleibt von der Bestätigung durch andere, und damit nicht ihrem realen Selbst entspricht« (Allroggen u. Ludolph 2011, S. 456).

Die Selbstwertbestätigung hängt in dieser Phase davon ab, dass das Kind die Eltern glücklich machen kann – wohl dem, der ein hohes Maß an angeborener Aufgewecktheit, Energiegeladenheit und Extraversion mit ins Leben gebracht hat und Talente vorweisen kann (*erhöhte Extraversion*).

Wenn der oder die Kleine nun heranreift, dann erkennt er oder sie, dass die Zuneigung der Eltern meist von sozialen Leistungen abhängt. Diese Erkenntnis erzeugt Wut, Unsicherheit und Selbstzweifel, die das Kind nicht zum Ausdruck bringen darf, weil das Angst vor weiterem Liebesverlust mit sich bringen würde. Um Selbstzweifel und Depression zu vermeiden und Feindseligkeit zu unterdrücken, entwickelt das Kind grandiose Selbsttheorien (meist Fantasien), in denen es mit Ruhm, Erfolg, Macht, Weisheit und Bewunderung beschäftigt ist – eine Art Trostpflaster für die inneren Selbstwertwunden (*Grandiosität* usw.).

Angeregt durch diese grandiosen Selbstbilder lernt ein Kind, (a) für Erwachsene attraktive Leistungen einzuüben und gezielt einzusetzen, um elterliche Nachgiebigkeit zu erreichen – es droht ein anstrengendes und verwöhntes Kind zu werden –, und (b) entwickelt es interpersonelle Strategien, die es dem Kind ermöglichen, seine Geschwister und Altersgenossen (Peers) in Schule und Freizeit zu dominieren. Normalerweise erfolgt während der Pubertät in der Kommunikation mit *Peers* eine Korrektur des unrealistischen Selbstbildes, es sei denn, der Jugendliche mit dem fragilen Selbst wird wegen seiner Arroganz und scheinbaren Überlegenheit von seinen Peers wenig akzeptiert und aus Gruppen ausgeschlossen (*geringe Verträglichkeit*). Wie Sie sich sicher denken können, wird dies seine narzisstische Abwehr eher verstärken. Die anderen spüren, dass dieser Jugendliche ständig Aufmerksamkeit einfordert, immer im Mittelpunkt stehen will und deutliche Kommunikationsdefizite aufweist. So wird er vermutlich nicht so gut ankommen, außer er hat besondere Talente und genießt deswegen Bewunderung – was seine Bescheidenheit aber auch nicht fördern dürfte.

Die erfolgreiche Beherrschung der Peers ermöglicht dem heranwachsenden Narzissten, soziale Identitäten auszubilden, die seine Theorie vom grandiosen Selbst immer wieder neu bestätigen – »Ich bin kein Narzisst, ich bin wirklich nur großartig.« Wenn ein Kind seine Peers vollständig dominieren kann, erlebt es einen hohen Zuwachs an Selbstwertgefühl. Wenn es sich nicht so darstellen kann und nicht in der Lage ist zu dominieren, dann wird es frühe Ablehnung erfahren und Wut, verbunden mit dem Gefühl von Scham und Depression, empfinden (*soziale Interaktion durch Peers*).

Zusammenfassung

Erziehungsstil: Dieser Typus wird häufig mit einer Erziehung assoziiert, in der Eltern ihr Kind übermäßig verwöhnen oder idealisieren. Durch ständige Bewunderung und fehlende Grenzen entwickeln Kinder ein übersteigertes Selbstbild und ein starkes Bedürfnis nach Anerkennung. Sie lernen, dass ihr Wert von äußeren Erfolgen und der Bestätigung anderer abhängt, was zu einem grandiosen Selbstverständnis führt.

Spätere Folgen: Betroffene neigen zu extrovertiertem, selbstbewusstem Auftreten und suchen aktiv nach Bewunderung. Sie können arrogant wirken und haben Schwierigkeiten, Kritik zu akzeptieren. Ihre zwischenmenschlichen Beziehungen sind oft von Dominanzstreben und einem Mangel an Empathie geprägt.

Die Eltern des verdeckten Narzissten – Vernachlässigung und seelischer Missbrauch

Abweichend vom ersten Entwicklungsszenario für den offenen Narzissmus vermutet die Forschung beim verdeckten Narzissmus eine Eltern-Kind-Beziehung vom Typ »seelischer Missbrauch und Entwertung«. Während das Kind im oben beschriebenen Fall (offener Narzissmus) ein Wechselbad von Idealisierung, Verwöhnung und kühler Distanz bei Nichterfüllung der elterlichen Grandiositätsfantasien erlebt, so sind wir hier im Feld von seelischer, emotionaler Kälte und Grausamkeit bis hin zum physischen und/oder sexuellen Missbrauch (*emotionaler Missbrauch, kalte, entwertende Eltern*).

Die Spanne der elterlichen Reaktionsweisen reicht in der Literatur von seelischer Vernachlässigung bis hin zur seelenvernichtenden Traumatisierung (s. Abb. 5).

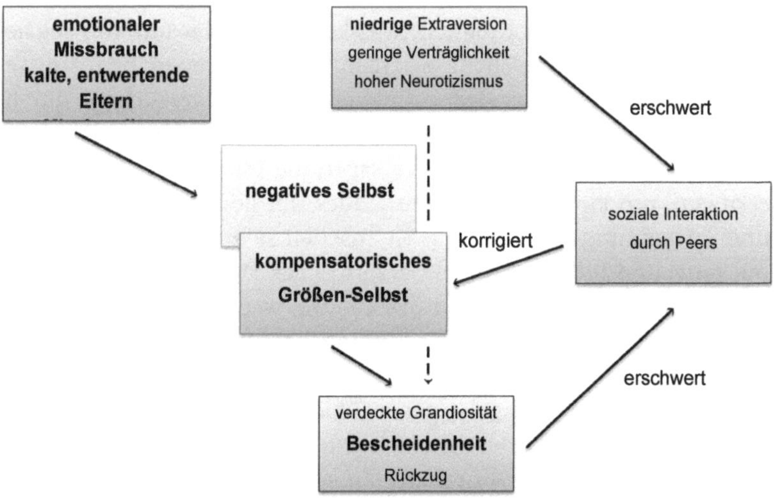

Abb. 5: Die Entwicklung des verdeckten Narzissmus nach Allroggen und Ludolph (2011)

Die »leichteren Formen«: Diese Eltern werden von Joachim Maaz im Buch *Die narzisstische Gesellschaft* (2014) als verzagt und unsicher beschrieben, mit vielen sie plagenden Minderwertigkeitsgefühlen – so deprimiert und fantasielos geben sie einfach für das Kind kein gutes Vorbild für erfolgreiches Leben ab. In manchen Fällen, so schreibt Maaz, haben diese schwachen und depressiven Eltern schon aufgegeben, sich für ihre Kinder noch eine bessere Zukunft zu wünschen.

Das mag die Kinder vielleicht nicht so sehr mit dem Dauerohrwurm »höher – schneller– weiter« unter Druck setzen, schafft aber oft ein anderes Problem für den späteren Erwachsenen: die »Aufsteiger-Angst« – darf ich denn erfolgreicher als meine Eltern werden oder beschäme ich sie dann?

Die Grunderfahrung des Kindes ist ein Mangel an primärer Bestätigung und Annahme, dafür aber die Erfahrung von Ablehnung und Entwertung. Eltern, die wechselhaft zwischen Lob und harscher Kritik agieren oder emotional distanziert sind, können bei Kindern Unsicherheiten und ein geringes Selbstwertgefühl hervorrufen. Hört man immer wieder »Sei still – du bist nicht auszuhalten«, »Du bist der Nagel an meinem Sarg« oder »Du bist eine Enttäuschung!«, dann beginnt das Kind, sich irgendwann mit diesen negativen Zuschreibungen zu identifizieren, und das Fremdbild der anderen wird zum eigenen Selbstbild (*negatives Selbstbild*).

Bleiben wir in der Kindheit: Was können Kinder tun, um solche fernen Eltern zu erreichen? Sie nehmen die eigenen Bedürfnisse zurück, blockieren die eigene Entwicklung und versuchen, durch das Zeigen von Schwäche, durch Fehlermachen, Ungeschicklichkeiten, durch Hemmung und Versagen die Fürsorge der Eltern zu erlangen, um sie zu provozieren – alles mit dem Ziel, Bestätigung und Zuwendung zu erreichen. Sie machen sich klein und die anderen groß und füllen so deren narzisstisches Defizit. So bekommen narzisstisch bedürftige Eltern das Gefühl, wichtig zu sein, was ihr Selbstbewusstsein und ihre Stimmung hebt und was sich auf die Familienharmonie sicher positiv auswirkt, sodass sich die Kinder wiederum sicherer und geborgener fühlen können. Wenn man dann später im Leben als Erwachsener existenziell auf Beachtung durch andere angewiesen ist, wird man sehr sensibel dafür, wie andere auf einen reagieren – man wird hypersensitiv. Man befürchtet ständig Zurückweisungen und ist dauerbeschämt – so wird man verständlicherweise überempfindlich gegenüber den Reaktionen der anderen.

Die »schwereren Formen«: Neben dieser eher passiven Variante elterlicher »Nichtunterstützung« finden sich Schilderungen von direkter Entwertung und unterschiedlichen Formen der Misshandlung.

> »Bei primären Beziehungserfahrungen, die vor allem durch Misshandlung und Vernachlässigung geprägt sind, entwickelt sich bei entsprechender Prädisposition ein primär negatives Selbstbild, das ggf. durch

ein Größen-Selbst kompensiert wird« (Allroggen u. Ludolph 2011, S. 457) (*kompensatorisches Größen-Selbst*).

Die psychische Misshandlung diese Kinder führt – wie von Allroggen beschrieben – zu einem negativen Selbst und in Folge zu einem *kompensatorischen Größen-Selbst*. Zusammen mit einer Verstärkung durch angeborene Introversion (wenig Offenheit, Mangel an Extroversion) und einen *erhöhten Neurotizismus* mündet diese Entwicklungslinie in eine verdeckte Grandiosität mit sozialem Rückzug, Angst vor Kränkung und Neigung zur Scham.

In der amerikanischen Literatur wird diese Ausbeutung des Kindes durch die Eltern auch verdeckter Inzest (*covert incest*) oder auch emotionaler/psychischer Inzest genannt. Diese nichtsexuelle Form des Inzests wird wie folgt beschrieben: Probleme zwischen Elternteilen führen im Zusammenleben zu immer größeren Distanzen und zu körperlich und emotionaler Entfernung. Einige Eltern reden wochenlang nicht mehr miteinander und benutzen ihr Kind als Botschaftenübermittler. In so einem Zustand des Grabenkrieges kann es vorkommen, dass ein Elternteil sich immer mehr auf das Kind fokussiert und versucht, es auf seine Seite zu ziehen. Das Kind wird zum Ersatzpartner und soll die emotionale Unterstützung für den notleidenden Elternteil abgeben. Es kann auch vorkommen, dass missbrauchende Eltern durch Alkoholismus oder Drogensucht geschwächt, nicht mehr willens oder gar in der Lage sind, erwachsene Beziehungen zum aktuellen Lebenspartner zu leben und die Beziehung zum Kind dafür missbrauchen, nicht allein zu sein. Das Bindungsmuster, das im Kind zu dem Elternteil entsteht, nennen wir »desorganisierte Bindung«.

Stellen wir uns eine kühl distanzierte, mitunter entwertende Bindungsperson vor, die dem Kind zu verstehen gibt, dass es nerve, eine Zumutung sei und nicht wert, geliebt zu werden – außer es passe sich an und bringe die erwartete Leistung (»Liebe für Leistung«). Das Kind reagiert auf den ständig kritisierenden oder abweisenden Elternteil mit Angst und dem Versuch, dieses erschreckende und verwirrende Verhalten der Eltern zu vermeiden. Die Vermeidung der Bindung zum Elternteil bedeutet aber, dass das Kind die Erfahrung von Einsamkeit macht, und Einsamkeit in einem kleinen Kind verstärkt wiederum die Gewissheit, nicht geliebt zu sein. Die nun einsetzende Angst vor dem Verlassenwerden aktiviert das angeborene motivationale Bindungssystem. Diese Aktivierung des Bindungssystems führt beim Kind dazu, dass es nach schutzgebender Nähe zu Verbindungsfiguren im Nahkontakt sucht, und das führt das Kind wieder zurück zum Elternteil mit seiner erschreckenden Ausdruckshaltung. Ein Teufelskreis von Furchtvermeidung und Suche nach Schützendem wird dadurch in Gang gesetzt.

Gefangen in dieser Schleife erfährt das Kind eine solch überwältigende Woge von gegensätzlichen Affekten, die seine Fähigkeit übersteigt, daraus noch ein kohärentes oder zumindest ambivalentes Verhaltensmuster und eine kontrollierbare Lenkung der Aufmerksamkeit zu organisieren. Deshalb wird das Bindungsverhalten des Kindes desorganisiert und desorientiert. Damit kommen wir immer mehr in traumatisierende Bindungsbereiche, in denen auch andere Persönlichkeitsstörungen entstehen können, z. B. eine Borderline-Persönlichkeitsstörung (BPS) oder einen komplexe Posttraumatische Belastungsstörung (kPTBS).

Zwei prospektive Langzeituntersuchungen (Liotti 1999, 2004, 2017) zeigten eine Veränderung des kindlichen Verhaltens: Aus der desorganisierten Bindung in der Kindheit wandelt sich ab dem 6. Lebensjahr das kindliche Verhalten der Bezugsperson gegenüber zu einem Typus, den man in der Literatur als »kontrollierend« bezeichnet hat. Über 80 % der Kinder, die in der Kindheit als »desorganisiert« gebunden klassifiziert worden sind, zeigen im Schulalter entweder bestrafend-dominantes oder sorgend-pflegendes Verhalten gegenüber ihren Bindungsfiguren. Diese zwei Haltungen wurden unter dem Begriff »kontrollierend« zusammengefasst, da das Kind mit beiden versucht, aktive Kontrolle über die Aufmerksamkeit der Eltern und deren Verhalten zu bekommen. Zudem versuchen sie damit, eine Rolle einzunehmen, welche üblicherweise mehr für einen Elternteil gegenüber dem Kind passen würde. Wir nennen so etwas die »Parentifizierung« des Kindes – d. h., die Kinder verhalten sich wie Eltern (*parents*) zu den eigenen Eltern.

Kinder, die Kontrolle über ihre Eltern durch eine »Pflege-Strategie« erlangen, haben die übliche Richtung der Bindungsinteraktion umgekehrt; es ist, als ob bei diesen Kindern anstelle ihres Bindungssystems ein motivationales Pflege- und Unterstützungssystem aktiviert worden wäre. Diejenigen Kinder, die ihre Eltern durch bestrafend-dominante Strategien zu kontrollieren versuchen, scheinen ein anderes angeborenes motivationales System aktiviert zu haben, welches sie anstelle des normalerweise aktivierten Bindungssystems einsetzen: Es ist ein System, das üblicherweise Interaktionen reguliert, ein System, in dem es um die gegensätzlichen Rollen von Dominanz und Unterwerfung in einer sozialen Gruppe von Säugetieren geht – es wurde auch als das soziale Rangordnungssystem (*social ranking system*) bekannt. Die Interaktion dieser kontrollierend-bestrafenden Kinder mit ihren Eltern scheint mehr durch einen aggressiven Drang nach Dominanz als durch Pflege und Unterstützung reguliert zu sein.

Auch in der Pubertät gelang es diesen heute Erwachsenen nur schwer, das primär negative Selbstbild zu verändern. Das kommt häufig daher, dass diese Menschen sehr stark zu depressiver Verstimmung, leichter Kränkbarkeit und sozialem Rückzug neigen, was wiederum nicht die Wahrscheinlichkeit erhöht, in einer heilsamen Bindung unter *Peers* den fragilen Selbstwert zu korrigieren. Dazu kommen der für diese Gruppe in der klinischen Forschung nachgewiesene hoch ausgeprägte Persönlichkeitsfaktor Neurotizismus, emotionale Labilität, geringe Verträglichkeit und *wenig Extraversion* – diese Mischung aller Persönlichkeitsmerkmale aus den Big Five scheint mir letztlich noch ungünstiger für eine befriedigende soziale Interaktion als beim offenen Narzissmus.

Zusammenfassung

Erziehungsstil: Hierbei spielen oft inkonsistente oder übermäßig kritische Erziehungsstile eine Rolle. Eltern, die wechselhaft zwischen Lob und harscher Kritik agieren oder emotional distanziert sind, können bei Kindern Unsicherheiten und ein geringes Selbstwertgefühl hervorrufen. Diese Kinder entwickeln möglicherweise verdeckte narzisstische Züge, indem sie ihre wahren Gefühle verbergen und ein sensibles, aber dennoch selbstzentriertes Verhalten an den Tag legen.

Spätere Folgen: Personen mit dieser Ausprägung erscheinen nach außen hin bescheiden oder zurückhaltend, sind jedoch innerlich stark auf sich selbst fokussiert und empfindlich gegenüber Kritik. Sie können schüchtern wirken, haben jedoch ebenfalls ein starkes Bedürfnis nach Anerkennung und neigen dazu, sich als Opfer zu sehen, wenn sie sich nicht ausreichend gewürdigt fühlen.

Gemeinsamkeiten der Erziehungsstile

Beim offenen und verdeckten Narzissmus entstehen durch unterschiedliche Kindheitserfahrungen zwei gegensätzliche, aber gleichermaßen unrealistische Selbstbilder:

- **offener Narzissmus**: ein überhöhtes unrealistisch positives Selbstbild und dahinter verdeckt große Selbstzweifel (fragiles Selbst)
- **verdeckter Narzissmus**: ein negatives Selbstbild, das von einer verdeckten Sehnsucht nach Größe begleitet wird (kompensatorisches Größen-Selbst).

Beide Formen sind Strategien, um mit grundlegenden Selbstzweifeln und einem brüchigen Selbstwertgefühl umzugehen, aber beides sind sehr instabile Konstruktionen. Beide Narzissmusformen sind Versuche, sich vor tiefen Selbstzweifeln zu schützen. Während offene Narzissten ihre Unsicherheit mit demonstrierter Überlegenheit verdecken, neigen verdeckte Narzissten dazu, sich als missverstandenes Opfer zu präsentieren, und zeigen wenig von ihrem Wunsch nach Bewunderung und Überlegenheit. Beide haben ein unausgeglichenes Selbstbild, das durch kindliche Erfahrungen geprägt wurde und ihre zwischenmenschlichen Beziehungen erheblich beeinflusst. Um dafür ein Bild zu gebrauchen: Es ist wie bei einem Wetterhäuschen: Wenn die Figur für schönes Wetter sich vor dem Häuschen zeigt, ist die Figur für schlechtes Wetter im Hintergrund versteckt und umgekehrt.

Eine Zusammenfassung der wichtigsten Aussagen zeigt Abbildung 6.

Kindheitsfaktor	Offener Narzissmus	Verdeckter Narzissmus	Gemeinsame Elemente
Elterliche Haltung	Überbewunderung, Idealisierung	Kritik, Abwertung	instabiles Selbstwertgefühl
Erwartungen der Eltern	hohe Leistungsforderungen, Erfolg als Bedingung für Liebe	Perfektionismus und ständige Anpassung	Liebe ist nicht bedingungslos
Emotionale Vernachlässigung	selten oder in Form fehlender Grenzen	häufig durch mangelnde Anerkennung	fehlende emotionale Sicherheit
Selbstbild des Kindes	stark überhöht, überlegen	geringes Selbstwertgefühl, Scham	Unsicherheit im Inneren

Abb. 6: Gemeinsamkeiten und Unterschiede in den Kindheitsbedingungen

Zusammenhang zwischen Temperament und Narzissmustypen

Der Zusammenhang zwischen Temperament (Introversion und Extraversion) und Narzissmus (offener und verdeckter Narzissmus) ist ein spannendes Forschungsfeld in der Persönlichkeitspsychologie und wurde in den letzten Jahren verstärkt diskutiert (s. Raschka 2016). Hierbei geht es darum, wie unterschiedliche Temperamentsausprägungen mit verschiedenen Formen des Narzissmus in Verbindung stehen. Ganz allgemein gesagt zeigen Studien, dass offener Narzissmus häufiger mit einer hohen Extraversion einhergeht, während verdeckter Narzissmus oft mit Introversion assoziiert wird.

Temperament bezeichnet im wissenschaftlichen Sprachgebrauch die angeborenen, relativ stabilen und biologisch verankerten Persönlichkeitsmerkmale, die das typische Reaktionsmuster eines Menschen auf Umweltreize bestimmen. Es umfasst grundlegende Verhaltens- und Emotionstendenzen, die bereits in der frühen Kindheit erkennbar sind und sich im Laufe des Lebens in unterschiedlichen Kontexten manifestieren. Während Temperament die biologisch fundierte Grundlage ist, umfasst Persönlichkeit auch erlernte Verhaltensmuster, Werte und Erfahrungen, die sich im Laufe des Lebens entwickeln.

Die Unterscheidung zwischen Introversion und Extraversion wurde insbesondere durch Carl Gustav Jung (2023) und später durch Hans Eysenck (1947, 1967) sowie das Big-Five-Modell populär gemacht.

Extraversion: Extrovertierte Menschen sind gekennzeichnet durch Geselligkeit, Aktivität, Abenteuerlust und ein starkes Bedürfnis nach sozialer Interaktion und äußerer Stimulation. Menschen mit einem angeborenen hohen Maß an Extraversion sind somit geselliger, durchsetzungsfähiger und suchen aktiv nach Aufmerksamkeit.

Kinder mit angeborener hoher Extraversion zeichnen sich durch eine energiegeladene, gesellige und abenteuerlustige Persönlichkeit aus. Sie neigen dazu, aktiv und kontaktfreudig zu sein, und genießen es, im Mittelpunkt zu stehen. Es ist verständlich, dass diese Kinder mehr Aufmerksamkeit auf sich ziehen und ihre Talente ausprobieren können. Sie sind neugierig, probieren gerne neue Dinge aus und scheuen sich selten vor Herausforderungen. So können sie leichter die Wünsche der Eltern nach dem »besonderen Kind« erfüllen.

Brailovskaia und Bierhoff (2012) von der Ruhr-Universität Bochum haben in ihrer Studie die Beziehung zwischen Extraversion und offenem Narzissmus untersucht. Sie fanden einen positiven Zusammenhang zwischen diesen beiden Merkmalen, was darauf hindeutet, dass extrovertierte Personen tendenziell höhere Werte im offenen Narzissmus aufweisen.

Introversion: Introvertierte Menschen sind Personen, die eher nach innen orientiert sind. Sie sind meist zurückhaltend, ruhig, reflektierend. Sie bevorzugen oft tiefere Gespräche mit wenigen Personen statt oberflächlicher Kontakte mit vielen. Sie bevorzugen ruhige Umgebungen, sind oft nachdenklich und schöpfen Energie aus dem Alleinsein anstatt aus sozialer Interaktion. Ihr Verhalten ist nicht unbedingt schüchtern oder unsozial, sondern reflektiert eine natürliche Tendenz zur Zurückhaltung und Selbstbeobachtung.

Introvertierte Kinder sind oft sensibler für Ablehnung und Kritik. Wenn sie in einem Umfeld aufwachsen, das wie oben beschrieben durch emotionale Vernachlässigung oder übermäßige Kritik geprägt ist, neigen sie dazu, Unsicherheit und Scham stärker zu verinnerlichen. Dadurch entwickeln sie verdeckten Narzissmus, der sich in Unsicherheit, sozialer Zurückhaltung und dem Bedürfnis nach indirekter Bestätigung zeigt.

Normalerweise ist Introversion keine Schwäche, sondern eine wertvolle Eigenschaft, die sich besonders in ruhigen, analytischen oder kreativen Bereichen entfalten kann. Wenn aber introvertierte Kinder durch zu viel Unsicherheit und Scham auffallen, ziehen Eltern sich von ihnen zurück. Diese Kinder haben wenig anzubieten, um auf sich aufmerksam zu machen. Bezüglich der Zusammenhänge zwischen verletzlichem (verdecktem) Narzissmus und Introversion sei auf die Arbeit von Eva Neumann (2010) und Janina Raschka (2016) verwiesen. Eine wichtige Studie sei noch erwähnt: Sie stammt von Rohmann und Kollegen (2023) und trägt den Titel »Grandioser und verletzlicher Narzissmus – Selbstkonstruktion, Bindung und Liebe in romantischen Beziehungen«. In dieser Untersuchung wurden grandioser (offener) und verletzlicher (verdeckter) Narzissmus in Bezug auf Selbstkonstruktion, Bindungsstile und Liebesstile in romantischen Beziehungen analysiert.

Fazit

- Extrovertierte Menschen mit einer Störung der Selbstwertregulation neigen eher zum grandiosen Narzissmus, da ihre gesellige, dominante und statusorientierte Natur mit dieser Form des Narzissmus übereinstimmt.
- Introvertierte Menschen mit einer Störung der Selbstwertregulation neigen häufiger zum verdeckten Narzissmus, da ihre Sensibilität, Unsicherheit und soziale Zurückhaltung mit dieser Form des Narzissmus harmoniert.

Beide Menschen in einer narzisstischen Not (Eidenschink) haben jedoch ein tiefes Bedürfnis nach Bewunderung, das sie auf unterschiedliche Weise ausdrücken – offen und dominant bei grandiosen Narzissten, verdeckt und subtil bei vulnerablen Narzissten.

»Damit ist Grandiosität die von Narzissten bevorzugte Lösung für überwältigende, traumatische Scham.«

Leon Wurmser

8 Narzissmus als hochkompetente und kreative Form der Selbstwertregulation

In diesem Kapitel untersuche ich den narzisstischen Stil als eine kreative Form der Selbstwertregulation. Narzissten nutzen zwischenmenschliche Beziehungen zur Selbstregulation, wobei sowohl Selbstzentriertheit als auch Selbstlosigkeit ein Publikum benötigen. Die Regulation des Selbstwertes durch Grandiosität schützt vor Selbstzweifeln, führt jedoch zu einem Kreislauf der Abhängigkeit von äußerer Bestätigung. Bei verdecktem Narzissmus entwickelt sich ein negatives Selbstbild als Abwehr gegen Vernachlässigung, was zu einem Bedürfnis nach sozialer Bindung führt. Die innere Dynamik von Narzissten lässt sich durch Ego-State-Therapie besser verstehen, wobei unterschiedliche Selbstanteile zur Selbstwertregulation beitragen.

Was das Phänomen des Narzissmus für die Sozial- und Persönlichkeitspsychologen als ein faszinierendes Konstrukt so interessant macht, ist, dass Narzissten zwischenmenschliche Beziehungen im Dienst der Selbstregulation nutzen. Sowohl die Selbstzentriertheit als auch die Selbstlosigkeit braucht Publikum – irgendjemand muss doch erkennen, wie wertvoll ich bin, und applaudieren. Für die offenen Narzissten mag das sofort einleuchten: Sie suchen Selbsterhöhung im Glanze der anderen, sie betonen ihre Überlegenheit, ihre Großartigkeit und erwarten dafür Bewunderung und Gefolgschaft im Beruf und von ihren Liebespartnern. Aber die verdeckten Narzissten? Wie versuchen diese, die Bewunderung der anderen zu ergattern? Lassen Sie mich das an einem literarischen Beispiel veranschaulichen, am »Hungerkünstler« von Franz Kafka.

Das Hungern ist für den Hungerkünstler ein Mittel, um im Zirkus, wo er allabendlich auftritt, Aufsehen zu erregen und Bewunderung zu erwecken. Kafka beschreibt eine psychische Störung, die der Magersucht ähnlich scheint. Magersucht ist eine Erkrankung, welche meist Mädchen in der Pubertät betrifft, die versuchen, die Aufmerksamkeit und Liebe ihrer Eltern und Freunde zu erzwingen. Auch Kafkas Hungerkünstler hungert nach Anerkennung, nach Liebe, und das ist etwas, was jeden Menschen umtreibt und wovon er von früh-auf »abhängig« ist. Am Ende, als er für das Publikum im Zirkus das Sensationelle verliert und es ihn nicht mehr sehen will, verliert er den Halt und verhungert. Sein letzter Satz auf die Frage der Aufseher, warum er gehungert habe und warum man ihn nicht dafür bewundern dürfe:

> »Weil ich hungern muss, ich kann nicht anders [...] Weil ich nicht die Speise finden konnte, die mir schmeckt. Hätte ich sie gefunden, glaube mir, ich hätte kein Aufsehen gemacht und mich vollgegessen wie du und alle.«[29]

Ich finde, diese Geschichte ist eine wunderbare Metapher für die Bescheidenheit und den Verzicht und das, was sie auch noch bedeuten kann: die Gier nach Anerkennung. Wie können wir uns diese Selbstwertregulation vorstellen?

Ich möchte Ihnen anhand des offenen und verdeckten Narzissmus ein paar Überlegungen und Spekulationen anbieten, die uns helfen können, besser zu verstehen, warum »Narzisstsein« mehr ist als eine nervige Charaktereigenschaft – sie ist, so glaube ich fest, eine kreative und effektive Form der Selbstwertregulation. Für diese Erklärung nutze ich entwicklungspsychologisches Wissen über die beobachtbare Kindheitsentwicklung.[30]

Die Regulation des Selbstwertes durch Selbstherrlichkeit und Grandiosität

Wie wir im letzten Kapitel gesehen haben, treiben manche Eltern ihr Kind zu besonderen Leistungen an und wünschen sich, um die eigenen Selbstwertzweifel zu beruhigen, ein »Wunderkind« oder flirten mit dem Gedanken, ihr Kind sei möglicherweise hochbegabt. Ein hochbegabtes Kind zu haben ist nach Aussage des Marburger Hochbegabtenforschers Detlef Rost für viele Eltern mittlerweile zu einer

---

29 Verfügbar unter: https://www.projekt-gutenberg.org/kafka/erzaehlg/chap020.html [1.9.2025].

30 Das Wissen stammt von namhaften Analytikern wie Sigmund Freud, Edith Jacobson, Wilhelm Reich, Heinz Kohut, Otto Kernberg und Alice Miller.

»Prestige-Frage« geworden. »Es gibt Eltern, die sich in der Intelligenz ihres Kindes sonnen«, so zitiert ihn Die Welt. »Dabei existierten oft falsche Vorstellungen von Hochbegabung.«[31] Es gibt dafür schon ein Codewort bei Lehrern: die Hochbegabtenhysterie der Eltern.

So ein Kind will durch Anstrengung, eifriges Bemühen, Leistung und Hintanstellen eigener Bedürfnisse diese überzogenen Erwartungen der Eltern erfüllen. Mag der Satz »Meinen Kindern soll es einmal besser gehen« für meine Eltern in der Nachkriegszeit des letzten Jahrhunderts eine wichtige Bedeutung gehabt haben – mit ihm versüßten sie sich vielleicht die Leiden der Hitlerdiktatur und die großen Anstrengungen des Wiederaufbaus nach dem Krieg –, so finde ich diesen Satz heute in Richtung eigener Kinder gesprochen problematisch. Warum soll es eigentlich unseren Kindern besser gehen? Wie und in welcher Hinsicht besser? Ist dieses »besser« nicht viel eher meine eigene Vorstellung aus der Erwachsenen-Perspektive, die ich ungefragt meinen Kindern überstülpe? Schmidbauer schreibt dazu in einer Fallgeschichte:

> »Die Tochter sollte es künftig besser haben, dann würde vom Glanz des Erreichten auch etwas auf die Mutter zurückfallen« (Schmidbauer 2024, S. 24).

Gerade während ich dies hier schreibe, ploppt auf meinem inneren Bildschirm das Titelbild eines älteren Spiegel mit folgendem Titel auf: »Operation Wunderkind: Wie Eltern den Erfolg ihrer Töchter und Söhne erzwingen«[32]. Zu sehen sind auf dem Titelbild ein verbissen wirkender Vater und eine ängstlich blickende Mutter – er mit einer Fernsteuerung in den Händen – und vorneweg läuft ein kleiner Junge mit Mozart-T-Shirt wie ferngesteuert … Vielleicht würde es sich der Kleine im Leben lieber ganz anders gut gehen lassen, als täglich 8 Stunden Tonleitern zu üben.

Da der Junge aber auf Gedeih und Verderb auf diese Bindungspersonen angewiesen ist, um in dieser Welt zu überleben, wird er sich anpassen. Er wird versuchen, ihre Wünsche nach einem hochbegabten Kind zu erfüllen, um dadurch elterliche Zuwendung und Bestätigung zu erreichen. Die Forderung der Eltern nach Grandiosität ist einem Kind ja nichts Fremdes: Kinder erleben sich in den ers-

31 Verfügbar unter: https://www.news4teachers.de/2014/07/immer-mehr-eltern-halten-ihr-kind-fuer-hochbegabt-und-machen-druck-auf-die-schule/ [1.9.2025].
32 Der Spiegel #41 vom 2.10.2015.

ten Lebensmonaten ja als grandios und großartig – wir alle werden als »Narzissten« geboren. Ein Baby, zielgerichtet kommunikativ und kompetent von Anfang an – wie die Säuglingsforscher uns sagen –, ist das Zentrum, um das sich alles dreht, und dieses fordert es auch lautstark ein. Kinder sind auf natürliche Weise selbstzentriert – und das ist auch sinnvoll. Sie müssen überleben, da zählen die Bedürfnisse anderer nicht. Ein Kind in dieser Phase zu verhätscheln ist schlechterdings nicht möglich – es braucht die totale Zuwendung und bedingungslose Liebe der Eltern – aber irgendwann auch Grenzsetzung und ein »Nein«.

Optimalerweise helfen die Eltern dem Kind im Lauf der Zeit durch nicht überfordernde und liebevolle Frustrationen des Alltags, diese kindliche Grandiosität zu relativieren. Oder aber sie vermeiden es bewusst oder aus eigenen Hemmungen, Grenzen zu setzen und die Talente ihrer Sprösslinge realistisch zu bewerten – so sehen sie in ihrem kleinen Bobby-Car-Fahrer möglicherweise gleich den neuen Michael Schuhmacher. Dann fühlen sich die Kinder schon bald damit überfordert, den ständigen Erfolgs- und Leistungsdruck zu erfüllen, und in der Folge schleichen sich Selbstzweifel, Kleinheitsangst und Selbstunsicherheit ein – diese müssen aber vor der Außenwelt verborgen werden: Das Kind will ja Mama und Papa nicht enttäuschen.

Und dann später, wenn das »Wunderkind« erwachsen geworden ist, versucht es, nach außen weiter zu glänzen und Extrapunkte zu sammeln. Und nach innen? Da muss der Erwachsene das tiefe Minderwertigkeitsgefühl, das seit Kindheitstagen gut versteckt ist, weiter verleugnen, indem er nun glaubt, ganz wichtig zu sein, grenzenlos erfolgreich und hochbegabt. Sie werden denken: eine ziemlich wackelige Strategie. Sicher, aber eben das, was sich viele Jahre bewährt hat – und kommen noch Talente und ein hohes Maß an angeborener Extraversion wie im letzten Kapitel beschrieben dazu, kann die Performance des Sich-selbst-Belügens gelingen. Der sogenannte narzisstische Verhaltensstil entsteht als *Bewältigungsversuch einer Katastrophe* – im Falle einer ungünstigen Entwicklung entwickelt sich eine Störung daraus, die selbst wieder zu einer Katastrophe wird und zum Entwicklungsstillstand führt – eine narzisstische Not, würde Eidenschink (2024) sagen.

Bevor ich fortfahre, eine kurzer Hinweis: Ich werde nun versuchen, mithilfe des Teilekonzeptes der Ego-State-Therapie die innere Dynamik besser begreifbar zu machen. Wenn Sie mit diesen Konzepten noch nicht so vertraut sind, empfehle ich Ihnen, im Kapitel 10 die Einführung »In mir spielt ein Orchester – warum wir vielfältig sind« zu lesen.

Wir waren bei den sogenannten narzisstischen Verhaltensstilen als *Bewältigungsversuch* einer Katastrophe in der Kindheit stehen geblieben.

Aus meiner hypnosystemischen Sicht handelt es sich hierbei um eine *kompetente* und *kreative Lösung*. Die narzisstische Selbstwertregulation, in der Betroffene die Grandiosität nutzen, um das Selbst vor Selbstzweifel und Depression zu schützen, hat jedoch leider einen hohen Preis: Grandiose Selbstbilder werden durch interpersonelle Strategien verstärkt, die auf Dominanz, Exhibitionismus, Selbstwirksamkeit, Autoritarismus, Ansprüchlichkeit, Überlegenheit und Eitelkeit beruhen (s. dazu Raskin, Novacek a. Hogan 1991). In diesen Menschen entstehen Selbstanteile/Ego-States/Seiten, die nur mit der Außendarstellung der Grandiosität und Einmaligkeit beschäftigt sind – es sind hochspezialisierte Anteile des Selbst, von Kindheit an darauf trainiert, sich im besten Licht darzustellen, um ihre immerwährenden Selbstzweifel zu beruhigen.

Diese auf Außenwirkung abzielenden Ego-States differenzieren sich je nach Anforderung im Leben eines Menschen immer weiter auf und bilden so etwas wie ein Kompetenzteam zur grandiosen Selbstwertregulation im Sinne des offenen Narzissmus. Da ihre verbindende Glaubensüberzeugung die der Besonderheit und Grandiosität ist, schlage ich vor, diese Gruppe von Ego-States etwas salopp *die grandiosen Superman-/Supergirl-Selbstanteile* zu nennen. Sie sind es, die den *Ichbezogenheits-Narzissmus* erfolgreich auf die Bühne des Lebens bringen, um die Wunde der Selbstzweifel geschickt zu verdecken.

Wenn die auf Ich- oder Selbstbezogenheit spezialisierten Selbstanteile erfolgreich sind, fördern diese narzisstischen Eigenheiten das Selbstwertgefühl. Wenn sie aber nicht erfolgreich sind, erscheint hinter dem Selbst der Selbstzweifel-Ego-State, der wiederum sofort den Einsatz von weiteren grandiosen Verhaltensweisen nach außen und Fantasien nach innen steigert – so entsteht ein ziemlich verzweifelter und hilfloser Kreislauf, der in eine süchtige Abhängigkeit vom Beifall der anderen münden kann.

Und was ist der zu zahlende Preis, den ich erwähnt habe?

Menschen, die tief in ihrem Inneren zur Abwehr des beschämten Kindes *Ichbezogenheits-Ego-States* vom Typus Superman/Supergirl haben, sind bindungsvermeidend, sie scheuen Nähe und Intimität. Das ist verständlich, denn die primäre Bindung in der Kindheit brachte für sie kein Gefühl der Sicherheit und Geborgenheit, sondern eher das Empfinden, von anderen emotional ausgebeutet zu werden (emotionaler Missbrauch). Von den Grundbedürfnissen des Menschen »Bindung vs. Individuation« haben sie daher das Extrem der »Hyper-Individuation«, der Selbstentfaltung um fast jeden Preis (Ichsucht) entwickelt: »Ich brauche niemanden, ich schaffe es mit mir allein.«

Fallbeispiel: Herr Langer

Herr Langer ist Teamleiter eines mittelständischen Pharmaunternehmens und kommt auf Druck seiner derzeitigen Lebenspartnerin, einer Sonderschulpädagogin, zu einem Vorgespräch zu mir. In seiner charmanten, lockeren und etwas beflissentlichen Art baut er schnell Kontakt auf, und dennoch fühle ich mich wie in einem Verkaufsgespräch, das er steuert. Wenn er alleine sei, könne er nichts mit sich anfangen, er werde depressiv; die Partnerin meine, er könne Nähe nicht ertragen und müsse sich immer schnell distanzieren und zurückziehen, wenn sie zu nahekommt. Die Partnerin nenne das seine »Nähe-Distanz-Schaukel«, die sie aber nicht mehr länger bereit wäre zu ertragen.

Am Arbeitsplatz leiste er mehr als die anderen, sei pflichtbewusst und absolut verlässlich, könne keine Gefühle zeigen und täte sich schwer, sich in andere hineinzuversetzen. Er sei der Beste in seinem Bereich und schon mehrfach für den Umsatz, den er mit seinem Team erbracht habe, ausgezeichnet worden: »Wenn man so gut ist wie ich, dann darf man schon mal härter zulangen!« Im jährlichen Mitarbeitergespräch habe man bemängelt, dass er seine Mitarbeiter nicht in Entscheidungen einbezogen habe, er habe deren Anmerkungen und Zweifel arrogant vom Tisch gewischt – das Urteil finde er empörend.

Herr Langer ist in schwierigen Bedingungen aufgewachsen, seine Eltern waren russische Spätaussiedler, die in seinem 2. Lebensjahr in die BRD kamen. Beide Elternteile arbeiteten Vollzeit im Schichtdienst, der Vater bei BMW am Band und die Mutter bei einem Reinigungsdienst. Das Familienmotto hieß: »Wir müssen uns anstrengen, anpassen und ganz viel leisten, um ein Haus zu bauen und den Sohn aufs Gymnasium zu schicken und und und.« Als Kind sei er »sehr pflegeleicht« gewesen, er war ein Schlüsselkind und habe versucht, es den Eltern immer recht zu machen. An die Kindheit habe er nur »Fotoalben-Erinnerungen«, nur die Highlights, in denen etwas Besonderes passiert war: der Stolz der Mutter, als er die Versetzung aufs Gymnasium geschafft hatte, seine erste Medaille im Sport, seine Rolle in einer Schulaufführung von »Das fliegende Klassenzimmer« von Erich Kästner. Auch heute zählten für ihn nur die Leistung und die Anerkennung in seinem Job.

»Irgendwie gab es immer nur den Wunsch, ›der Beste‹ zu sein ... Lebensziele zu entwickeln, die mich wirklich befriedigen, habe ich versäumt.«

Schelmisch lächelnd meint er mit einem Schulterzucken, er halte es mit Oscar Wilde:

»Ich habe einen ganz einfachen Geschmack, von allem nur das Beste.«

Am Ende des Gesprächs ist Herr Langer sehr nachdenklich, seine Gesichtszüge wirken weicher, und er wirkt für einen Moment betroffen; als ich auf das Ende der Stunde hinweise, wird er wieder hart und im Ton kühl, als müsste er sich vor mir schützen und als bereue er es schon, so offen gewesen zu sein.

Die Regulation des Selbstwertes durch Bescheidenheit und Selbstlosigkeit

> »Bei der Entwicklung der verdeckten Form narzisstischer Störungen spielen davon [gemeint ist der offenen Narzissmus, J. P.] abweichende Faktoren eine Rolle. Bei primären Beziehungserfahrungen, die vor allem durch Misshandlung und Vernachlässigung geprägt sind, entwickelt sich bei entsprechender Prädisposition ein primär negatives Selbstbild, das gegebenenfalls durch ein Größen-Selbst kompensiert wird« (Allroggen u. Ludolph 2011, S. 457).

Hier ist der Narzissmus an erster Stelle eine Abwehr gegen Gefühle von Verlassensein und Vernachlässigung. Als Kind finden sich die Patienten im Rückblick von den Eltern »ignoriert«, diese seien kühl und distanziert gewesen und hätten Liebe und Anerkennung immer an gute Leistung gebunden – die zugeteilte »Liebe« sei häufig materieller Art gewesen. Die psychische Misshandlung dieser Kinder führt zu einem negativen Selbst und in der Folge zu einem kompensatorischen Größen-Selbst, welches aber mit Bescheidenheit getarnt wird. Zusammen mit einer Verstärkung durch angeborene Introversion (wenig Offenheit) und einem erhöhten Neurotizismus (s. die Persönlichkeitsmerkmale der Big Five auf S. 60) mündet diese Entwicklungslinie in eine verdeckte Grandiosität – mit sozialem Rückzug, Angst vor Kränkung und Neigung zur Scham. Das Kleinheits-Selbst entsteht und zeigt sich nach außen, die Grandiosität wird voller Scham verborgen. Noch einmal Allroggen und Ludolph:

> »Dieses Größen-Selbst bleibt aber fragil, sodass zum Schutz des Größen-Selbst eine eher depressive Symptomatik mit sozialem Rückzug und leichter Kränkbarkeit im Sinne einer verdeckten narzisstischen Symptomatik imponiert« (ebd., S. 457).

Das geringe Selbstwertgefühl zwingt den Erwachsenen zur Regulierung des eigenen Wertes durch den ewigen Wunsch nach Zugehörigkeit, Zustimmung und Gemochtwerden durch andere. Deshalb korreliert diese Form des verdeckten Narzissmus mit einer ängstlich gefärbten Bindungsstörung: In der Paarbeziehung lauert ständig die Angst, nicht genug geliebt und dann verlassen zu werden. Man könnte zusammenfassend sagen: Das verdeckt-grandiose Kleinheits-Selbst dient der narzisstischen Abwehr und der darunter lauernden Verlassenheitsangst des verletzten inneren Kindes (Kind-State). Von den dialektischen Grundbedürfnissen des Menschen »Bindung vs. Individuation« ist hier der andere Pol betroffen: Unter Vernachlässigung der eigenen Individuation wird diese dem Drang nach »Hyper-Bindung« zu Menschen geopfert, in deren Bestätigung und Glanz man glaubt, wichtig zu sein. Manchmal zeigt dieses Verhalten Zeichen von Harmonie- und Bindungssucht.

Um diese Seite der Bescheidenheit, Schlichtheit, moralischer Überkorrektheit und Angepasstheit zu leben, haben sich auch hier seit der Kindheit gut trainierte Selbstanteile (Ego-States) entwickelt, die mit diesen Aufgaben betraut sind und so das innere System erfolgreich stabilisieren. Verschiedene Rollen wurden über die Jahre eingeübt, und die dazugehörigen Ich-Zustände vertreten im Kontakt einen Persönlichkeitskern von Hilfsbereitschaft, Bedürfnis- und Anspruchslosigkeit, aber auch von Kargheit und Freudlosigkeit.

Diese durch Bescheidenheit auf Außenwirkung abzielenden Ego-States differenzieren sich je nach Anforderung im Leben eines Menschen immer weiter auf und bilden so etwas wie ein Kompetenzteam zur grandiosen Selbstwertregulation im Sinne des verdeckten Narzissmus. Da ihre verbindende Glaubensüberzeugung die der Bedürfnislosigkeit und Selbstlosigkeit ist, schlage ich vor, diese Gruppe von Ego-States etwas salopp und mit einem Augenzwinkern *Mutter-Teresa-Ego-States* oder *Red-nose-Ego-States*[33] zu nennen. Sie sind

33 Ich gebrauche diese Bezeichnungen als griffige Metaphern für Selbstlosigkeit und die Zurücknahme eigener Bedürfnisse, im Vordergrund zu stehen und zu glänzen. Die reale Mutter Teresa ist hier nicht gemeint – vergleichbar mit dem Titelbild im Spiegel 39/2015, als Angela Merkel wegen ihrer Flüchtlingspolitik als Mutter Angela in der Kleidung von Mutter-Teresa dargestellt wurde. Der »Red-nose-day« ist durch den Verkauf von roten Plastiknasen und weitere Aktionen bekannt geworden, an diesem Tag sollen Spenden für Hilfsorganisationen gesammelt werden. Die »rote Nase« gilt als Zeichen der Selbstlosigkeit.

es, die den *Selbstlosigkeits-Narzissmus* erfolgreich auf die Bühne des Lebens bringen, um die Wunde der Selbstzweifel geschickt zu verdecken.

Fallbeispiel: Frau Kunz

Frau Kunz ist 52 Jahre alt und arbeitet auf der Leitungsebene eines großen kommunalen Krankenhauses der Region (Finanzwesen). Im Erstkontakt klagt sie primär über unspezifische psychosomatische Beschwerden wie Konzentrationsstörungen, Übelkeit und Durchfall. Erst auf Nachfrage erzählt sie von Ängsten ihrem Chef gegenüber (»Ich bin jetzt 20 Jahre da und habe immer noch Angst, den Arbeitsplatz zu verlieren«), wenig Selbstwert, Antriebslosigkeit und Scham (»Ich traue mich nicht zu sagen, was ich denke, sonst könnte mich jemand nicht mögen«). Sie mache viele unbezahlte Überstunden, gelte bei der Arbeit als Perfektionistin und als »die Strenge« – eine Zuschreibung von jüngeren Kollegen, die sie gar nicht verstehe. Obwohl sie gerade aus einer 6-wöchigen Kur komme, wisse sie nicht so genau, was die Ursachen für ihre Probleme im Leben wären. Sie lebe jetzt seit 14 Jahren ohne Partner, nachdem die Ehe 2002 gescheitert sei, weil man »nix miteinander geredet« habe ... Vielleicht war es auch der falsche Mann.« Das war alles eine große Enttäuschung für sie. An die Kindheit habe sie wenig Erinnerungen – der Vater habe sie abgelehnt, er sei nie stolz auf sie gewesen und war als Schichtarbeiter kaum da. Die Mutter war Hausfrau, kalt, man habe nie mit ihr schmusen dürfen. Die Eltern hätten nie gestritten, aber oft tagelang nicht miteinander geredet: »... da war es meine Aufgabe, Botschaften hin und her zu tragen und die beiden wieder zu versöhnen.« Das habe ihr ein heimliches Gefühl von Macht gegeben, zu bemerken, dass die Eltern sie in ihrer elterlichen Sprachlosigkeit brauchen würden. Die Kindheit beschreibt sie insgesamt als karg, obwohl die Eltern versuchten, alle materiellen Wünsche von ihr und dem älteren Bruder zu erfüllen. Im Leben habe sie immer versucht, es allen recht zu machen, habe sich zurückgenommen und nichts gefordert, auch nicht von ihrem Mann, der sie mit anderen Frauen betrogen habe.

»Des lieben Friedens wegen und, weil ich doch die Familie aufrechterhalten musste, habe ich geschwiegen.« Als er sie verließ, sei sie aus allen Wolken gefallen: »Ich habe doch moralisch alles richtig gemacht ... oder?«

Nachdem wir uns nun in diesem Kapitel mit der Selbstwertregulation der beiden narzisstischen Stile beschäftigt haben, kehren wir noch einmal in die Entstehungszeit dieser erlernten Vermeidung von

Verlassenheit und Liebesentzug in der Kindheit zurück und beschäftigen uns im nächsten Kapitel mit dem gegensätzlichen Erziehungsverhalten von Eltern: Es geht vor allem um Überidealisierung und distanzierte Vernachlässigung.

»Mit mir kann sich keiner vergleichen, nicht in Europa und nicht in der Welt.«

Silvio Berlusconi

9 Das elterliche Erziehungsverhalten: Ichbezogenheits-Narzissmus und Selbstlosigkeits-Narzissmus

Ichbezogenheit und Selbstlosigkeit sind nicht grundsätzlich gut oder schlecht, sondern müssen im Kontext verstanden werden. In diesem Kapitel geht es um gegensätzliches Erziehungsverhalten von Eltern, um Überidealisierung und Vernachlässigung. Manche Eltern überidealisieren ihr Kind aus dem eigenen Bedürfnis nach Selbstbestätigung und setzen keine Grenzen, um Zurückweisung zu vermeiden. Andere Eltern vernachlässigen ihr Kind emotional, was zu einem schlechten Selbstwertgefühl und der Flucht in grandiose Fantasien führt. Ein Fallbeispiel zeigt, wie die narzisstische Verunsicherung der Eltern sich auf die Tochter auswirkte, die zwischen übermäßiger Idealisierung durch den Vater und Entwertung durch die Mutter hin- und hergerissen war.

In den beiden Fallbeispielen aus meiner Praxis im letzten Kapitel mündet die Entwicklungslinie in ein unrealistisch positives Selbstbild: einmal offen in der Beziehung mit anderen gezeigt und zur eigenen Selbsterhöhung offen im Beruf inszeniert (der *Ichbezogenheits-Narzissmus*) und einmal im Verborgenen gehalten, zugunsten einer scheinbaren Fassade der angepassten Bescheidenheit, aber einer im Hintergrund spürbaren moralischen Überlegenheit und hohen Perfektionsansprüchen (der *Selbstlosigkeits-Narzissmus*).

Wichtig ist mir an dieser Stelle zu sagen, dass Ichbezogenheit und Selbstlosigkeit an sich nicht gut oder schlecht sind, es sind Verhaltensweisen von Menschen, die man in dem Kontext, in dem sie auftreten, versuchen muss zu verstehen. Die leichten Ausprägungen von Ichbezogenheit sind ein deutliches Plus an Selbstwertgefühl und Selbstüberzeugung, und für die Selbstlosigkeit ist es Uneigennützigkeit und Hilfsbereitschaft – alles Verhaltensweisen, die heutzutage hoch im Kurs stehen. Aus meiner Sicht ist es nicht problematisch, so zu sein, sondern auf längere Sicht entsteht ein Problem, wenn man immer so sein muss, um sich gut zu fühlen.

Aus didaktischen Gründen habe ich das Erziehungsverhalten der Eltern von narzisstischen Persönlichkeiten oben als sehr gegensätzlich beschrieben. Die einen Eltern überidealisieren aus dem eigenen Bedürfnis nach Selbstbestätigung das eigene Kind als »mein grandioser« Besitz und vergessen dabei, dem Kind Grenzen zu setzen. Die anderen missachten, verletzen und entwerten das eigene Kind und zwingen es so, die erlernte Selbstentwertung durch Grandiosität zu überpinseln – also Narzissmus als Abwehrmechanismus.

Aber warum »überidealisieren« manche Eltern ihr Kind und geben ihm das Gefühl, es wäre etwas ganz Besonderes und hätte das Recht zu fordern? Eltern, die ihr Kind verhätscheln und verziehen, tun das nicht, weil sie ihr Kind auf diese Weise ganz besonders lieben wollen. Würden sie es wirklich lieben, würden sie Verantwortung für seine Entwicklung übernehmen und vorsichtig Grenzen setzen.

> »Narzisstische Eltern sind meist die, die sich selbst so sehr lieben, dass sie die Zurückweisung durch ihr Kind nicht ertragen könnten (weil Kinder es hassen, ein ›Nein‹ zu hören), deshalb verziehen sie es, um Konfrontation und Zurückweisung zu vermeiden. Denn manchmal fürchten Eltern mit niedrigem Selbstwert die Zurückweisung durch ihr Kind. Manchmal fällt es solchen Eltern schwer, ihrem zu einem 30-jährigen Rumhänger herangewachsenen Kind einmal ›nein‹ zu sagen, das bei ihnen lebt oder das sie weiter unterhalten und das ihr Geld für Drogen und Abhängigkeit nutzt« (Meier, Charlebois a. Munz 2009, S. 22).

Eine Neigung, in unseren Kindern etwas ganz Besonderes zu sehen, kennen sicher alle von uns, die Eltern sind. Die Eltern dieser ersten Gruppe scheinen jedoch selbst narzisstisch sehr bedürftig zu sein und gebrauchen den Glauben an die Einzigartigkeit ihres Kindes dafür, sich dann selbst im Glanze dieses erhofften »Wunderkindes« besser fühlen zu können.

Die andere Gruppe von Eltern scheint derart mit sich selbst beschäftigt zu sein, mit der Beziehung, mit dem Beruf, den Hobbys usw., dass der Säugling für sie eine Belastung und auch eine Überforderung darstellt. Diese Kinder, die schon früh emotional vernachlässigt werden, können nicht die Gewissheit internalisieren, wichtig für ihre Eltern und liebenswert zu sein – dies ist aber die Voraussetzung dafür, dass sich ein gutes Selbstwertgefühl bilden kann.

»Wenn Eltern eine unrealistische Vorstellung davon haben, was die Bedürfnisse eines Säuglings und kleinen Kindes sind, und auf ihre Kinder mit unguten emotionalen Ausbrüchen reagieren, dann müssen sich diese Kinder in Gedankenwelten flüchten, die helfen, sich davor zu schützen, emotional überwältigt zu werden« (ebd., S. 26).

Ein möglicher Gedanke dieser Kinder ist: »Ich nerve nur ... bin es nicht wert, geliebt zu werden, ich bin eine Last.« Meier und Kollegen (ebd.) schreiben sehr eindrücklich, dass narzisstische Eltern dieses Typs alle Signale von eigenem Denken und Willen bei ihren Kindern unterdrücken, weil sie diese als störend empfinden. Diese Eltern können auch keine Fehler zugeben oder sich für irgendetwas entschuldigen. So lernt ein Kind, dass Vater oder Mutter unerreichbare »Götter« sind, die alles richtig machen, und Widerspruch sinnlos ist.

»In der Tat haben narzisstische Eltern eine bemerkenswerte Fähigkeit, in Millisekunden die Sache einfach umzudrehen, und sie beschuldigen ihre Kinder für die eigenen Handlungen. Die Eltern haben das getan, weil die Kinder sie dazu ›gedrängt haben‹. Die Kinder internalisieren viel Angst und Selbstzweifel, die auf ihnen abgeladen wurden« (ebd., S. 28 f.).

Gefangen in dieser Fremdabwertung von außen machen sich diese Kinder das elterliche Fremdbild zu eigen und finden sich selbst auch dumm, überflüssig und wenig liebenswert. Um in dieser kalten Atmosphäre zu überleben, beginnen sie, sich zur Abwehr von Depressionen in grandiose Fantasien zu flüchten, in denen sie toll, unangreifbar und unabhängig sind. Beginnen sie, diese überhöhten Selbstdarstellungen auszuleben, provoziert das eine weitere Entwertung und die Gefahr, von den Beziehungspersonen lächerlich gemacht zu werden.

Häufig teilen sich diese zwei – aus der eigenen narzisstischen Verunsicherung der Eltern stammenden – Verhaltensweisen auf die beiden Elternteile auf. Lassen sie mich dies an einem Beispiel aus meiner Praxis beschreiben:

Fallbeispiel: Frau Bauer

Die heute 27-jährige Frau Bauer sei als Kind das »Ein-und-Alles« für den »Papsi« gewesen. Als sie mit 9 Jahren begann, in der Schülermannschaft Feldhockey zu spielen, habe er sie zu allen Spielen gefahren und immer wieder davon gesprochen, wie stolz er auf sie sei. Zu Beginn habe sie das sehr glücklich gemacht, aber im Lauf der Zeit habe sie gespürt, wie unrealistisch er sie, gemessen an ihren Leistungen und ihrem Talent, idealisierte und wie sie dadurch unter enormen Druck gesetzt wurde. Vor Scham, ihn zu enttäuschen, strengte sie sich übermäßig an und hielt sich »phasenweise für was Besonderes, obwohl ich Hockey hasste«.

Erst heute kann sie erkennen, wie hoch dieser Druck war, seine Erwartungen zu erfüllen und ihn »glücklich zu machen«. Die Mutter reagierte auf die zeitintensive Hinwendung ihres Mannes zu seiner Tochter und seine »permanenten Lobeshymnen« mit Sarkasmus und wartete nur auf Augenblicke, »mir eine reinzuwürgen, wenn ich mal was nicht konnte«, erzählte mir Frau Bauer. Die Mutter fühlte sich, so schien es mir aus der Außenperspektive, dadurch, dass ihr Mann die Tochter anhimmelte, als Frau und Partnerin bloßgestellt und reagierte mit Eifersucht, Neid und Häme. Ihren Zorn und die Rachefantasien ließ sie an der Tochter aus, der gegenüber sie sich selbst kühl und distanziert verhielt.

Groß und klein

Ich habe Ihnen die zwei unterschiedlichen narzisstischen Verhaltensweisen von Menschen als hochkompetente und kreative Form der Selbstwertregulation vorgestellt. In beiden Varianten geht es um Anerkennung und den Wunsch, geliebt zu werden – das eigentliche Grundthema des sogenannten Narzissmus. Diese narzisstischen Verhaltensweisen, so schreibt Management-Coach Christof Schneck (2013, S. 5), seien als Bewältigungsversuch zu verstehen, bei dem das Gefühl fehlender intersubjektiver Anerkennung im Zentrum unbewusster Fantasien steht und zu kompensatorischen Erlebnis- und Verhaltensweisen führt. Die Symptome dieser Störung haben reparative Funktion und dienen in vielfältigen Erscheinungsformen dem Versuch, von anderen wahrgenommen und anerkannt zu werden – eine Meinung, die ich voll und ganz teile. In seinem narzisstischen Kollusionsmodell finden sich schon Ideen, die ich im Kapitel 15 über die Hinterbühne und die Vorderbühne des inneren Bühnenraums eines jeden von uns wieder aufgreifen und vertiefen werde. Hier ist eine interessante Beschreibung dessen, was nach Christof Schneck (2014) außen zu sehen ist und was nach innen versteckt werden muss:

1) Der phallisch-narzisstische oder aktive Typus (gemeint ist der offene Narzisst, J. P.) zeichnet sich durch eine nach außen

übersteigerte und demonstrativ zur Schau getragene Selbstsicherheit aus, um damit sein latentes Minderwertigkeitsgefühl zu kompensieren. Ihm könnte man zurufen: *»Mach dich nicht so groß, so klein bist du doch gar nicht!«*

2) Beim zweiten Typus des Narzissten, dem eher schüchternen, zaghaften und passiven Komplementär-Narzissten (gemeint ist der verdeckte Narzisst, J. P.) ist es genau umgekehrt. Er leidet unter einem nach außen getragenen manifesten Minderwertigkeitsgefühl, hinter dem sich im Inneren latente Größenfantasien verbergen. Ihm könnte man zurufen: *»Mach dich nicht so klein, so groß bist du doch gar nicht!«*

Diese geschilderten hochkompetenten und kreativen Formen der Selbstwertregulation bei Menschen mit narzisstischer Not dürfen Sie sich nur aus didaktischen Gründen so scharf voneinander abgegrenzt vorstellen. Wir sehen zum einen oft ein Pendeln der Betroffenen zwischen beiden Bewältigungsstrukturen und zum anderen in Familien und dem sozialen Umfeld Zeichen von grandioser Idealisierung und missbrauchender Kälte.

> »Wichtig ist, dass diese beiden Typen in Beziehung zueinander stehen und in Familien beide Formen vorhanden sind« (Schneck 2014, S. 5–6).

Im vorigen Kapitel hatte ich das Vokabular der Ego-State-Theorie verwendet, um beim Ichbezogenheits-Narzissmus die *grandiosen Superman-/Supergirl-Selbstanteile* zu markieren, und für den selbstlosen Narzissmus habe ich von *Mutter-Teresa-Ego-States* oder *Red-nose-Ego-States* gesprochen. Das kam für Sie vielleicht nicht überraschend, aber das therapeutische Konzept dieses Buches basiert auf einem hypnotherapeutischen Teilemodell, wie ich es in Vorträgen und Publikationen immer wieder beschrieben habe. Ich unterscheide mich aber in meinen Ausführungen zum Teil erheblich vom Mainstream der hierzulande vertretenen Theorieüberzeugungen zur Ego-State-Therapie von John und Helen Watkins und deren Schülern und habe das in mehreren Publikationen vorgetragen (Peichl 2012, 2018, 2023a). Bevor wir nun zum therapieorientierten Teil des Buches kommen, finde ich es an dieser Stelle für Sie als Leserinnen und Leser hilfreich, wenn ich jetzt mehr aus meiner Sicht das Ego-State-Modell und die Funktion von sog. Ego-States betrachte – auch in Abgrenzung zum gängigen Teilemodell, wie es in Deutschland üblicherweise gelehrt wird.

Teil 3: Das Ego-State-Modell

In diesem 3. Teil des Buchs machen wir ein wenig Pause vom Narzissmus-Thema, und ich versuche, Ihnen darzulegen, was ich von der Ego-State-Theorie halte, wie sie zurzeit an den Instituten in Deutschland praktiziert wird. Da ich im 4. Teil des Buchs zeigen will, wie man mit diesem Teileansatz erfolgreich arbeiten kann, halte ich es für notwendig, meine basalen Überzeugungen zu rechtfertigen. Wie alles im Leben ist es immer eine Perspektive, aus der man ein Phänomen betrachtet – und beim »Betrachten« gilt: Man sieht nur, was man weiß.[34]

Die Brille, die ich mir beim Betrachten aufsetzen will, ist die hypnosystemische Brille, wie ich sie in meiner Weiterbildung bei Gunther Schmidt (2004, 2005) kennengelernt habe. Mir ist auch bewusst, dass ich mich damit vom Mainstream der klassischen Ego-State-Therapie à la John und Helen Watkins entferne, deren Theorie man natürlich im Kontext des Wissens und der gängigen Therapiekonzepte der 70er-Jahre des letzten Jahrhunderts sehen muss. Das alles ist eine Sichtweise auf ein seelisches Phänomen und keine Wahrheit über das Funktionieren der Seele – wie heißt es so schön in der Hypnosystemik: Wahrheit gibt es nur im Plural.

34 Johann Wolfgang von Goethe.

»Jeder von uns ist mehrere, ist viele, ist ein Übermaß an Selbsten.
Deshalb ist, wer die Umgebung verachtet,
nicht derselbe, der sich an ihr erfreut oder unter ihr leidet.
In der weitläufigen Kolonie unseres Seins gibt es Leute von mancherlei Art,
die auf unterschiedliche Weise denken und fühlen.«

Fernando Pessoa[35]

10 »In mir spielt ein Orchester«: Warum wir vielfältig sind – das klassische Ego-State-Modell

In diesem Kapitel beschreibe ich die Essentials der Ego-State-Therapie – einer Methode der Psychotherapie, die die Vielfältigkeit des Selbst und die inneren Anteile einer Person thematisiert. Das sog. »klassische« Ego-State-Modell, entwickelt von John und Helen Watkins, beschreibt, wie innere Anteile (Ego-States) das Erleben eines Individuums beeinflussen. Die Entstehung und Differenzierung von Ego-States erfolgt durch normale Persönlichkeitsentwicklung, Verinnerlichung von Werten anderer und als Reaktion auf Traumata. Ich werde erläutern, wie wir diese Anteile in der Therapie nutzen können, um ein besseres Verständnis und eine Integration der verschiedenen Selbst-Zustände zu erreichen. Ego-State-Therapie verfolgt einen ressourcenorientierten Ansatz, der darauf abzielt, die positiven Aspekte der Ego-States zu erkennen und zu nutzen, anstatt sie zu bekämpfen oder zu ignorieren.

Kennen Sie das obige Zitat von Fernando Pessoa? Oder gefällt Ihnen vielleicht folgendes Zitat besser?

> »Meine Seele ist ein verborgenes Orchester; ich weiß nicht, welche Instrumente, Geigen und Harfen, Pauken und Trommeln es in mir spielen und dröhnen lässt. Ich kenne mich nur als Symphonie« (Pessoa 2010, S. 359).

Beide Zitate stammen vom bekannten portugiesischen Dichter Fernando Pessoa (1888–1935), einer der ersten Schriftsteller des 20. Jahrhunderts, der über die Vielfältigkeit des Selbst schrieb und das Selbst mit einem Orchester verglich. Ein anderes Bild ist das der inneren Bühne, auf der Selbstanteile wie Schauspieler in unseren

35 Aus Fernando Pessoa (2010): *Das Buch der Unruhe,* Fragment 396 vom 30.12.1932.

vielfältigen Rollen und Verkleidungen auf- und abtreten und vorübergehend unser Leben gestalten. Das klingt doch spannend, oder beunruhigt Sie das? Keine Angst, das ist ganz normal – es sind Bilder, Metaphern, metaphorische Modelle und Verdinglichungen, um den inneren Dialog in uns besser beschreiben zu können, und keine realen, echten Wesen oder Innenpersonen. Wenn Sie wie Woody Allen denken: »Ich bin manchmal gar nicht meiner Meinung«, dann sind Sie keineswegs geisteskrank. Zurück zur Teiletherapie, wie ich sie im Ursprungsmodell gelernt habe.

Die heute im deutschsprachigen Raum als »Ego-State-Theorie« (= Ich-Zustands-Theorie) bekannte Methode der Psychotherapie, geht auf die amerikanischen Psychologen John und Helen Watkins (2003) zurück und wurde parallel zur bekannteren Transaktionsanalyse von Eric Berne (2005) in der zweiten Hälfte des letzten Jahrhunderts entwickelt. Die Watkins beziehen sich in ihren Arbeiten ausführlich auf frühe Theorien der Psychoanalyse von C. G. Jung (die Komplextheorie, S. Bovensiepen 2019), auf die Zwei-Energien-Theorie von Paul Federn (2017), einem Schüler Sigmund Freuds (diese Energie-Theorie ist ein rührendes Relikt aus dem vorletzten Jahrhundert und hat heute nur noch museale Bedeutung) und auf die Hypnose. Sie schufen mit dem Ego-State-Modell eine in der psychotherapeutischen Alltagspraxis heute weit verbreitete und breit anwendbare Therapieform, die sogenannte Teiletherapie, die sich in den letzten Dekaden kontinuierlich weiterentwickelt hat[36] und in keiner Weise nur auf den Einsatz in der Psychotraumatologie beschränkt bleiben muss.

Vielleicht haben Sie schon einmal von der in der Transaktionsanalyse durch Eric Berne beschriebenen Einteilung der Ich-Zustände gehört: Er spricht von einem Kind-Ich, Erwachsenen-Ich und Eltern-Ich. Das ist zwar als Modell sehr griffig und praktikabel, aber so existiert die Einteilung in der Ego-State-Theorie nicht. Die Watkins gehen von einer Vielzahl von Innenteilen im Selbst aus, die je nach Kontext die innere Bühne betreten und das Erleben des Individuums konstituieren. Das heißt also auch, dass jeder von uns im autobiografischen Gedächtnis unendliche viele Erlebnisnetzwerke als voneinander unterscheidbare Ego-States abgespeichert haben kann. Dabei stößt man im Lehrbuch der beiden Watkins (2003) immer wieder auf die Me-

36 Meine Formen des Weiterdenkens und der Weiterentwicklung werde ich Ihnen in den nächsten zwei Kapiteln vorstellen.

tapher der »Selbstfamilie« – also der Vorstellung, dass die einzelnen Selbstanteile wie in einem Familienverband organisiert sind.

Daraus leiten Ego-State-Therapeuten für die Psychoedukation der Patienten häufig die Metapher des Hauses mit vielen Zimmern ab – in den Zimmern »leben« die einzelnen Teile unseres Selbst, und draußen an der Eingangstüre steht der Familienname, der die Corporate Identity des Systems verdeutlicht. Schon hier eine Warnung zur Vorsicht: Das sind alles nur Metaphern, keine Beschreibung dessen, wie es in echt, wirklich-wirklich *ist*. Nichts *ist* einfach nur so: »Der Mensch da hat eine Depression«, »Der da ist unbegabt« und »Die hat ein inneres bockiges Kind!« – das sind Zuschreibungen. Damit werde ich mich im nächsten Kapitel intensiver beschäftigen.

Im Lehrbuch der Ego-State-Theorie definieren die Watkins Ego-States – auf Deutsch Ich- oder Selbst-Zustände – wie folgt:

> »Ein Ich-Zustand kann definiert werden als organisiertes Verhaltens- und Erfahrungssystem, dessen Elemente durch ein gemeinsames Prinzip zusammengehalten werden und das von anderen Ich-Zuständen durch eine mehr oder weniger durchlässige Grenze getrennt ist« (Watkins u. Watkins 2003, S. 45).

Dies ist eine noch relativ vage Definition, die aber schon zwei wichtige Elemente enthält: Ich-Zustände sind bildhaft gesprochen eine Art Container, Schachtel oder Schublade, in der zielgerichtete (intentionale) Erfahrungen eines Subjekts mit sich selbst und der Welt unter einem Motto, einer verbinden Überschrift, gesammelt werden, und diese »memory-boxes« haben mehr oder weniger starke Grenzen zu anderen Selbstanteilen.

Für die Entstehung und Ausdifferenzierung der Ego-States in einem Menschen kommen drei Prozesse infrage:

- die normale Differenzierung unserer Persönlichkeit im Laufe des Lebens in unterschiedliche Seiten, Rollen oder Charakteranteile
- die Verinnerlichung (Introjektion) der *important others* – der Menschen unserer Umgebung – sowie von deren Werten, Zielen, Moralvorstellungen und Lösungsstrategien und
- die Reaktion auf ein Trauma, bei der mehr oder weniger stark getrennte Selbstanteile als Überlebensstrategie gebildet werden – der extreme Fall wäre dann die sogenannte »multiple Persönlichkeit« nach einem massiven Trauma.

Wie wird unser Erleben eigentlich organisiert? Welcher Selbstanteil von mir tritt wann und warum in den Vordergrund der sogenannten inneren Bühne? Für die Watkins gibt es einen beständigen Wechsel von Ich-Zuständen, die auf der inneren Bühne bei Bedarf (Anpassung, Verarbeitung von Anforderungen und Konfliktlösung nach außen und innen) nach vorne kommen und mein Erleben im Gegenwartsmoment bestimmen. Der Ich-Zustand, der zu einem bestimmten Zeitpunkt mein Erleben im Hier und Jetzt bestimmt, nennen wir den »ausführenden Ich-Zustand« (*executive ego-state*). Im Moment, wo ich das schreibe, ist das mein Schriftsteller- oder mein Theoretiker-Ego-State, der jetzt exekutiv ist; viele meiner anderen Seiten (meine Weltenbummler-Seite, mein Hobbykoch-Anteil oder mein »neugieriges inneres Kind«) sind zurzeit in Warteposition, im hinteren Raum der inneren Bühne sozusagen.

Ein Alleinstellungsmerkmal der Ego-State-Therapie, wie sie von dem Ehepaar Watkins konzipiert wurde, in Bezug auf andere Teilekonzepte ist, dass die Aktivierung der Teile des Selbst bei gesunden Individuen in Hypnose stattfinden soll.

> »Die Voraussetzung dafür, dass sie offen gelegt und der bewussten Beobachtung zugänglich gemacht werden können, scheint irgendeine Form der Hypnose zu sein. Die Fokussierung der Aufmerksamkeit aufgrund von Suggestion erfordert es für gewöhnlich, dass der Patient zuerst in eine hypnotische Trance geführt wird« (ebd., S. 106).

Bei Patienten mit Dissoziativer Identitätsstörung (DIS) sollen die Ich-Zustände nach Beobachtung der Autoren »spontan, ohne Anwendung von Hypnose, zutage treten« (ebd., S. 55). Dieses therapeutische Hilfsmittel der Tranceinduktion wird leider von vielen Psychotherapeuten heutzutage nicht genutzt – zum Teil, weil sie nicht nachhaltig in Hypnotherapie ausgebildet wurden oder weil die Patienten Hypnose ablehnen. Im strengen Watkins'sche Sinne ist dann die Anwendung des Konzeptes für einen großen Teil gesunder oder weniger gestörter Menschen keine Ego-State-Therapie, sondern Imagination, Rollenspiel oder innere Vorstellung.

Mit diesem Mangel an Tranceerfahrung in meinen Supervisionsgruppen in der Klinik und Einzelpraxis konfrontiert habe ich in verschiedenen Publikationen der letzten Jahre das Ego-State-Modell durch andere Teilekonzepte erweitert und speziell aus dem System der Inneren Familie (IFS) von Richard Schwartz (2020), dem Seitenmodell von Gunther Schmidt (2004, 2005) und den Schriften von Janina Fisher (2019) und Sandra Paulsen (2009, 2017) Gedanken und Methoden übernommen.

Für alle Teilemodelle stellt sich die Frage: Ist das Erleben der inneren und äußeren Wirklichkeit also ein unendlicher Strom von Selbst-Zuständen, die sich abwechseln, um die Anpassung des Individuums optimal zu organisieren? Ja, ich denke schon – zumindest legen die Befunde der neueren Hirnforschung uns das nahe.

In den letzten Jahren durfte ich viele spannende Erfahrungen mit der Teilearbeit bei meinen Patienten sammeln und ich bin zu dem Schluss gekommen: Es ist nicht sinnvoll, nur einzelne Selbstanteile isoliert voneinander zu betrachten (und auch zu therapieren), sondern unser Blick muss sich auf das System der Anteile als Ganzes erweitern, auf die Interaktion der Teile, die scheinbar festen Regeln gehorcht, auf die Synergien.

> »Die Dynamik heißt in erster Linie Anpassung an Anforderungen der Umgebung und der Verwirklichung von Grundbedürfnissen im gegebenen Rahmen. So konstruieren wir uns in gewissem Umfang ständig neu, verändern die innere Mannschaftsaufstellung« (Rießbeck 2013, S. 58).

Mit dieser inneren Mannschaft will ich mich weiter beschäftigen und sie im 4. Teil dieses Buches auf die Frage des Narzissmus anwenden.

Ego-States erscheinen uns wie Teilpersönlichkeiten oder Sub-Selbste, und in der zurzeit gängigen gelehrten Ego-State-Therapie regen Therapeuten den Patienten an, sein Erleben zu personifizieren, um besser mit den Teilen arbeiten zu können. In der praktischen Arbeit und im täglichen Begegnen mit diesen psychischen Phänomenen neigen wir Menschen zu Konstrukten, die leicht zu einer Verdinglichung führen können. Wir benutzen Metaphern wie »inneres Kind« oder »Vaterkomplex«, und Menschen mit multipler Persönlichkeit (korrekter: Dissoziativer Identitätsstörung) geben ihren Persönlichkeitsanteilen häufig Namen und schreiben ihnen einen bestimmten Charakter zu. Es besteht gar die Neigung, vom Begriff des Persönlichkeitsanteils im Alltagsjargon zu dem einer Persönlichkeit überzugehen oder Ego-States als Kobolde, Teufelchen oder Untermieter zu betrachten. Diese Anschauungsform scheint für das menschliche Denken hilfreich, da wir mit dem abstrakten Begriff, ein Ego-State, ein »Energiezustand« oder ein »neuronales Netzwerk« zu sein, weniger anfangen können. Es ist jedoch immer notwendig, sich dessen bewusst zu werden, dass das nur Metaphern sind und keine Entitäten, d. h. etwas, das real existieren würde. Eine moderne Definition von Ego-States könnte heute so klingen:

> Ego-States sind komplexe neuronale Netzwerke, die Gefühle, Körpergefühle, Überzeugungen und Verhaltensweisen in einem bestimmten Augenblick oder über einen bestimmten Zeitraum festhalten. Es sind voneinander abgrenzbare psychische Einheiten.

Ziel der Teiletherapie ist die Integration der Innenteile zu einer cobewussten und kooperativen Selbstfamilie. So wendet sich die Ego-State-Therapie nicht ausschließlich an den Erwachsenen im Patienten und damit nur indirekt an die kindlichen Selbstanteile, sondern direkt an das verletzte, beschämte oder auch traumatisierte innere Kind, an das sogenannte Täterintrojekt (d. h. Anteile, die Aspekte, Verhaltensweisen und Werte des Täters übernommen haben), den inneren Beobachter usw. Ego-State-Therapie ist, wie der Traumatherapeut Ulrich Sachsse aus Göttingen einmal in einem Vortrag sagte: Mütterberatung für Mütter mit schwierigen inneren Kindern. Wir versuchen, das Erwachsenen-Selbst des Patienten zu motivieren, sich um die ausgegrenzten, verhassten, verachteten traumatisierten Kind-Anteile zu kümmern, sie zu schützen und ihnen zu helfen, dass sie die Gegenwart als von der Vergangenheit unterschieden begreifen. Alle auftauchenden Anteile werden in ihrer Funktion für das Gesamtsystem untersucht, nicht bekämpft oder gar mit »Vernichtung« bedroht. Es gilt der Satz: Willst du ein Problem verstärken, musst du nur versuchen, es loszuwerden. Zum Beispiel entdeckte eine 34-jährige Patientin, dass ihre Angst, irgendetwas im Leben zu verändern, von einem beschämten inneren Kindanteil ausging. In diesem Fall war es mir möglich, mich direkt an das 5-jährige beschämte Kind zu wenden, welches sich mit aller Macht daran klammert, damit sich nichts verändert und alles beim Alten bleibt. Die Anerkennung der traumatisierten Selbstanteile als hilfreich zum Zeitpunkt ihrer Entstehung (Reframing), das Zeigen von Wertschätzung für etwas, was wir nicht als Defekt, sondern als eine Ressource sehen, kann aus diesem Dilemma herausführen – das Ziel der Therapie ist und bleibt die Integration der »Selbst-Familie«.

Dies ist ein steiniger Weg, voller Widerstände und Hindernisse. Wer mag schon einen Teil von sich, der für eine Zeit von qualvollen Erinnerungen und Beschämungen der Kindheit steht? Sie können das selbst ausprobieren: Denken Sie bitte jetzt an die Zeit zwischen vierzehn und sechzehn, die Hochphase Ihrer Pubertät – an die Fotos, die es da von Ihnen gibt, die Auseinandersetzungen und Kämpfe mit Lehrern, Eltern, Geschwistern usw. Ich vermute, falls diese Zeit nicht spurlos an Ihnen vorübergegangen ist, dass das Bild von Ihnen, welches vor Ihrem inneren Auge aufgetaucht ist, nicht nur gute Gefühle ausgelöst hat – um es vorsichtig auszudrücken.

Aus dem Gesagten folgt ein elementares Wesensmerkmal der Ego-State-Therapie: die »radikale« Ressourcenorientierung. Alle Teile sind entstanden, um dem Individuum zu helfen, sich einer normalen Umwelt anzupassen (normale Differenzierung), oder sind die adaptative Lösungsstrategie, sich verletzenden, manchmal gar traumatischen Entwicklungshindernissen zu stellen. Ego-States, die in Ermangelung von Entwicklungschancen in Verletzungssituationen eingefroren sind, brauchen nachträglicher Wertschätzung und »Bemutterung«. Wenn Ego-State-Therapie sich mit dem Suggestiven der Hypnotherapie verbindet, kann sie das Mütterliche in den Therapieprozess integrieren.

So weit eine Zusammenfassung von gängigen Positionen der aktuellen Ego-State-Community, welche sich explizit auf das von mir »klassisch« genannte Modell der Pioniere John und Helen Watkins beziehen.

Im nächsten Kapitel folgt meine Kritik an der Verdinglichung des Ego-State-Modells und der Versuch einer Neubestimmung.

»Die Sprache vom ›inneren Kind‹ bringt uns in Kontakt mit alten Gefühlen. Aber wenn wir daraus Figuren machen, verlieren wir den Bezug zur Gegenwart. Nicht die Kinder in dir haben Wünsche – du hast sie. Und du bist kein Zoo innerer Anteile, sondern ein Mensch mit Geschichte.«

Jochen Peichl (2024)

11 Sind Ego-States wie Innenpersonen mit eigenen Wünschen und Träumen? Wieweit ist Ver-DING-lichung hilfreich?

Im Folgenden untersuche ich die Konzepte von Ego-States in der Psychologie und Literatur, insbesondere im Kontext des Neurokonstruktivismus. Ich betrachte Ego-States als dynamische neuronale Muster, die sich durch Erfahrungen verändern, anstatt als feste Persönlichkeiten. Es folgt eine Kritik der klassischen Ego-State-Therapie, da sie statische Ego-States annimmt. Metaphern können nützlich sein, um komplexe Konzepte zu erklären, jedoch sollten wir, um falsche Schlussfolgerungen zu vermeiden, sie nicht als wörtliche Wahrheiten missverstehen.

Die Zitate von Fernando Pessoa im letzten Kapitel sind ein wunderbares Beispiel für die die poetische Vielschichtigkeit des Selbst. Er war fasziniert von der Idee, dass das Ich nicht eins ist, sondern viele. Er hat dieses Konzept nicht nur gedacht, sondern literarisch gelebt: mit seinen berühmten Heteronymen, also eigenständigen dichterischen Persönlichkeiten mit eigenem Stil und eigener Biografie. Mit seinen Heteronymen erschuf er Dichterfiguren, die so eigenständig waren, dass man meinen könnte, sie lebten wirklich. Und doch wusste Pessoa: Diese Figuren sind Erfindung, Spiel, Spiegel. Sie machen innere Facetten sichtbar – ohne sie zu verwechseln mit wörtlicher Wahrheit. In einem Zitat oben spricht Pessoa von einem »inneren Orchester« – eine wunderschöne, poetische Metapher für die vielen Stimmen, Rollen, Perspektiven, die ein Mensch in sich tragen kann. Aber: Pessoa war Literat, kein Therapeut – sein Werk ist eine ästhetische Wahrheit über uns Menschen – keine psychologische Erklärung.

In der Psychologie begegnen wir, wie im letzten Kapitel ausgeführt, ähnlichen Bildern: »das innere Kind«, »die innere Kritikerin«, »mein Täterintrojekt«. Diese Metaphern helfen, innere Prozesse greifbar zu machen. Doch sie sind keine eigenständigen Wesen – sie sind Zustände, Muster oder alte Erfahrungen. Problematisch wird es, wenn Menschen beginnen, diese Bilder wörtlich zu nehmen:

- »Meine inneren Kinder reden miteinander.«
- »Ich bin eine Selbstfamilie.«

Das klingt nach kreativer Selbstreflexion – doch psychologisch ist es ein Missverständnis. Wer Metaphern für Realität hält, läuft Gefahr, die Verantwortung abzugeben und das Ich zu zerstückeln. Hierzu möchte ich ein paar kritische Anmerkungen machen.

Die Krux mit den verdinglichten Metaphern

Wenn Sie sich mit dem Theoriegebäude der Hypnosystemik beschäftigt haben, sind Ihnen sicher die Bezüge zum Konstruktivismus aufgefallen – vor allem in den Schriften von Gunther Schmidt (2004, 2005). Davon abgeleitet ist der *Neurokonstruktivismus* eine theoretische Perspektive in der kognitiven Entwicklungspsychologie und den Neurowissenschaften – ein Denkmodell, das mich in den letzten Jahren sehr fasziniert hat. Seine Überzeugungen kombinieren Erkenntnisse aus der Neurobiologie, Psychologie und in jüngster Zeit der künstlichen Intelligenz, um zu erklären, wie man dem Geheimnis des kognitiven Funktionierens unseres Gehirns näherkommen könnte. Um die Denkweise kurz auf einen Satz zu reduzieren:

> Statt einer festen genetischen Programmierung der Gehirnstrukturen und -funktionen versteht sich Neurokonstruktivismus als die dynamische Emergenz kognitiver Funktionen durch kontinuierliche Wechselwirkungen zwischen neuronaler Struktur, individueller Erfahrung und Umweltbedingungen.

Wichtige Vertreter dieser Denkrichtung sind Annette Karmiloff-Smith (1992), Jeffrey Elman und Kollegen (1996), Denis Mareschal und Kollegen (2007)[37] und Lisa Feldman Barrett (2023a u. b), deren Bücher ich Ihnen sehr ans Herz legen möchte und die mein Denken maßgeblich bestimmen.

Eine moderne Sichtweise auf das Gehirn basiert in dem Buch *Siebeneinhalb Lektionen über das Gehirn* (Feldman Barret 2023b) auf den radikalen Grundideen des *Neurokonstruktivismus* und Barretts *Theorie der konstruierten Emotionen*. Sie geht davon aus, dass unser Gehirn kontinuierlich sensorische Informationen verarbeitet und kategorisiert, indem es auf frühere Erfahrungen zurückgreift. Diese frühen Erfahrungen sind nicht als fixierte Ego-States gespeichert, sondern eher als Muster in neuronalen Netzwerken. Wo ist der Unterschied, und welche Bedeutung hat das auf mein Verständnis von Ego-States?

John und Helen Watkins entwickelten, wie im letzten Kapitel erwähnt, ab den 70ern des letzten Jahrhunderts in den USA das Theorie- und Therapiemodell der Ego-State-Therapie. Für sie bezeichnet der Begriff Ego-States (dt. »Ich-Zustand«) verschiedene Persönlichkeitsanteile oder Ich-Zustände innerhalb einer Person. Diese Ich-Zustände sind für die beiden Watkins relativ eigenständige psychische Einheiten mit eigenen Gedanken, Gefühlen, Erinnerungen und Verhaltensmustern. Sie können wie menschliche Wesen harmonisch zusammenarbeiten oder in Konflikt miteinander stehen. Die Watkins (2003, S. 45) schreiben von »einzigartigen Entitäten«[38], aus denen die Teile bestehen sollen. Claire Frederick, eine Schülerin der Watkins, hat den Begriff Ego-State noch weiter ver-*ding*-licht. Sie schreibt:

> »Jeder Ich-Zustand besitzt seine eigenen, relativ überdauernden Affekte, Körperempfindungen, Erinnerungen, Phantasien und Verhaltensweisen, und er hat auch seine eigenen Wünsche, Träume und Bedürfnisse. Ich-Zustände stehen in ähnlicher Beziehung zueinander wie Familienmitglieder« (Frederick 2007, S. 19).

---

37 Diese Forscher haben das Konzept des Neurokonstruktivismus in ihrem einflussreichen Buch *Neuroconstructivism* (2007) gemeinsam entwickelt und vorgestellt. Das Buch besteht aus zwei Bänden und legt eine theoretische und empirisch fundierte Grundlage für diesen Ansatz.

38 Eine Entität (lat. *ens* = »Ding«) beschreibt ein Ding bzw. einen Oberbegriff, der durch eine Menge an Informationen eindeutig identifizierbar und somit einzigartig ist. Als Entitäten gelten beispielsweise Personen, Fahrzeuge, Bauwerke, Städte, Unternehmen oder abstrakte Objekte.

Und Silvia Zanotta gestaltet die »Ding«-Idee noch weiter aus:

> »Aber damit nicht genug: Ego-States können lernen, wachsen, sich verändern. Sie alle wollen geliebt und wertgeschätzt werden. Wenn man ihnen in Aussicht stellt, dass ich von dem Patienten und den anderen Anteilen respektiert und gemocht werde für das, was sie tun, sind sie auch bereit, ihre Rolle zu verändern und eine neue, sinnvollere, in der Gegenwart adäquate Aufgabe zu übernehmen« (Zanotta 2018, S. 94–95).

Ich glaube, so eine Vorstellung von inneren Anteilen ist ein vereinfachendes Missverständnis und nähert sich bedenklich der hippen Verwendung von »mein inneres Kind« in den sozialen Medien.[39] Ich bestreite, dass Ego-States, wie oben behauptet, miteinander kommunizieren (es sind doch keine Lebewesen!), auch, dass sie Träume haben, Wünsche und so weiter und sofort, wie Zanotta und Frederick schreiben. Das sind wenig hilfreiche, populistische Verdinglichungen, gegen die sich Gunther Schmidt in seinen Workshops und Kongressbeiträgen immer wieder gewehrt hat. Wenn man aber dann im hypnotherapeutischen Feld einen Ego-State-Therapeuten auf die Gefahr dieser Reifikation des Teilegedankens anspricht, hört man: Das sind ja nur Metaphern. Ok! Als ein Bild, das es uns leichter macht, etwas zu verstehen, wie unser Gehirn die Seele macht, ist das in Ordnung, aber:

> »Metaphern sind ein großartiges Hilfsmittel, um schwierige Themen mit einfachen, bekannten Begriffen zu erklären. Allerdings wird gerade die Einfachheit der Metapher manchmal zum Fallstrick, wenn man nämlich die Metapher zu *Erklärung* umfunktioniert. [...] Metaphern vermitteln häufig die Illusion von Wissen« (Feldman Barrett 2023b, S. 60; Kursivierung J. P.).

Das bedeutet: *Eine Metapher erklärt nicht, sie bebildert nur!* Beides zu verwechseln, ist ein sog. Kategorienfehler der Logik. Diese Form der Verdinglichung kann im Therapieprozess sinnvoll sein, ist aber nur eine *bebildernde* Zuschreibung und keine Tatsache – das muss klar gesagt werden (auch dem Patienten).

Um das Problem noch mehr zu verdeutlichen, dass Metaphern nur Bilder sind, die helfen sollen, komplexe oder abstrakte Dinge anschaulich zu machen, dass wir sie nicht als Erklärung für etwas missverstehen dürfen, hier ein gängiger Kategorienfehler:

---

39 Die Beliebtheit des Themas hat dazu geführt, dass zahlreiche Coaches, Influencer und Selbsthilfe-Gurus das Konzept für eigene Produkte (Bücher, Kurse, Workshops) vermarkten – oft ohne fundierte psychologische Ausbildung. Dadurch leidet die Seriosität dieses Ansatzes in der Psychotherapie.

»Das Gehirn ist wie ein Computer«

Diese Metapher wird oft verwendet, wenn man die Funktionsweise des Gehirns anschaulich erklären möchte – mit Speicher, Prozessor, »Software« usw. Das Problem ist nur: Das Gehirn funktioniert völlig anderes als ein Computer. – es ist plastisch, speichert nicht einfach Informationen wie eine Festplatte und arbeitet nicht binär. Seine Arbeitsweise ist extrem parallel, verteilt und dynamisch, viele Neuronen feuern gleichzeitig, beeinflussen sich gegenseitig, und es gibt keine zentrale Steuereinheit. Auch das sog. Ich oder Selbst ist kein fester Ort im Gehirn, sondern entsteht aus der Interaktion vieler Hirnareale, besonders im präfrontalen Kortex, Temporallappen und im Default Mode Network (ein Netzwerk, das aktiv ist, wenn wir über uns selbst nachdenken). Das Ich ist demnach eher ein Prozess als ein Objekt. Somit ist leicht zu erkennen: Wenn man die Metaphern zu wörtlich nimmt, übersieht man zentrale Unterschiede – sie sind Bilder und eben nicht die Sache selbst: Metaphern sind keine Ontologie[40].

Wenn man das vergisst, kann man leicht in Denkfehler oder falsche Schlussfolgerungen geraten. Dazu fällt mir ein Satz von George Lakoff und Mark Johnson (1980), den Begründern der kognitiven Metapherntheorie, ein:

> »The mind is not a machine. Thinking is not computing. And ideas are not objects.« (»Der Geist ist keine Maschine. Denken ist kein Rechnen. Und Ideen sind keine Objekte.«)

Was wir brauchen, ist eine plausible Erklärung für das Phänomen Ego-State, die mit einer modernen Sicht des Gehirns und der Neurobiologie kompatibel ist. Ich will es mithilfe von Feldman Barrett versuchen.

Wie arbeitet unser Gehirn aus Sicht des Neurokonstruktivismus?

Das Gehirn erstellt mentale Konzepte von Erfahrungen, die ihm helfen, neue Sinneseindrücke zu ordnen und ihnen

40 Ontologie ist die philosophische Lehre vom Sein – sie fragt, was wirklich existiert, was die grundlegenden Strukturen der Wirklichkeit sind.

»Bedeutung beizumessen, eine Erklärung zu finden, woher sie kommen, was in der Welt sie meinen und wie sie damit am besten umgehen« (Feldman Barret 2023a, S. 160).

Diese Konzepte basieren auf früheren Erlebnissen und kulturellem Wissen.

In diesen Aussagen stecken einige interessante Überlegungen für eine Spurensuche, was sog. Ego-States sind und wie sie entstehen. Feldman Barrett würde den Terminus »Ego-States« vermutlich ablehnen, da damit – wie oben bei Frederick und Zanotta gesehen – eher abgeschlossene, zeitüberdauernde Persönlichkeitsanteile mit eigenen Wahrnehmungen und Verhaltensmustern gemeint sind und keine dynamischen Prozesse der Persönlichkeitskonstruktion.[41] Geeigneter wäre der Begriff »Muster« in neuronalen Netzwerken, denn das Gehirn nutzt gespeicherte Muster, um sensorische Informationen mithilfe von Vorhersagemodellen zu interpretieren und abzugleichen. Diese Muster oder Kategorien sind flexibel und veränderbar durch neue Erfahrungen – hier wird der Veränderungsansatz in der Therapie ansetzen müssen.

Was sind vernetzte Muster und Vorhersagemodelle im Gehirn?

Für den Neurokonstruktivismus sind diese vernetzten Muster und Vorhersagemodelle das Fundament für Wahrnehmung, Emotionen und Verhalten. Ohne Sie wären wir realitäts- und erfahrungsblind – eine isolierte Monade im Ozean der Informationen. Lassen Sie mich das an einem Beispiel erklären:

Ich war heute im Stadtpark spazieren und habe viele Objekte gesehen: Jogger, Frauen mit Kinderwägen, Hunde, habe Menschen beobachtet, wie sie Sport trieben oder nur in ein Buch vertieft auf einer Bank saßen. Ich habe Laub und Blumen gerochen und die Sonne auf meinem Gesicht gespürt. Das war etwas, was ich eine *Erfahrung* nennen würde, die ich mithilfe der in meinem Kopf gespeicherten Konzepte kategorisiert habe.

41 Damit wäre der Begriff Ego-State eigentlich auch falsch, es müsst »Ego-Trait« heißen. Denn: »Trait« bezieht sich auf relativ stabile, überdauernde Persönlichkeitseigenschaften, während »State« kurzfristige, situativ abhängige Zustände oder Emotionen meint.

> »Ihr ständig mit Voraussagen beschäftigtes Gehirn nimmt den Sinnesinput schnell vorweg und fragt: ›Welchem meiner Konzepte ähnelt dies?‹« (Feldman Barret 2023a, S. 162).

Für mich ist es das Konzept: glückliche Entspannung in der Natur.

Die Muster/Konzepte entstehen durch Erfahrung und kontinuierliches Lernen. Sie helfen dem Gehirn, neue Informationen effizient zu verarbeiten. Sie werden sich jetzt vielleicht fragen: Wie entstehen diese Muster über die Zeit? Folgende Antworten kann ich Ihnen nach der Lektüre der Arbeiten von Feldman Barrett anbieten:

1) **Synaptische Plastizität:** Wiederholte Erfahrungen, immer gleiche Durchläufe von Ereignismustern verstärken bestimmte Verbindungen zwischen Neuronen. Das kennen wir als Hebb'sche Lernregel: »Neuronen, die zusammen feuern, verbinden sich – verbundene Neuronen feuern zusammen.« Beispiel: Ein Kind lernt, dass ein bestimmter Gesichtsausdruck der Mutter mit Glück und Wohlbefinden verbunden ist → Die Neuronen für visuelle Reize (Gesichtsausdruck) und emotionale Bewertung (Gefühl von Wohlbefinden) werden verknüpft.
2) **Predictive Coding:** Das Gehirn verarbeitet nicht einfach Sinnesreize, sondern versucht ständig vorherzusagen, was als Nächstes passiert, um handlungsfähig zu bleiben. Diese Vorhersagen (so hatten wir oben gesagt) basieren auf Erfahrungen, die als neuronale Muster gespeichert sind. Anstatt also nur passiv Reize aufzunehmen, erstellt das Gehirn in Echtzeit Modelle der Welt und testet sie gegen neue einlaufende Sinneseindrücke. Stimmt das Modell mit der Sinneserfahrung überein, ist das die aktuelle Erfahrung, wenn nicht, muss das Vorhersagemodell angeglichen werden (Vorhersagefehler). Zum Beispiel: Wenn man eine stillstehende Rolltreppe hinuntergeht, ist das ein »komisches Gefühl«, und man geht unsicher. Warum? Wenn man die Rolltreppe sieht, »erwartet« unser Gehirn, dass sie sich bewegt und man passiv bewegt wird – diese Erwartung ist das gespeicherte Modell. Den »Vorhersagefehler« zu korrigieren ist aber schwierig, Sie kennen das sicher: Obwohl ich weiß, dass die Rolltreppe steht, ist das Hinuntergehen anders als bei einer normalen Treppe.
3) **Hierarchische Organisation:** Wir haben es mit Modellen auf verschiedenen Ebenen des Gehirns zu tun. Im sensorischen

Kortex entstehen niedrigstufige Muster (z. B. Formen, Klänge). Im limbischen System entstehen emotionale Bewertungen (z. B. angenehm oder unangenehm, gefährlich oder sicher). Der präfrontale Kortex integriert all das zu einem Gesamtbild und hilft, bewusste Entscheidungen zu treffen.

4) **Entwicklung über die Zeit:** In der frühen Kindheit sammelt das Gehirn Erfahrungen und formt grundlegende Kategorien (z. B. »Mama«, »Gefahr«, »Sicherheit«). Feldman Barrett schreibt: »Das kindliche Gehirn kennt den Großteil der Konzepte, von denen wir als Erwachsene Gebrauch machen, noch nicht [...]. Ein Erwachsenengehirn wird von seinen Vorhersagen beherrscht, ein kindliches Gehirn von seinen Vorhersageirrtümern« (Feldman Barrett 2023a, S. 204). Mit unserem Gehirn gestalten wir einen lebenslangen Lernprozess, denn jedes neue Erlebnis – v. a., wenn es eine emotionale Bewegung bei uns auslöst – verändert und aktualisiert diese Muster und Vorhersagemodelle leicht. Aber gerade die »Fehler« sind es, die uns weiterbringen: Erwartungsfehler (»Prediction Errors«) treiben das Lernen an → Wenn eine Vorhersage falsch ist, passt das Gehirn sein Modell an und schafft einen Überlebensspielraum.

Das Gehirn ist also kein passiver Reiz-Reaktions-Mechanismus, sondern ein *aktiver Konstrukteur von Realität.*

> »Forschende wissen schon seit Langem, dass Wissen aus der Vergangenheit, das in bestimmten Hirnverschaltungen gespeichert ist, simulierte Erfahrungen der Zukunft schafft, zum Beispiel in Gestalt von Imaginationen« (Feldman Barrett 2023a, S. 217).

Lassen Sie mich das Gesagte an einem Fallbeispiel vertiefen.

Die Geschichte von Herrn Blau

Stellen Sie sich den 37-jährigen Herrn Blau vor, der verspätet zu einem sozialen Event an seinem Arbeitsplatz (z. B. eine interne Geburtstagsfeier im Sozialraum) eilt und, als er sich der verschlossenen Türe nähert, ein vergnügtes Lachen hört. Sein Herz beginnt plötzlich zu rasen, und ihm wir schwindelig. Was ist passiert? Emotionen sind nach Feldman Barrett nicht fest verdrahtet, sondern entstehen, weil das Gehirn Sinneseindrücke (z. B. das Lachen, das Herzklopfen, die verschlossene Tür) mit früheren Erfahrungen und Konzepten abgleicht – die Emotionen entstehen *nach* der Erstellung eines Vorhersagemodells durch das Gehirn. Woher kennt Herr Blau die Situation, damit sein Gehirn ein Vorhersagemodell erstellen kann, um zu »wissen«, was gleich passieren wird? Wenn sein Herz rast, kann das Gehirn basierend auf der Situation und der Vorerfahrung »Freude« oder »Angst« konstruieren. *Freude*: Das Gehirn ruft beim Lachen hinter der Tür eine Erinnerung an den letzten, sehr fröhlichen Betriebsausflug auf, und Herr Blau drückt mit Vorfreude und beseelt die Türklinke. *Angst*: Das Vorhersagemodell in Herrn Blaus Gedächtnis führt zu einer beschämenden Erinnerung als Kind, als seine Geschwister ihn immer wieder gehänselt und missachtet haben. Vor allem ihr Lachen hinter der Tür, wenn er ausgeschlossen wurde, steigt plötzlich wieder in ihm auf. Herr Blau drückt jetzt nur noch zaghaft die Türklinke und ist in Erwartung einer Ablehnung.

Das sind nur zwei der möglichen Vorhersagen.

> »Ihr Gehirn stellt in jedem Augenblick simultan Tausende von Vorhersagen auf, ein wahrer Ansturm von Wahrscheinlichkeiten, und bleibt nie an einer einzigen Siegerinstanz ›kleben‹« (Feldman Barrett 2023a, S. 218).

Was ist dabei mit »Instanz« gemeint? Eine *Instanz* ist eine konkrete, individuelle Version eines allgemeinen Konzepts, die sich in einem bestimmten Moment manifestiert – eine konstruierte Erfahrung. Wenn du dich »eifersüchtig« fühlst, erschafft dein Gehirn in diesem Moment eine *Instanz von Eifersucht*, basierend auf deiner aktuellen Situation, früheren Erfahrungen und körperlichen Signalen.

Lassen Sie mich das Gesagte wieder mit der Frage nach dem Ursprung der »Ego-States« verbinden.

Die Persönlichkeit als ein komplexes Konstrukt

Ich hatte oben gemäß der klassischen Ego-State-Theorie der Watkins die Ich-Zustände als eher abgeschlossene Persönlichkeitsanteile mit eigenen Wahrnehmungen und Verhaltensmustern (Träumen und Wünschen) beschrieben. Vielleicht stimmt das ja gar nicht, und es gibt gar keine abgeschlossenen Persönlichkeitsanteile, als zeitstabile Strukturen. Vielleicht ist Persönlichkeit im Sinne des Neurokonstruktivismus auch konstruiert, und die Elemente der Konstruktion sind komplexe neuronale Muster. Sie haben sicher bemerkt, dass ich zweimal »vielleicht« verwendet habe. Ich will damit sagen, dass meine folgenden Thesen keine »Wahrheiten« sind, sondern Ideen von mir, die sich noch bewähren müssen.

Meine Behauptung lautet: Aus der Perspektive des Neurokonstruktivismus argumentiere ich, dass Persönlichkeit nicht aus abgeschlossenen Ego-States besteht, sondern aus dynamischen, vernetzten neuronalen Mustern, die sich in einem kontinuierlichen Prozess der Konstruktion und Rekonstruktion befinden. Damit würde ich den Neurokonstruktivismus à la Feldman Barrett nicht nur auf Emotionen, sondern auch auf das gesamte Konzept von Identität und Selbst erweitern!

Ich postuliere:

1) **Persönlichkeit ist eine dynamische Konstruktion:** Anstatt in starre Anteile (Ego-States) unterteilt zu sein, könnte Persönlichkeit ein komplexes System aus neuronalen Vorhersagemodellen sein. Diese Modelle entstehen, wie wir bereits wissen, durch Erfahrungen und passen sich an neue Situationen an – ähnlich wie Emotionen konstruiert werden. Das bedeutet, dass das Gehirn in jeder Situation flexibel eine »passende Version des Selbst« erzeugt, basierend auf früheren Erlebnissen und aktuellen Kontexten.
2) **Ego-States als vereinfachte Erklärung für komplexe Muster?** In der klassischen Ego-State-Theorie (wie auch in der Transaktionsanalyse) gibt es verschiedene »Ich-Zustände« (z. B. das innere Kind, das Erwachsenen-Ich, der innere Kritiker). Wenn ich das nun neurokonstruktivistisch betrachte, könnte das eine Metapher für unterschiedliche, durch Erfahrung geformte neuronale Muster sein, die je nach Situation aktiv werden. Diese Muster sind aber nicht starr oder getrennt, sondern überlappen und verändern sich mit der Zeit.
3) **Wie entstehen diese Muster?** Sie entstehen durch Lernen und Erfahrung, die wir im Leben machen. Das Gehirn speichert nicht einzelne »Persönlichkeitsanteile«, sondern entwickelt kognitive und emotionale Schemata, die im Laufe der Zeit reifen. Je nach Kontext, in den ein Mensch gerät (denken Sie oben an Herrn Blau und die Feier im Sozialraum), wird ein bestimmtes Muster stärker aktiviert. Zum Beispiel verhält sich jemand in einer ernsten Arbeitssituation anders als beim Feiern mit Freunden – aber das sind keine getrennten Persönlichkeitsan-

teile, sondern situationsabhängige Aktivierungen neuronaler Netzwerke. Wenn es stimmt, was ich behaupte, dass Persönlichkeit konstruiert ist, kann sie sich auch verändern – durch neue Erfahrungen oder bewusste Reflexion.

4) **Was bedeutet das für unser Selbstbild?** Wenn Persönlichkeit ein dynamisches neuronales Modell ist, bedeutet das, dass das Selbst nicht fix oder »fest verdrahtet« ist. Stattdessen könnte es sich um ein flexibles, ständig angepasstes Netzwerk aus Erinnerungen, Emotionen und Konzepten handeln. Das bedeutet, dass unser »Selbst« eigentlich nur eine temporäre Konstruktion unseres Gehirns ist – ein fortlaufender Prozess, der auf Vorhersagen, Erfahrungen und Kontext basiert. Das passt auch zu modernen Theorien der Selbstwahrnehmung, die das »Ich« als eine Konstruktion des Gehirns sehen (z. B. Metzinger 2009), um Kohärenz und Kontinuität in der Erfahrung zu erzeugen.

Mein Zwischenfazit

Vielleicht gibt es keine klar abgegrenzten Ego-States wie in der Theorie des heute von den Schülern der Watkins vertretenen Ego-State-Konzeptes, sondern nur dynamische neuronale Muster, die sich je nach Situation unterschiedlich aktivieren. Persönlichkeit wäre dann kein statisches Konzept, sondern eine kontinuierliche Konstruktion, die sich durch Erfahrung und Vorhersagemodelle formt. Unsere Identität ist kein fester Kern, sondern ein Mosaik aus inneren Stimmen – ein fortlaufendes Narrativ, dass unser Erleben formt. Und um den bekannten Satz »Wer bin ich – und wenn ja, wie viele?« weiterzuspinnen und zu beantworten: »Wer bin ich? Die Ich-Zustände als Geschichten unseres Selbst.«

»Man erzählt sich das eigene Leben,
während man es lebt.«

Judith Hermann

12 Das Selbst als Erzählung: Wie Ego-States unser Leben schreiben

Unsere Identität ist kein starres Gebilde, sondern eine fortlaufende Geschichte, die wir uns selbst erzählen. In jedem Moment des Lebens wechseln wir zwischen verschiedenen Ego-States – inneren Stimmen, Rollen und Identitätsaspekten, die unsere Erfahrungen interpretieren und ihnen Bedeutung verleihen. Sind wir wirklich ein einheitliches »Ich«? Oder sind wir die Summe der Erzählungen, die unsere Ego-States über uns selbst spinnen?

Wenn Sie sich schon einmal mit Hypnosystemik beschäftigt oder Vorträge von Gunther Schmidt gehört haben, dann werden Sie sicher denken: So neu ist das auch nicht, was ich eben gelesen haben. Stimmt! Das alles, was ich bei Feldman Barrett gelernt habe, passt perfekt zur hypnosystemischen Perspektive, weil diese ebenfalls davon ausgeht, dass Menschen nicht isolierte »feste Persönlichkeiten« sind, sondern sich in Wechselwirkung mit ihrem sozialen und situativen Umfeld entwickeln. Somit ist das Selbst nicht als eine feste, unveränderliche Entität zu betrachten, sondern als ein dynamischer Prozess, als ein emergentes Phänomen, das sich ständig in Wechselwirkung mit seiner Umwelt entwickelt. Der Neurokonstruktivismus bestätigt das: Persönlichkeit ist keine feste Struktur im Gehirn, sondern ein sich ständig anpassendes Muster aus Erfahrungen, Konzepten und Vorhersagen. Das wiederum erklärt auch, warum wir uns in verschiedenen Situationen anders verhalten und erleben können oder warum sich unsere Persönlichkeit über die Jahre verändert. Es gibt kein festes »Ich«, sondern nur dynamische neuronale Muster, die sich ständig anpassen.

Aber dieser Prozess der dynamischen Anpassung kann gehemmt oder gar blockiert werden: Traumata oder intensive Erfahrungen verändern diese Muster – deshalb fühlen sich Menschen nach starken Erlebnissen manchmal wie »eine andere Person«, sie sagen: »Ich bin seit dem Ereignis X nicht der/die Alte« usw. Was bedeutet das für uns, wenn es kein »wahres Selbst«, sondern nur viele mögliche Versionen von uns gibt? Warum schreibe ich »nur«? Anstatt zu fragen »Wer bin ich wirklich?«, wäre doch diese Frage stimmiger: »Welche Version von mir wird in welchem Kontext aktiv?« Das nimmt den Druck, eine »feste Identität« haben zu müssen. Probleme entstehen aber durch starre Muster. Wenn das Gehirn immer dieselben Vorhersagemodelle nutzt, bleiben wir in gewohnten Denkmustern und Konzepten stecken – denken Sie an Herrn Blau (»Ich werde wieder beschämt«, »Ich bin schüchtern«, »Ich kann das nicht«).

Mit den letzten Zeilen bekomme ich nun wieder die Kurve zu den sog. Ego-States meiner beiden letzten Kapitel.

Was könnten Ego-States sein?

Nach der vertieften Lektüre der beiden auf Deutsch erschienenen Bücher von Lisa Feldman Barrett habe ich gelernt, dass unser Gehirn Sinnesdaten nicht einfach passiv empfängt, sondern aktiv interpretiert – dafür braucht es eine Interpretationsfolie oder einen Musterbogen, wie beim Schneidern. Das geschieht, indem es aus früheren Erfahrungen Vorhersagen generiert, sogenannte Konzepte. Diese Vorhersagen helfen dabei, Sinneseindrücke zu deuten und schnell zu handeln. So weit kennen wir das schon. Wie sollen wir uns die gespeicherten Erfahrungen vorstellen, die es für die Vorhersagen braucht? Aus der Gedächtnisforschung wissen wir, dass gemachte Erinnerungen vom Moment unserer Geburt an (vielleicht auch im Uterus?) tatsächlich in Form von Modellen im Gehirn abgelegt sind. Erinnerungen sind nicht wie Filme auf DVDs gespeichert, sondern als abstrakte Muster und Konzepte. Diese Muster bestehen aus neuronalen Netzwerken, die bei ähnlichen Situationen erneut aktiviert werden können. Was ist ihr Zweck? Das Gehirn nutzt diese gespeicherten Muster, um zukünftige Erlebnisse vorherzusagen und Sinnesdaten zu interpretieren.

Das Gehirn konstruiert ständig die Realität auf der Grundlage früherer Erfahrungen.

Diese Modelle sind flexibel: Wir passen sie ständig an, damit sie besser zur aktuellen Umwelt passen.

Lassen Sie mich das wieder an einem Beispiel verdeutlichen:

Stellen Sie sich einmal vor, der uns schon bekannte Herr Blau beobachtet bei einer feuchtfröhlichen Betriebsfeier, wie seine Partnerin Helga mit jemand anderem im Raum flirtet, sie werfen sich ständig Blicke zu, es kommt zu »unabsichtlichen« Berührungen, und irgendetwas zwischen den beiden scheint da zu laufen. Herr Blau spürt deutlich ein Gefühl von Eifersucht in sich aufsteigen. Sein Gehirn erstellt gleichzeitig zahlreiche Vorhersagen für »Eifersucht«. In einem Szenario geht er aktiv auf den Konkurrenten zu und konfrontiert ihn, in einem anderen wird er wütend auf seine Frau und verlangt zu gehen. Oder Herr Blau bleibt scheinbar ganz ruhig sitzen und bestellt sich noch eine Flasche Wein. Vielleicht bringt ihn die Tatsache, dass es sein Chef ist, der so genüsslich mit seiner Partnerin tanzt, auf die Idee, wie er sich rächen könnte, oder aber er steht auf und geht nach Hause. Es gibt noch viele denkbare Vorhersagen für das Gefühl »Eifersucht« mit unterschiedlichsten Zielsetzungen und daraus folgenden Handlungsoptionen.

Wie entscheidet sich nun das Gehirn von Herrn Blau für eine »Siegerinstanz« von Eifersucht, die am besten zu seinen Zielen in dieser Situation passt? Lassen Sie es mich mit Feldmann Barret (2023a, S. 203) sagen:

> »In jedem Fall verfolgt Ihr Gehirn einen ähnlichen Prozess: Es kategorisiert so, dass das Resultat zur Situation ebenso passt wie zu Ihren inneren Empfindungen, und zwar auf der Grundlage Ihrer früheren Erfahrungen. Kategorisieren heißt: Es wird eine Siegerinstanz gewählt, die zu Ihrer Erfahrung wird und Ihr Verhalten steuert.«

Hier mischen die *früheren Erfahrungen*, die gespeicherten Muster, erheblich mit, welche der Vorhersagen sich in Momenten eines Wimpernschlages durchsetzen. Wie ich oben geschrieben habe, speichert das Gehirn nicht einfach Erlebnisse wie Episodenfilme, sondern bildet abstrakte Muster und Konzepte, wir sagen Vorhersagemodelle, die helfen, zukünftige sensorische Inputs zu interpretieren. Das ist jetzt der entscheidende Punkt für die Neujustierung der Teiletherapie.

> »Ihr Gehirn erschafft […] die Vergangenheit neu, indem es sich fragt: Als ich das letzte Mal eine ähnliche Situation erlebt habe, als mein Körper in einem ähnlichen Zustand war und eine ähnliche Aktivität vorbereitete, was habe ich da gesehen? Was habe ich empfunden?« (Feldman Barrett 2023b, S. 83).

Wenn bei Herrn Blau – um an dem Beispiel oben mit dem Lachen und der Beschämungsangst anzuknüpfen – ein dominantes Muster (neuronales Netzwerk), ein verdichtetes Vorhersagemodell ausgelöst wird, das aus einem strukturellen Defizit (s. Kap. 7) in der Kindheit entstanden ist, dann ist es wahrscheinlich, dass Herr Blau unbewusst eine Handlung wählt, die mehr dem beschämten Jungen aus dem 7. Lebensjahr entspricht und wenig erwachsen erscheint. Man könnte sagen: Wenn wir in der Gegenwart auf eine Weise reagieren, die eher zu meiner 7-jährigen Erfahrung passt als zu meinem erwachsenen Selbst, dann wurde vermutlich das alte *Modell meiner Kindheitserfahrung* aktiviert, das so etwas schon einmal erlebt hat. Mein Gehirn nutzt jetzt ein dominant gespeichertes Muster aus der Vergangenheit, um die aktuelle Situation zu interpretieren – auch wenn diese vielleicht gar nicht exakt zur Gegenwart passt. Mein Gehirn hat im Laufe der Jahre aus den Erfahrungen als 7-Jähriger ein stabiles Konzept gebildet, das beeinflusst, wie ich ähnliche Situationen heute wahrnehme und bewerte. Es ist quasi eine gespeicherte Kategorie für Erfahrung – und wenn die Gegenwart vage an die Vergangenheit erinnert, wird dieses Konzept aktiviert. Dieses Konzept ist der Ich-Zustand, der Ego-State, der sich im Hier und Jetzt sich durchsetzt und mein Handeln bestimmt. Aus Sicht meines Erwachsenen-Selbst ist das Vorhersagemodell (das innere 7-jährige Kind) ein Vorhersageirrtum (*prediction error*): Falls mein Gehirn diese alte Kindheitserfahrung aus dem 7. Lebensjahr automatisch auf die Gegenwart überträgt, obwohl die Situation heute eine andere ist, kann es zu einem Vorhersageirrtum kommen. Mein Gehirn erwartet (basierend auf früheren Erfahrungen) eine Bedrohung, eine Beschämung (wie im Beispiel von Herrn Blau) oder ein Trauma, obwohl es möglicherweise nicht mehr real ist. Das ist genau das, was in Triggersituationen passiert: Mein Gehirn glaubt, dass eine alte Gefahr noch besteht, weil es ein früheres Modell aktiviert hat. Die gute Nachricht: Da das Gehirn lernfähig ist, kann es neue, passendere Modelle entwickeln – das ist der Kern von emotionaler Verarbeitung und das Ziel der Ego-State-Therapie.

Wie könnten Therapiestrategien der Ego-State-Therapie hilfreich sein?

An allererster Stelle möchte ich an die *Potenzialhypothese* der hypnosystemischen Therapie erinnern, die davon ausgeht, dass jeder Mensch über bereits vorhandene Ressourcen und Lösungspotenziale verfügt, die aber durch *problemfokussierte Wahrnehmungsmuster* oder unbewusste Blockaden nicht zugänglich sind. Diese starren, ressourcenhemmenden Muster heißt es aufzufinden und zu verändern.

> »Die Vergangenheit zu ändern, ist unmöglich, aber mit ein bisschen Anstrengung können Sie verändern, wie Ihr Gehirn in der Zukunft Voraussagen trifft. [...] Alles, was sie heute lernen, sorgt dafür, dass Ihr Gehirn morgen andere Voraussagen trifft« (Feldman Barrett 2023b, S. 95).

Ein weiterer Aspekt ist die Überzeugung der Systemik wie auch des Neurokonstruktivismus, dass Veränderung immer möglich ist. Wenn Persönlichkeit ein dynamisches Konstrukt ist, dann kann sie sich durch neue Erfahrungen, neue Musterbildungen und veränderte Voraussagemodelle verändern. Genau das ist auch die Grundannahme der systemischen Arbeit: Menschen können andere Muster entwickeln – zu Beginn des Buches habe ich das Musterunterbrechung genannt –, wenn sich ihr Umfeld, ihre Beziehungen oder ihre inneren Konzepte (Vorhersagemodelle) verändern. An allen drei Dingen können wir in der Therapie zielführend arbeiten.

Auch wenn ich heute, wie ausführlich dargelegt, unter Ego-States etwas anderes verstehe, nutze ich gerne die hilfreichen Methoden des Ego-State-Konzeptes von John und Helen Watkins. Der Clou ist nur, dass ich dem Patienten bewusst anbiete, die Teilesprache zu wählen, um mögliche problematische Musterbildungen oder starre Voraussagemodelle zu markieren, und hole mir dabei sein Einverständnis ein. Dabei kommt mir oft ein flapsiger – aber wahrer – Spruch von Michael Bohne in den Sinn: »Innere Kinder haben nur schwangere Frauen.« So oder so ähnlich versuche ich, meine Patienten von einer zu naturalistischen Auffassung von inneren Anteilen abzuhalten. Wir verständigen uns auf einen gemeinsamen Sprachgebrauch als eine »Metapher« für etwas, das meist unbewusst abläuft und schwer in Worte zu fassen ist. Der kleine 7-jährige Junge in Herrn Blau ist eine Figur in einer Erzählgeschichte, die er über sich und sein Leben entwirft.

Ich könnte Herrn Blau in der Therapiesitzung fragen, wie er sich vor der Türe gefühlt hat, ob er etwas gedacht hat und wie sich sein Körper angefühlt hat. Ob ihn dieser Moment an etwas erinnert? Wenn er dann die Geschichte von seinen Brüdern im 7. Lebensjahr erzählt, von deren höhnischen Lachern hinter der Türe, den Verletzungen und Demütigungen, dann könnte ich ihm sagen:

»Als Sie da vor der Tür zum Sozialraum standen und Ihr Herz raste, da war es, als seien Sie wieder 7 Jahre und die Zeit sei stehen geblieben. Sie waren nicht mehr der 35-jährige Erwachsene. Sie waren wieder 7 Jahre – ein 7-jähriger Kind-Anteil.«

Mein Ziel ist es, durch die Aufforderung zur Imagination und das verbale Angebot, es gäbe in ihm immer noch so einen beschämten 7-jährigen Persönlichkeitsanteil, das abstrakte Muster und Konzepte aus der früheren Erfahrung zu bebildern, es quasi auszupacken, wie man eine gezippte Datei auf dem Computer nach der Übertragung auspackt. So entsteht ein personifizierter Ego-State, ein Artefakt als eine Konstruktion durch Aufmerksamkeitsfokussierung auf einen Gegenwartsmoment.

Während Herr Blau sich als 7-Jähriger imaginiert und die Scham aus alten Tagen spürt, würde ich für mich denken: Das Gehirn verarbeitet nicht einfach Sinnesreize (das Lachen, die geschlossene Tür), sondern versucht ständig, vorherzusagen, was als Nächstes passiert. Deshalb ist es für mich einleuchtend: Das Gehirn von Herrn Blau hatte in diesem Moment ein Vorhersagemodell gewählt, um die Zukunft vorauszusehen, welches den dringlichsten Vorhersagewert hatte: die Erinnerung an die Beschämung der Kindheit – die Gegenwart als eine Halluzination der Vergangenheit.

Das Narrativ vom inneren Kind

Die neueren Erkenntnisse der Neurowissenschaften legen nahe, dass das Selbst zu Beginn des Lebens nicht als ein integriertes Ganzes aus der Erfahrungsmatrix zwischen Säugling und Mutter auftaucht, sondern als uneinheitlich in seinem Ursprung.

> »Beide, LeDoux (2002, S. 192) und Damasio (2000, S. 189), argumentieren, dass das Narrativ den wichtigen Klebstoff bereithält, der die unterschiedlichen Netzwerke zusammenbindet, um ein einheitliches Gefühl des Selbst zu kreieren. Das Gehirn benutzt Geschichten, um ein einziges ›mich‹ aus fragmentierten Erfahrungen zu schaffen« (Stuthridge 2006, S. 272).

Dieses »narrative Selbst« und seine Entstehung lässt sich gut im Laufe der Entwicklung der einzelnen Gedächtnissysteme verfolgen (s. Abb. 7).

1) Unsere frühesten Geschichten sind »sprachlos« und entstehen aus den nonverbalen Interaktionen zwischen Säugling und Bezugsperson; sie bestehen aus Geräuschen, Berührungen und Bewegungen, die in frühen Ego-State-Dyaden via Internalisierung im impliziten Gedächtnis gesammelt werden – subsymbolische, affektive, sensomotorische Geschichten des Selbst.
2) Ab dem 18. Lebensmonat, wenn der Hippocampus als wichtigste Struktur des expliziten Gedächtnisses ausgereift ist, finden sich einfache, symbolische und verbale Geschichten des Selbst. Das explizite Gedächtnis umfasst bewusste Erinnerung, Sprache und Symbolisierungsprozesse, die Geschichten haben einen Anfang und ein Ende, und es gibt die Guten und die Bösen.
3) Ab dem 4.–5. Lebensjahr, mit der Ausreifung des autobiografischen Gedächtnisses, werden die Geschichten zu immer komplexeren, symbolisierten Geschichten des Selbst und erlangen reflexive Kapazität. Erst das autobiografische Gedächtnis erlaubt es uns, ein narratives Selbst zu bilden, ein »mich«, welches über die Zeit hin existiert – die Erfahrung unserer Kontinuität als Individuum.

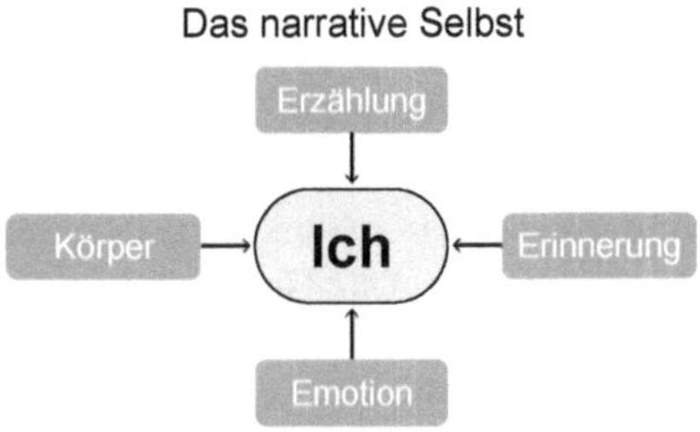

Abb. 7: Das narrative Selbst

Das vielleicht Wichtigste am autobiografischen Gedächtnis ist für Psychotherapeuten, dass es sich durch neue Erfahrungen verändern lässt, das heißt: Die Geschichte, die ich bis heute über mich geschrieben habe, kann ich morgen auch umschreiben. Ich kann zwar die Vergangenheit nicht mehr ändern – sie ist definitiv »ver-gangen« und somit einen »Restriktion« in der Sprache der hypnosystemischen Theorie –, aber ich kann die Geschichte verändern, die ich über sie und damit über mich erzähle. Ein Kernsatz der hypnosystemischen Therapie drückt genau das aus:

> »Wir können die Vergangenheit nicht verändern – sie ist vergangen –, aber die Bewertung der Vergangenheit in der Gegenwart.«

In dem Drei-Schichten-Modell (Kind-Ich, Erwachsenen-Ich und Eltern-Ich) haben die Transaktionsanalytiker vorgeschlagen, dieses narrative Selbst, diesen Erzähler im Erwachsenen-Ich-Zustand zu verankern: Er kann als Erzähler auftreten, Geschichten weben und eine Vielzahl von Sinnesempfindungen des »Ich« (Eltern/Kind-Ego-State-Dyaden) in ein kohärentes »mich« zu verbinden – eine narrative Identität.

> »Das Selbst ist eher in einer Geschichte zu lokalisieren, als in einem Ich-Zustand – mehr als ein Prozess und weniger als eine Struktur. Das narrative Selbst, wie eine gute Biographie, enthält eine Vielzahl von Ich-Zuständen oder viele Selbste, die durch eine Geschichte zusammengebunden werden« (ebd., S. 273).

Erzählte Geschichten – fragmentierte Erfahrungen – ein einheitliches »Ich«: Diese Erkenntnis der modernen Traumaforschung zeigt, dass das Gehirn Erlebnisse nicht neutral und vollständig wie eine Kamera verarbeitet, sondern ständig versucht, Sinn und Zusammenhang herzustellen – selbst bei chaotischen oder schmerzhaften Erlebnissen. Traumatische Erfahrungen werden oft bruchstückhaft im Gedächtnis gespeichert, beispielsweise als Körperempfindungen, Bilder oder einzelne Emotionen. Diese Bruchstücke ergeben zunächst keine zusammenhängende Geschichte. Das Gehirn hat jedoch einen Drang, Kohärenz herzustellen: Es »erfindet« oder rekonstruiert Geschichten, um sich selbst als einheitliches »Ich« erleben zu können. Dies ist ein Schutzmechanismus und bietet gleichzeitig eine enorme Heilungschance. Durch das Erzählen und Neuordnen von Geschichten kann ein Mensch traumatische Erfahrungen integrieren und wieder ein stabiles Selbstgefühl entwickeln.

Dies alles deckt sich mit meinen Annahmen über die Entstehung der narrativen Identität.

Das Narrativ in der Philosophie

Auch viele Philosophen und Denker haben sich mit der Idee befasst, dass Menschen Narrative nutzen, um ihrem Leben Bedeutung zu verleihen. Die für mich wichtigsten Vertreter dieser Zunft möchte ich hier sprechen lassen: Paul Ricœur (1984) argumentiert, dass Menschen durch Narrative ihre Identität formen. Er unterscheidet zwischen der »erzählten Zeit« und der »gelebten Zeit« – erst durch Geschichten können wir unsere Erfahrungen kohärent machen und unsere eigene Identität verstehen. In *Zeit und Erzählung* (ebd.) beschreibt er, wie Menschen ihre Erlebnisse in Geschichten einbetten, um eine kohärente Selbstwahrnehmung zu erschaffen. Hannah Arendt (2002) betont die Bedeutung von Geschichten für das Menschsein. Für sie ist das Erzählen eine Möglichkeit, Handlungen nachträglich zu deuten, weil die Bedeutung von Ereignissen oft erst im Rückblick verständlich wird. Alasdair MacIntyre (1984) behauptet, dass menschliches Leben nur in Form von Narrativen verstanden werden kann. Er sieht den Menschen als *storytelling animal* – jemand, der sein Leben als eine zusammenhängende Geschichte erzählt, um Sinn und moralische Orientierung zu finden.

Skeptischer ist da schon Jean-Paul Sartre (1993) in *Das Sein und das Nichts*, das erstmalig 1943 erschien. Der Existenzialist Sartre sieht die Konstruktion von Narrativen als eine Art Selbsttäuschung (*mauvaise foi*). Menschen erzählen sich Geschichten über sich selbst, um sich eine kohärente Identität zu geben, auch wenn diese manchmal künstlich oder verzerrt ist. Diese Denker – so könnte man abschließend sagen – zeigen auf unterschiedliche Weise, dass Narrative uns helfen, unsere Erfahrungen zu ordnen – aber auch, dass sie uns in Illusionen verstricken können.

»Wir erzählen uns Geschichten, um zu leben«

Jeder von uns hat etwas, an das er glaubt. Von meinem Vater kenne ich aus früher Kindheit den Satz: »Vielleicht sind alle Drachen unseres Lebens Prinzessinnen, die nur darauf warten, uns einmal schön und mutig zu sehen.« Lange habe ich dieses Narrativ, welches Rainer Maria Rilke zugeschrieben wird, nicht verstanden und belächelnd abgetan. Heute denke ich, es ist eine hoffnungsvolle Perspektive darauf, dass Herausforderungen uns letztlich stärken können.

Wenn ich jetzt über Rilkes Zeile nachdenke, fällt mir der berühmte Satz »Wir erzählen uns Geschichten, um zu leben« von Joan Didion (2022) aus ihrem Essay *Das weiße Album* ein. Darin verweist Didion auf die menschliche Tendenz, Erlebnisse durch Narrative zu strukturieren, um ihnen Bedeutung zu geben. Meine Neuerzählung, dass ich durch Herausforderungen letztlich gestärkt werde, ist sicher auch so ein Narrativ, eine Geschichte, ein Selbstkommentar. Didion argumentiert, dass Menschen durch Geschichten versuchen, Chaos und Zufälligkeit in eine verständliche Form zu bringen – ich glaube, sie hat recht. Wir konstruieren Erzählungen, um uns selbst zu verstehen, um Erfahrungen zu verarbeiten und um Kontrolle über die Unsicherheit des Lebens zu gewinnen. Gleichzeitig stellt Joan Didion aber auch wie schon Jean-Paul Sartre infrage, ob diese Geschichten tatsächlich die Wahrheit widerspiegeln oder ob sie nur Konstruktionen sind, die uns trösten. In einem tieferen Sinne könnte der Satz von Rilke also bedeuten, dass das Erzählen von Geschichten eine existenzielle Notwendigkeit ist – um unserem Leben einen Sinn zu geben. Wenn ich recht nachdenke, so ist das Konzept des »inneren Kindes« auch definitiv ein Narrativ – eine Geschichte, die wir uns erzählen, um unser Verhalten und unsere Emotionen zu verstehen – um uns besser zu verstehen. Das Konzept »mein inneres Kind« bietet eine Erklärung für bestimmte Muster in unserem Leben, indem es die Vergangenheit mit der Gegenwart verknüpft: »Ich reagiere heute so, weil mein inneres Kind verletzt wurde.« Mit dem Narrativ des inneren Kindes schaffen wir Bedeutung für unsere Leben und ordnen nicht nur das Chaos in uns – das finde ich tröstlich.

Ich gehe davon aus, dass wir in der Therapie zusammen mit unseren Patienten eine Geschichte konstruieren, in der die Anteile Stellvertreter für erlebte Erfahrungen auf der inneren Bühne übernehmen, so wie Schauspieler auf einer Bühne. Ob dieses Narrativ Bedeutung schafft oder nur Chaos ordnet – was auch wichtig ist –, hängt davon ab, wie wir das Narrativ verwenden.

- Als **sinnstiftende Erzählung** kann es helfen, Emotionen zu verstehen, alte Wunden zu heilen und bewusster mit sich selbst umzugehen. Psychologische Konzepte wie das »innere Kind« sind nicht objektive Wahrheiten, aber sie können als hilfreiche Metaphern dienen, um innere Prozesse zu reflektieren.
- Als **Illusion** oder **Reduktion** könnte es aber auch dazu führen, dass man sich in einer bestimmten Geschichte festfährt (»Ich

bin so, weil ...«) und dadurch weniger offen für Veränderung ist. Dann wird das Narrativ eher eine Entschuldigung als ein Weg zur Selbstentwicklung.

Didions Skepsis gegenüber Narrativen würde vermutlich in diese Richtung gehen: Sie würde fragen, ob die Geschichte vom »inneren Kind« eine echte Wahrheit über dich offenbart – oder ob sie einfach eine Möglichkeit ist, deinem Leben eine Struktur zu geben, die sich sicherer anfühlt. Vielleicht gibt es kein kohärentes Narrativ, sondern nur viele widersprüchliche Erfahrungen, die nicht immer in eine schlüssige Geschichte passen.

Max Frisch hat sich als Schriftsteller über diese Fragen auch schon den Kopf zerbrochen. Frisch bringt in *Mein Name sei Gantenbein* (1964) wunderbar auf den Punkt, wie wir im Nachhinein Geschichten konstruieren, um unsere Erfahrungen einzuordnen. Der Satz »Ein Mann hat eine Erfahrung gemacht, jetzt sucht er sich eine Geschichte dazu« zeigt, dass Erlebnisse oft chaotisch und unstrukturiert sind – erst im Erzählen bekommen sie eine Form, die für uns Sinn ergibt. Für mich ist das Konzept des inneren Kindes und das Ego-State-Modell generell eine Erweiterung meines Selbstverständnisses – eine Befreiung und keine Reduktion. Es gibt kein neuronales oder biologisches inneres Kind – es ist ein psychologisches Modell, das in bestimmten Kontexten nützlich sein kann, aber nicht als objektive Wahrheit existiert. Auch wenn es diese inneren Kinder nur bei schwangeren Frau gibt, wie Michael Bohne pointiert gesagt hat, und für mich Ego-States keine Dinge oder »Entitäten« sind, wie Watkins meinte, spricht für mich viel dafür, die Methode der Ego-State-Therapie weiter zu nutzen. Meine Vorstellung, dass es da z. B. so ein trauriges 5-jähriges Kind (trauriger Jochen-Ich-Zustand) auf meiner inneren Bühne gibt, ist ein nützliches Narrativ über mich – eines, das mir hilft, mich selbst heute besser zu verstehen, wenn ich bedrückt bin, oder vielleicht sogar hilft, bestimmte dysfunktionale Muster zu durchbrechen. Aber selbst, wenn der Jochen-Ego-State eine Konstruktion ist, bedeutet das ja nicht, dass er wertlos ist. Man könnte sagen: Das Erzählen macht die Erfahrung nicht wahr, aber begreifbar.

Und noch ein wichtiger Aspekt: In der klassischen Ego-State-Therapie (nach Watkins u. Watkins) sind die Ego-States abgegrenzte Anteile des Selbst, die über eigene Gefühle, Erinnerungen, Verhalten und sogar körperliche Zustände verfügen können – so haben wir es bei Claire Frederick und Silvia Zanotta gelernt. Wenn ich das Ganze aber aus einer systemisch-integrativen Perspektive betrachte, könnte ich mir Folgendes denken:

> Ego-States sind nicht einfach gegeben, sondern entstehen und zeigen sich im therapeutischen Dialog. Ein Ego-State wird gemeinsam entdeckt, benannt, verstanden – oft mithilfe von Metaphern, Imagination, inneren Bildern. Therapeut und Patient erschaffen eine Wirklichkeitskonstruktion, die veränderbar ist. Der Ego-State ist dann eine *Beziehungsfigur* – eine »Quasi-Person«, mit der nicht nur der Patient, sondern auch der Therapeut in Beziehung tritt. Dieses Narrativ entsteht dann zwischen Therapeut und Patient als ein gemeinsames Drittes.[42]

Wenn man Ego-States als *narrative Figuren* begreift, die im therapeutischen Dialog Gestalt annehmen, dann ist man ganz nah an Martin Buber und seiner Theorie vom Ich-Du: Martin Buber meint mit dem »Zwischen« (auch oft als das Zwischenmenschliche bezeichnet) den Beziehungsraum, der entsteht, wenn zwei Menschen sich in echter, aufrichtiger Begegnung gegenübertreten. Das ist zentral in seinem Werk *Ich und Du* (Buber 1923). In der Hypnosystemik entsteht Wirklichkeit (auch innere Anteile) im sprachlichen Aushandlungsprozess, nicht als feststehendes »Ding«. Deshalb habe ich mich an dieser Stelle so heftig gegen die sog. populistische Verdinglichung gewandt.

Brauchen wir Integration in der Teiletherapie?

Ich möchte noch einmal auf die Sätze von Claire Frederick zu Beginn des 11. Kapitels Bezug nehmen. Sie hatte gemeint,

> »... er [der Ego-State, J. P.] hat auch seine eigenen Wünsche, Träume und Bedürfnisse. Ich-Zustände stehen in ähnlicher Beziehung zueinander wie Familienmitglieder« (Frederick 2007, S. 19).

Solche Sätze sind für mich ein gutes Beispiel für das, was man »verdinglichte Metaphern« nennt: Sprachbilder, die so wörtlich genommen werden, dass sie den ursprünglichen Sinn verlieren. Ich hatte versucht, Ihnen in den letzten zwei Kapiteln zu verdeutlichen, warum ich diesen Duktus in der Teiletherapie für ein großes Missverständ-

42 Das »gemeinsame Dritte« ist das, was in der Begegnung zwischen Therapeut und Klient entsteht – sei es ein Raum, ein Gefühl, ein Symbol oder ein Prozess. Es ermöglicht tiefere Veränderung, weil es nicht nur auf den Einzelnen fokussiert ist, sondern auf das, was *zwischen* ihnen geschieht.

nis halte: Wenn man von »inneren Kindern« spricht, die »miteinander reden« oder eine »Selbstfamilie« bilden, entsteht der Eindruck, als gäbe es im Inneren ein Ensemble kleiner Wesen mit eigenem Willen – fast wie in einem Kinderbuch. Das kann emotional ansprechend sein, aber es ist psychologisch unscharf und birgt die Gefahr, dass Menschen sich nicht mehr als ein zusammenhängendes Selbst erleben, sondern als eine Art Innen-WG, deren Mitglieder manchmal gegeneinander arbeiten.

Claire Frederick hat ihre Idee von der Integration (die Stufe IV in der Ego-State-Therapie) so beschrieben:

> »In diesem Stadium ist dissoziiertes Material in die Persönlichkeit integriert, die Ich-Zustände gelangen nahtlos in einen Zustand der inneren Harmonie und des Zusammenwirkens und genießen das fortbestehende gemeinsame Bewusstsein« (Frederick 2007, S. 50).

Können Ich-Zustände innere Harmonie fühlen und genießen? Dies alles klingt für mich poetisch oder sogar tröstlich – aber psychologisch betrachtet sind diese Aussagen ein Kategorienfehler: Sie personifizieren innere Zustände, als wären sie eigenständige Wesen. Am Ende der meisten Kinderbücher geht alles gut aus, und alle Protagonisten vertragen sich. Das mag für Kinder hilfreich sein, aber als Blaupause für meine psychotherapeutische Arbeit wäre mir das zu wenig – um es freundlich auszudrücken.

Wie könnte es anders gehen? Bitte erinnern Sie sich an die Fallgeschichte von Herrn Blau, die ich schon mehrfach erwähnt habe.

Herr Blau vor der Türe zum Sozialraum braucht in Zukunft mehr Freiheitsgrade, um einen erlebten Gegenwartsmoment zu bewerten und Vorhersagen zu machen, was gleich passieren wird – Freiheitsgrade, die seinen erwachsenen Fähigkeiten und Möglichkeiten als 37-Jährigem entsprechen. Wenn Menschen wie Herr Blau auf aktuelle Situationen mit alten Kindheitsmustern reagieren, spricht man in der Psychologie oft von automatisierten Reaktionsmustern, emotionalen Schemata oder inneren Anteilen, was wir hier im Buch Ego-States genannt haben – Niederschläge im autobiografischen Gedächtnis aus frühen Lebensphasen als Kind oder Jugendlicher, die unser Empfinden und Handeln im Hier und Jetzt ungewollt steuern.

In unserem Beispiel hat das Gehirn von Herrn Blau unbewusst in dem Moment, als er das Lachen hörte, ein Vorhersagemodell gewählt, um die Zukunft vorauszusehen, welches den dringlichsten

Vorhersagewert (Feldman Barrett nennt das »Sieger-Instanz«) hatte: die Erinnerung an die Beschämung durch die Geschwister in seiner Kindheit – die Gegenwart als eine Halluzination der Vergangenheit, hatte ich oben geschrieben.

In der Hypnosystemik nennen wir das eine *Problemtrance*, in die wir unwillkürlich hineingeraten, wenn wir durch bestimmte Themen oder ein bestimmtes Auftreten von Mitmenschen getriggert werden. In uns allen scheint ein Muster wie in den Startlöchern bereitzustehen, welches sich vor aller Vernunft und Gelassenheit vorbei unbewusst durchsetzt und den erwachsenen Herr Blau »übermannt«. Gunther Schmidt schreibt dazu:

> »Die wirksamsten Aspekte der Muster sind zum größten Teil unwillkürlich (›automatisiert‹) und meist auch auf unbewusster Ebene organisiert. Solche unwillkürlichen/unbewussten Muster sind immer schneller, stärker, effektiver als alles Bewusste.«[43]

Im Sinne der Rekontextualisierung frage ich mich weiter, in welchem Zusammenhang und Kontext dieses Verhalten im Leben von Herrn Blau bisher hilfreich und überlebenswichtig war: Ich frage nach der guten Absicht dieses Musters. Ich gehe von der Hypothese aus, dass dieses Muster infolge von Imitationslernen in Herrn Blau geprägt wurde, in Zeiten der Verletzungen durch die Geschwister im 7. Lebensjahr usw. Damit das für den Patienten erlebbar wird, kann die Seite/der Anteil externalisiert werden und durch Imagination erlebbar werden. Wie weit der Anteil personifiziert wird, muss der Therapeut mit dem Patienten sinnvoll abstimmen. Das Wesentliche für mich als Teiletherapeut ist aber: *das Geschehen im Hier und Jetzt in eine Geschichte einzubetten, eine Erzählgeschichte, ein Narrativ über mich und meine inneren, frühen Erfahrungen, um das Heute aus dem Vergangenen heraus zu verstehen und die Zukunft befreiter zu gestalten.*

Für mich als Teiletherapeut enthalten Geschichten Begebenheiten, die in einer Sequenz über die Zeit mit Inhalten und Handlungen verbunden sind. Ein Narrativ ist wie ein Faden, der die Begebenheiten zu einer Geschichte zusammenflicht. Wir alle haben viele gleichzeitig ablaufende Geschichten über unser Leben und unsere Beziehungen: Geschichten über uns selbst, unsere Stärken und Schwächen, unsere Handlungen, unsere Schwierigkeiten, unsere Siege und Niederlagen

43 Verfügbar unter: https://de.slideshare.net/slideshow/gunther-schmidt-sys-telios/16647783 [1.9.2025].

der Vergangenheit usw. Als Menschen sind wir interpretative Wesen, das bedeutet ganz generell für die Psychotherapie, dass wir unsere *Erfahrungen nicht nur erleben, sondern ihnen auch Bedeutung zuschreiben* – wir deuten, bewerten und erzählen sie. Unsere Identität, unsere Emotionen und unser Verhalten entstehen nicht nur aus dem, was wir erlebt haben, sondern auch *aus der Art, wie wir es erinnern und interpretieren.*

Gerade nach belastenden oder gar traumatischen Erlebnissen sind die Erinnerungen daran oft *nicht* in eine sinnvolle Geschichte eingebettet, sondern tauchen bruchstückhaft, roh und sinnlich wieder auf. Durch die narrative Verarbeitung (Erzählen, Benennen, Einordnen) wird das rohe Erleben in eine *bedeutsame, erzählte Geschichte* überführt. Das hilft Betroffenen, sich selbst wieder als *handelnde Subjekte* zu sehen – nicht nur als Opfer des Geschehens.

Und noch ein wichtiger Punkt: Um mich besser zu verstehen, brauche ich erst mal Distanz zu dem, was mich quält und was ich in mir oft verachte. Menschen erleben große Erleichterung, wenn Raum für sie geöffnet wird, der es ihnen erlaubt, eine Handlung gegen das Problem zu unternehmen, und sie dadurch befähigt, ihre Beziehung zum Problem zu relativieren. Probleme erscheinen weniger fixiert und weniger einengend, wenn wir in einer existierenden Weise über sie sprechen. Dadurch wird Schuld und Anklage vermieden und trotzdem Raum für Verantwortung gelassen. Die Vorstellung, dass es eine *Seite* in mir gibt, die in einem bestimmten Moment mein Erleben und Handeln bestimmt hat, und es nicht um die Gesamtpersönlichkeit geht, führt oft zu einer großen Erleichterung. Das eben Gesagte habe ich in Abbildung 8 zusammengefasst.

Zurück zu Herrn Blau:

Herr Blau wird vermutlich sagen, die Aktivierung der Szenen aus dem 7. Lebensjahr vor der Türe des Sozialraumes wäre ein nerviges Problem für ihn und er verachte sich dafür. Ich aber würde ihm sagen, dass in diesem »Problem« wertvolle Informationen über berechtigte und anerkennenswerte Bedürfnisse von ihm stecken (»Sie wollen nie wieder beschämt und verletzt werden wie im 7. Lebensjahr«). Im Problemerleben drücken sich Anliegen, Sehnsüchte und Lösungsversuche aus – allerdings oft mit hohem Preis (»Sie haben sich oft zurückgezogen und sind vereinsamt«). Diese Muster/Seiten im System stehen für bestimmte Einschätzungen, Perspektiven und Glaubenshaltungen, die einmal in der Not gebildet wurden (»Sie dachten: Mich mag eh keiner«). Allerdings zeigen sich diese sogenannten »Lösungsmuster« oft sehr dominant und unwillkürlich. Diese immer gleichen Muster, die sich dann durchsetzen und das erwachsene Ich »hijacken«, gehen mit erneutem schmerzlichen Erleben einher. Andere Perspektiven, alternative Erfahrungen und Lösungsstrategien werden übertönt und sind chancenlos.

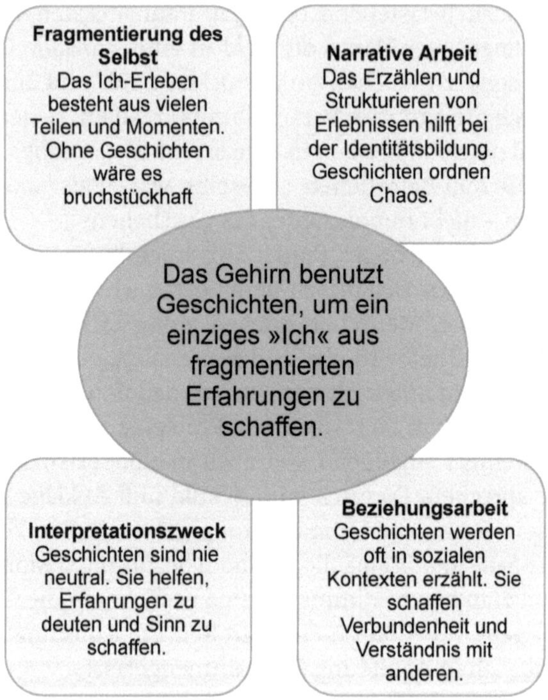

Abb. 8: Als Menschen sind wir interpretative Wesen

»Unter solchen komplexen Bedingungen werden oft Muster reaktiviert, die gelernt wurden in früheren Zeiten, in denen man sich überfordert, ausgeliefert und gleichzeitig sehr abhängig von Außen-Variablen erlebt hat. Man ›verwechselt‹ sich quasi unbewusst mit jemandem, der man einmal war, in Zeiten mit weniger Steuerungs- und Autonomiemöglichkeiten, und im nächsten Moment wertet man sich dafür ab« (ebd.).

Dieser kleine 7-Jährige, mit dem Herr Blau sich vor der Türe verwechselte, sollte als eine denkbare »Lösungsstrategie« gesehen werden, und dementsprechend sind diese Phänomene auch so zu behandeln und zu würdigen– auch wenn die Strategie für den 37-jährigen Herrn Blau mittlerweile dysfunktional geworden ist.

Im hypnosystemischen Teileansatz geht es aber nicht mehr um das Wegmachen von Problemen, sondern um achtsamen Umgang mit Bedürfnissen und Strategien und der Suche danach, wie man etwas in konstruktiver Weise für sie tun kann. Diese starren, ressourcenhemmenden Muster heißt es aufzufinden und zu verändern. Wenn Sie so wollen, sind wir wieder bei den in den ersten Kapiteln beschriebenen »strukturellen Defiziten« und ihrer Veränderung angelangt.

Ich möchte an dieser Stelle noch einmal an den Satz von Feldman Barrett erinnern:

> »Die Vergangenheit zu ändern, ist unmöglich, aber mit ein bisschen Anstrengung können Sie verändern, wie Ihr Gehirn in der Zukunft Voraussagen trifft. [...] Alles, was Sie heute lernen, sorgt dafür, dass Ihr Gehirn morgen andere Voraussagen trifft« (Feldman Barrett 2023b, S. 95).

Wir müssen dem Patienten helfen, die Voraussagenmuster zu erweitern und das Monopol der einseitigen frühen Erfahrung (»Ich werde immer beschämt!«), die alles übertönt, zu reduzieren, damit Herr Blau die Chance bekommt, in der Zukunft mit anderen Vorannahmen eine Situation neu zu erleben. Unsere Strategie heißt: *Musterunterbrechung* (*pattern interrupt*). Man könnte sie nach Schmidt so definieren:

> »Musterunterbrechungen sind gezielte Interventionen, die problemstabilisierende Wahrnehmungs-, Bewertungs- oder Reaktionsschleifen durchbrechen, um Klienten den Zugang zu ressourcenreichen Zuständen und neuen Wahlmöglichkeiten zu eröffnen« (Schmidt 2004).

Um Raum für neue Erfahrungen, Bewertungen oder Handlungsoptionen zu schaffen, könnte Herr Blau vielleicht lernen zu denken: »Das ist ja wunderbar, dass hinter der Türe schon heitere Stimmung ist, das wird sicher ein toller Abend.« Das zentrale Ziel dabei ist immer: optimal wirksame Kooperation zwischen willentlichem Ich und unwillkürlichen Prozessen, die autonom und immer schneller und stärker wirken als alles Willentliche. Ziel ist es, automatische Reaktionen bewusst zu machen und neue Erfahrungsräume zu öffnen. Dies kann durch paradoxe Interventionen, überraschende Fragen, Veränderungen im Setting oder Imaginationen geschehen. Typische Mittel dabei sind: Irritation/Verstörung des Musters, paradoxe Intervention,

Aufforderung zum Perspektivwechsel, Humor/Geschichtenerzählen und vor allem Trancearbeit.

Ich möchte das Thema an dieser Stelle nicht weiter vertiefen und empfehle Ihnen mein Buch *Jenseits der therapeutischen Beziehung. Was wirkt in Hypnotherapie und hypnotherapeutischer Teiletherapie?* (Peichl 2023b). Hier habe ich mich ausführlich mit den Möglichkeiten der Musterunterbrechung beschäftigt.

Überleitung

Diese in den letzten drei Kapiteln dargelegten Ideen möchte ich nun auf das Thema des Buches »Die zwei Seiten des Narzissmus« anwenden. Ich will beschreiben, wie wir Ego-States als narrative Konstruktionen nutzen können, um innere Dynamiken verständlicher zu machen. Die Idee, dass ein inneres Kind in uns mal grandios und mal schüchtern agiert, passt gut zu psychodynamischen Theorien und zur Ego-State-Therapie. Natürlich ist ein Kind-Ego-State nur eine Metapher – eine nützliche Geschichte, um unser Verhalten zu erklären, und seine Verwendung in der Therapie ist sehr hilfreich, um ein Narrativ unseres Lebens zu gestalten. Ob dieses Konzept für jemanden funktioniert, hängt davon ab, ob er sich darin wiederfinden kann. Manche Menschen profitieren davon, ihre inneren Dynamiken als verschiedene »Stimmen« oder »Anteile« zu betrachten, andere bevorzugen andere Modelle.

Nachdem ich meine Position in Bezug auf ein basales Theorem der Ego-State-Therapie – »Was ist ein Ego-State?« – deutlich gemacht habe, will ich nun aus meiner Sicht eines Teiletherapeuten das Thema offener und verdeckter Narzissmus weiter vertiefen. Lassen Sie uns nun wieder zu den zwei Gesichtern des Narzissmus zurückkehren.

Teil 4: Die narzisstische Wunde heilen: Überlegungen für die Praxis

»Narzissmus: verspätete Antwort auf Demütigungen«

Peter Rudl

13 Das verletzte innere Kind hinter der Grandiosität

In diesem Kapitel untersuche ich die kindlichen Verletzungen, die bei grandiosen oder verletzten Narzissten verborgen sind, und wie diese frühen Erfahrungen zu Persönlichkeitsstörungen führen können. Narzissmus lässt sich als Ergebnis unbewältigter früherer Beziehungserfahrungen beschreiben, oft durch unangemessene Erziehungsmuster wie Überbewertung oder emotionale Vernachlässigung. Die Kindheitssituation von Menschen mit narzisstischen Auffälligkeiten ist durch Einsamkeit und Isolation, unzureichende Grenzen, Manipulation durch primäre Bindungspersonen und Bestätigung durch Erfüllung hoher Erwartungen geprägt.

Sind Sie auch manchmal verwirrt und befremdet über Ihre Tendenzen, es allen recht machen zu müssen, über Ihr brennendes Bedürfnis, von außen Bestätigung zu bekommen, und die heimlichen Sehnsüchte nach Erfolg und ewiger Liebe? Ich glaube, liebe Leser und Leserinnen, Sie merken so langsam, worauf ich hinaus will: Kein Mensch wird freiwillig ein Narzisst, außer, er kann sich dadurch vor einer inneren Katastrophe schützen – und die liegt vermutlich lange zurück. Aber was tragen wir denn da mit uns durchs Leben, das so gut versteckt und verleugnet werden muss? Für dieses Verborgene in uns Erwachsenen wurde einmal der treffende Terminus »das innere Kind« geprägt. Nicht, dass da ein Kind in uns leben würde – das ist wie gesagt eine Metapher, eine Erzählung über uns selbst, ein Bild für einen Erfahrungszustand (Ich-Zustand), der in der Kindheit geprägt wurde und der sich bis heute erhalten hat: eine Art Muster, Schema oder Blaupause, ein neuronales Netzwerk, das blitzschnell reagiert, wenn heute etwas so »riecht« wie früher. Ich hatte im letzten Kapitel schon ausführlich über Missverständnisse in Bezug auf diesen Terminus berichtet und versucht, einen »Ich-Zustand« aus meiner neurokonstruktivistischen Sicht zu erklären.

Wie bereits dargelegt ist mein Erklärungsmodell für Grandiosität oder Bescheidenheit eine unterschiedliche Selbstwertregulation in Momenten »narzisstischer Not«. Wenn jemand seinen Selbstwert entweder über Grandiosität (offener Narzissmus) oder über Bescheidenheit (verdeckter Narzissmus) reguliert, könnte man das als zwei extreme Ausdrucksformen desselben Ego-States (z. B. eines verletzlichen inneren Kindes) oder zweier unterschiedlicher Ego-States betrachten. Das »innere Kind« wäre in diesem Fall die Erzählung, das Narrativ, das das psychologische Muster verständlicher macht: Mal versucht es, sich durch Überlegenheit zu schützen, mal durch Rückzug und Bescheidenheit.

Das Leid aus fernen Zeiten

Die Frage, mit der ich mich in diesem Kapitel beschäftigen möchte, lautet: Welche kindlichen Verletzungen verbergen diejenigen in sich, die wir in diesem Buch als grandiose oder verletzte Narzissten beschrieben haben?

Jeffrey Young, Janet Klosko und Marjorie Weishaar haben in ihrem 2003 veröffentlichten Buch *Schematherapie* wichtige Grundlagen zur Schematherapie und zur Entstehung von Persönlichkeitsstörungen behandelt, darunter auch Untersuchungen zum Thema Narzissmus. In dem Buch erklären sie Narzissmus als Ergebnis unbewältigter früherer Beziehungserfahrungen. Narzisstische Persönlichkeitsmuster entstehen laut der Autoren oft als eine Art psychologischer Schutzmechanismus in der Kindheit. Durch unangemessene Erziehungsmuster wie Überbewertung oder emotionale Vernachlässigung entwickeln Kinder »maladaptive Schemata«, die später narzisstische Züge fördern. Diese Schemata können zum Beispiel Gefühle von Überlegenheit oder Anspruchsdenken stärken, die dann im Erwachsenenalter charakteristische Merkmale des Narzissmus werden. Diese Forschungsergebnisse will ich mir nun im Einzelnen genauer anschauen.

Die genannten Autoren Young, Klosko und Weishaar (ebd.) behaupten, dass sich die Kindheitssituation von Menschen mit späteren narzisstischen Auffälligkeiten durch vier Faktoren beschreiben lassen:

- die Erfahrung von Einsamkeit und Isolation
- die Erfahrung, dass von außen unzureichend Grenzen gesetzt wurden
- das Erleben, von den primären Bindungspersonen benutzt und manipuliert zu werden, und
- eine von der Erfüllung hoher Erwartungen abhängige Bestätigung.

Diese Beschreibung der frühen entbehrungsreichen und lieblosen Kindheit deckt sich mit vielem, was wir heute in der psychotherapeutischen Literatur und der Babyforschung über die Entstehung des Narzissmus finden und was ich in den vorherigen Kapiteln schon dargestellt habe. Stephanie Donaldson-Pressman und Robert Pressman gehen in ihrem Buch *The narcissistic family* (1994) der Frage nach, warum die Kinder aus diesen narzisstischen Familien ähnliche Merkmale wie erwachsene Kinder von Alkoholikern zeigen, aber ohne Hinweise auf einen Alkoholmissbrauch der Eltern? Außerdem erinnerten sich viele der Patienten nicht an irgendeine offenkundige Misshandlung als Kinder. Aus welchen Gründen zeigen diese Patienten also die dysfunktionalen, psychologischen, zwischenmenschlichen und Merkmale von Opfern eines Missbrauchs? Eine spannende Frage, wie ich denke. Und die vorläufige Antwort der beiden Autoren? Diese Familien sind eine besondere Art von dysfunktionaler Familie, welche die Autoren als die narzisstische Familie genannt haben – wie der Buchtitel. Was alle diese Patienten gemeinsam hatten, war, dass die Bedürfnisse ihrer Eltern während ihrer Kindheit den Vorrang vor den Bedürfnissen der Kinder hatten. Dies steht im Gegensatz zu gesunden Familien, in denen die Bedürfnisse der Kinder (meist) im Vordergrund stehen.

Damit aus Kindern unabhängige Erwachsene werden, übernehmen normalerweise Eltern die Verantwortung für die emotionalen und körperlichen Bedürfnisse ihrer Kinder nur in einem begrenzten Zeitraum, und so lernen Kinder, unabhängig zu sein und die Verantwortung für ihre eigenen Bedürfnisse in ihrer jeweiligen Entwicklung in angemessener Art und Weise zu übernehmen. Somit ist es die Hauptaufgabe der Kinder, unabhängige Erwachsene zu werden. In narzisstischen Familien wird dieses wesentliche Ziel verdreht, und die Erfüllung der elterlichen Bedürfnisse erlangt höchste Wichtigkeit für die Familie. Diese Wendung geschieht meist einige Zeit nach dem Kleinkindalter, denn die Autoren betonen, dass die meisten

Kinder narzisstischer Familien als Babys gut betreut werden. Tatsächlich geschieht es sehr wahrscheinlich in einer Phase, in der das Kind beginnt, sich von den Eltern abzugrenzen, und anfängt, die eigenen Bedürfnisse durchzusetzen.

Ich schlage vor, die Termini »verletztes inneres Kind«, »verletzter Kind-Ego-State«, »verletzter Kind-Anteil« oder »verletzter–Kind-Ich-Zustand« synonym zu verwenden. Alle bedeuten für mich das Gleiche: Diese Begriffe Terminus verweisen auf einen basalen Mangel in der frühen Kindheit (strukturelles Defizit), wo ein gutes, verlässliches inneres Mutterbild (meist wegen innerer oder äußerer Abwesenheit der Mutter) nicht verinnerlicht werden konnte. So beginnt das Kleinkind früh zu denken: »Ich bin unerwünscht und gänzlich ungeliebt und auch nicht liebenswert.«

Doch wichtig ist festzuhalten: Unterschiede in den primären Kindheitssituationen führen zu unterschiedlich verletzten Kindanteilen als Reaktion auf die vorherrschende Erziehungspraxis; diese verletzten inneren Kinder finde ich dann auf der inneren Bühne der erwachsenen Menschen, die zu mir in die Praxis kommen.

Die Entstehung der narzisstischen Wunde

Mit Young, Klosko und Weishaar (2003) lassen sich folgende Kindheitssituation der narzisstischen Menschen unterscheiden:

1) **Einsamkeit und Isolation:** Diese Patienten haben als Kind einen starken emotionalen Mangel durch Beziehungspersonen erlitten, durch Menschen, die selbst zu Empathie und Mitgefühl nicht in der Lage waren – eine Art transgenerative Weitergabe von Gefühllosigkeit. Der zu erwartende kindliche Selbstanteil im erwachsenen Menschen ist: der *einsame Kind-Anteil.*
2) **Unzureichende Grenzen:** Diese Kinder wurden verwöhnt, aber nicht mit Emotionen, sondern mit materiellen Geschenken. Sie durften tun, was sie wollten, es wurden keine Grenzen gesetzt, sodass die Kinder nicht lernten, Rücksicht auf andere zu nehmen. Wir wissen heute: Die Folgen von Verwöhnung können genauso katastrophal sein wie die durch Entbehrung. Der zu erwartende kindliche Selbstanteil im Erwachsenen ist: der *rücksichtslose, fordernde Kind-Anteil.*

3) **Das Erleben, »benutzt zu werden«, und Manipulation:** Die Kinder mussten die emotionalen (manchmal auch sexuellen) unerfüllten Bedürfnisse eines Elternteils erfüllen – bekamen nur Aufmerksamkeit, wenn sie bestimmte Bedingungen erfüllten: Das Kind sollte besonders niedlich sein, intelligent, draufgängerisch oder die kleine Prinzessin für Mama und Papa. Der zu erwartende kindliche Selbstanteil im Erwachsenen ist: der *ausgebeutete Kind-Anteil.*
4) **Von der Erfüllung hoher Erwartungen abhängige Bestätigung:** Diese Kinder fanden keine selbstlose, echte Liebe vor. Um nicht ignoriert oder entwertet zu werden, mussten sie festgelegte, hohe Erwartungen der Eltern erfüllen. Schon früh streben sie deshalb nach Vollkommenheit. Es kann sich keine stabile Selbstachtung entwickeln, sie sind immer vom Lob der anderen anhängig. Der zu erwartende kindliche Selbstanteil im erwachsenen Menschen ist: der *gnadenlos-ehrgeizige Kind-Anteil.*

So sind die beiden Grundbedürfnisse Bindung und Individuation bei diesen Kindern nicht in Balance und das Ziel der Eigenständigkeit und Selbstverwirklichung in einem sicheren Gehalten- und Gebundensein wird nicht erfüllt. Ein verletztes inneres Kind-Ego-State als eine *narrative Struktur* für eine belastende/traumatisierende Erfahrung kann als Narrativ dem Erwachsenen von heute helfen, sich im Rückblick besser zu verstehen.

Und wenn das Kind von damals es nicht schafft, mit seiner eigenen Fantasie und der eigenen Suche nach Lösungen das scheinbar Unvereinbare zu verbinden? Dann gibt es auch eine kreative Lösung, denn der Säugling, das Kind will ja überleben und sich weiterentwickeln – aber eine Lösung mit Narben auf der Seele und einem hohen Preis später in den Erwachsenen-Jahren. Diese kreative, hochkompetente, aber häufig parafunktionale Lösung nenne ich die *narzisstische Wunde der Seele.* Zurückweisung und missbräuchliches Verhalten dem Kind gegenüber lässt eine narzisstische Wunde entstehen und führt zu der Selbstüberzeugung einer »Sei-nicht«-Botschaft – der Überzeugung, man sei gänzlich überflüssig.

Vielleicht haben Sie sich in der einen oder anderen Schilderung der Kindheitserfahrungen ein wenig wiedererkannt? Dann war das sicher keine so gute Nachricht für Sie – die gute Nachricht heißt aber, dass wir alle eine Form gefunden haben, die frühe Wunde zu verpflastern und so gut wie möglich zu überdecken und zu verbergen, damit wir weiter reifen und uns entwickeln konnten – sicher haben wir auch einen Preis dafür gezahlt. Über diese Wundversorgung möchte ich Ihnen im nächsten Kapitel etwas erzählen.

»Es stimmt zwar, dass selbstsüchtige Menschen unfähig sind, andere zu lieben, aber sie sind auch nicht fähig, sich selbst zu lieben.«

Erich Fromm

14 Die Grandiosität als Wundpflaster der narzisstischen Verletzung

Hier beschreibe ich die Entwicklung des Narzissmus aus der Perspektive der Teiletherapie und die Rolle der Grandiosität als Kompensationsmechanismus für narzisstische Verletzungen in der Kindheit. Viele Menschen haben in ihrer Kindheit nicht die Eltern erlebt, die sie sich gewünscht hätten, was zu narzisstischen Verletzungen geführt hat. Kinder entwickeln ein Reparatursystem, um trotz Verletzungen weiterzuwachsen, indem sie Zuwendung durch die Erfüllung elterlicher Bedürfnisse erhalten. Somit ist Narzissmus als Überlebensstrategie anzusehen, um die schmerzliche Erfahrung des Nicht-gesehen-Werdens zu lindern.

Keiner – *fast* keiner, den ich in den letzten 49 Jahren gesprochen habe – hatte die Eltern, die wir uns alle aus heutiger Sicht gewünscht hätten. Es hat uns ja auch niemand gefragt, ob wir vom Storch in diesem Haus, in dieser Straße abgeliefert werden wollen. Auch der dunkelhäutige Jim Knopf von der Augsburger Puppenkiste hatte sich Lummerland nicht ausgesucht – er hatte einfach viel Glück, als er auf Lukas, den Lokomotivführer, und die Ladenbesitzerin Frau Waas traf!

Ich denke, für fast alle von uns sprechen zu können: Die Grunderfahrungen, die die meisten von uns gemacht haben, sind, dass wir alle mit Situationen konfrontiert wurden, in denen wir uns als Kinder nicht anerkannt oder erkannt fühlten und in denen wir auch manchmal einsam, verletzt, beschämt usw. waren – manchmal geschahen die Verletzungen auch durch jemanden, der sich dadurch, dass es uns schlecht ging, besser fühlen konnte. Das können einmalige oder wiederholte Erfahrungen gewesen sein, mit einer oder beiden wichtigen Bezugspersonen, die durch hilfreiche, förderliche Außenkontakte ausgeglichen wurden oder auch nicht. Diesen Aggregatzustand kindlicher Not mit dem Titel *Ich werde mit meinen persönlichen Bedürfnissen nicht gesehen* kann man getrost den einsamen, den verletzten oder ausgebeuteten Kind-Anteil nennen, je nach individuellem Schicksal – ich wähle hier die Bezeichnung »das verletzte innere Kind«. So weit, so schlecht ... aber ...

Infolge dieser oft missbräuchlichen Ausbeutung bildet sich nun eine Kompensationsstruktur, ein Wächtersystem, welches die Aufgabe hat, dem Kind weitere Entwicklung und ein Wachstum der Psyche zu ermöglichen, trotz des verletzten Selbstwertes. Dieses Reparatursystem und seine Funktion orientieren sich natürlich an den Momenten des Kindes, wo es ihm besser ging, wo es scheinbar die Bedürfnisse der Eltern erfüllen konnte und daher ein Stück Zuwendung erfuhr. Wenn es auf diesem Wege funktioniert, Zuwendung zu bekommen, macht das Kind mehr davon – das neuronale, dopaminerge Belohnungssystem im Gehirn setzt eine Verstärkung! Das Erfolgsnetzwerk neuronaler Strukturen brennt sich ein.

Meine Grundannahme über den Narzissmus aus teiletherapeutischer Sicht – die ich jetzt im Einzelnen begründen möchte – lautet:

> Das grandiose Selbst eines Narzissten schützt als Abwehr (Wächter) den verletzten Kind-Ego-State und ist somit eine hochkompetente, kreative Leistung des inneren Systems.

Dazu im Folgenden ein paar Gedanken.

Zwischen Bindung und Individuation

Ich möchte mit Ihnen gedanklich an die Stelle in der Individuation eines Menschen zurückkehren, an der die narzisstische Plombe[44] »Grandiosität« als Überlebensstrategie entsteht, um die schmerzliche Erfahrung des Nicht-gesehen-Werdens zu lindern. Mit dem bekannten Hirnforscher Gerald Hüther teile ich die Wertschätzung für Wachstum und Individuation, und deshalb sind meine folgenden Ausführungen auch nachhaltig von seinen Ideen geprägt (Hüther 2008, 2013, 2017; Hüther u. Krens 2008).

44 Die »narzisstische Plombe« ist eine Metapher aus der Psychotherapie: Das narzisstische Verhalten schützt wie eine Zahnplombe das Loch im Selbstwert.

Wenn wir als Hypnotherapeuten unsere Patienten zu Imaginationsübungen einladen, so verbinden wir damit mindestens zwei Absichten:

- Wir aktivieren im Gehirn das angeborene Aktionssystem »Spielen« und damit das Neugierverhalten. Dieses wiederum kann das Gefühl von Sicherheit und Geborgenheit im Hier und Jetzt erhöhen, und
- wir stimulieren durch die Imagination die beiden basalen Grundbedürfnisse, mit denen wir schon auf die Welt gekommen sind und die uns seither durchs Leben begleiten: *Individuation und Bindung*.

Hüther meint: Allein die Tatsache, dass wir im Uterus in den neun Monaten die Erfahrung machen, zum einen via Nabelschnur sicher an das Versorgungssystem unserer Mutter angebunden zu sein, bei gleichzeitigem Erleben des Wachsens und des Sich-Entfaltens, verankert in uns eine unzerstörbare Erfahrung dieser beiden Erlebnisqualitäten Individuation und Bindung (auf körperlicher Ebene). So entsteht in unserem Gehirn eine Repräsentanz dieser beiden Zustände, und wir kommen mit der Erwartung auf die Welt, dass es so weitergehen wird – und wenn es gelingt, dann tut es das auch.

Dieses in der Erwartung des Säuglings ausgedrückte Grundbedürfnis der Bindung, der Verbundenheit zu den uns wichtigen Bezugspersonen, und die daraus folgenden Nähe- und Zärtlichkeitswünsche sind in den Imaginationsübungen, die ich mit meinen Patienten mache, bildlich gesprochen die Wurzeln, die wir in die Erde senden – die Bäume, die Felsen, die festverankert stehen und uns festen Halt geben. Und das Grundbedürfnis der Individuation, des »Über-sich-hinaus-Wachsens«? Das findet sich wieder in den Flügeln, die wir uns wachsen lassen, um als Vögel aus dem kalten Norden in südlichere Gefilde zu fliegen, in den Reisen in ferne Länder und den Aufgaben, die wir zu meistern haben.

Dies alles ist von Anfang an da, das junge Gehirn ist lernbegierig und äußert plastisch, aber die Situation, der Kontext, in den viele Patienten hineingeboren wurden, ist alles andere als hilfreich, um in ihnen die individuellen Möglichkeiten optimal zu entfalten – »Werde, der du bist« kann auch eine schale Illusion bleiben.

Die Aufgabe der frühen Entwicklungsphase des Kindes, die zwei Grundbedürfnisse des Lebens – den Wunsch nach Bindung und die

Sehnsucht nach Individuation – sinnvoll und tragfähig für ein anstrengendes Leben miteinander zu versöhnen, ist eine Kunst und der erste kreative Akt, den es mithilfe der Menschen, die es lieben und es unterstützen, vollbringen muss. Normalerweise stürzt uns diese Aufgabe zunächst in ein heilloses Dilemma, weil wir beides gleichzeitig wollen: raus in die Welt (den Sandkasten, den Kindergarten, die Schule), wo es viel zu sehen und zu lernen gibt, und gebunden bleiben, gleichzeitig daheim sein, damit Mutter, Vater nicht traurig sind und uns vorwerfen, wir wären zu viel weg und damit undankbar. In der Regel kriegen wir diesen Spagat einigermaßen ohne hohe Folgekosten hin, auch wenn es bei jedem von uns irgendwo knirscht und zwickt.

Und wenn unsere Eltern aus eigener Bedürftigkeit, eigenen nicht gelebten narzisstischen Sehnsüchten und der Unfähigkeit, Ordnung in ihr Leben zu bringen, uns bei diesem großen Schritt der Entwicklung unseres Selbst nicht hilfreich begleiten können? Wenn wir aus ganz egoistischen Gründen von Mama und/oder Papa verhätschelt wurden, wenn uns keine Grenzen gesetzt wurden und wir den Eindruck vermittelt bekamen, wir seien »einfach nur toll«, und wir deshalb bald auch selbst glaubten, wir seien der Nabel der Welt und könnten Ansprüche stellen ohne Ende (*Verwöhnungsmodell*)? Oder aber, wenn wir immer wieder auf taube Ohren stießen und das natürliche kindliche Bedürfnis, von den Eltern (Geschwistern, Lehrern, Nachbarn usw.) wahrgenommen, gelobt und anerkannt zu werden, einfach unbefriedigt blieb und wir das Gefühl bekamen, es sei ein großer Fehler gewesen, überhaupt auf die Welt gekommen zu sein (*Defizitmodell*)? Wie auch immer: Wir mussten uns etwas einfallen lassen, um zu überleben.

Die Selbstlosigkeits-Lösung

Eine mögliche Lösung bestünde darin, die eigenen Wünsche nach Individuation aufzugeben, um sich den Wert- und Normvorstellungen des Familiensystems optimal anzupassen und sich damit die letzte Option auf Lob und Anerkennung zu sichern. Diese Verinnerlichung der vorgelebten Elternstruktur nennt die Psychoanalyse die Verinnerlichung der idealisierten Elternbilder. Diese führt zu einer Fixierung auf die Werte und Normen der Eltern. So misslingen für das ca. 2-

bis 3-jährige Kind die natürliche Entidealisierung der Eltern und der Aufbau eines eigenen soliden Selbstwertgefühls. Diese »elternhörigen Menschen« bleiben zeitlebens abhängig, sei es von Autoritätspersonen oder aber von Substanzen, an die sie suchtartig gebunden sind. Das »*grandiose Selbst*« bleibt hinter einer Fassade aus sozialer Ängstlichkeit und wenig Selbstvertrauen versteckt. Diese Lösung des Dilemmas deckt sich mit der Strategie der in Kapitel 8 beschriebenen sog. verdeckten Narzissten, die versuchen, ihr Selbstwertgefühl durch die Idealisierung von anderen und durch die Suche nach Zustimmung von anderen zu erhöhen. Die versteckten grandiosen Fantasien im Inneren, die aus der nicht aufgelösten Identifikation mit den Eltern stammen, sind die Plombe für das Gefühl der Wertlosigkeit und Scham, wie ich es oben beschrieben habe.

Die Ichbezogenheits-Lösung

Die zweite, genauso extreme Lösung für das Dilemma bestünde in der weitgehenden Aufgabe der Bindungs- und Sicherheitswünsche und der damit einhergehenden Idealisierung einer rücksichtslosen Individuation, losgelöst von jeder Rückbezüglichkeit zu dem System, aus dem man kommt: Ich bin frei, ich brauche niemanden und verachte alle anderen. Das wiederum führt zum Aufbau eines sogenannten exhibitionistischen Selbst[45] oder eines *grandiosen Selbst* mit Selbstüberschätzung, Großspurigkeit und Arroganz – der sogenannte offene Narzisst.

Aus beiden Lösungen entstehen Zustände, in denen es keine Balance mehr zwischen den Grundbedürfnissen Bindung und Individuation und nur noch extreme Lösungen um jeden Preis gibt. Zwischen diesen extremen Polen sind viele Zwischenlösungen und Übergänge als Versuche einer Kompromissbildung denkbar.

> Der offen-grandiose und der verdeckt-depressive Narzissmus sind die beiden extremen Lösungsversuche, um das Dilemma von Bindung und Individuation zu vereinbaren.

45 Diese Menschen lieben die Exhibition, d. h. die Selbstdarstellung und Show.

Die zwei überlebenswichtigen Reaktionen auf die frühe Verletzung des Kindes – eine Zusammenfassung

Die zwei wesentlichen Grundbestrebungen des Menschen in seiner Entwicklung sind:

- die Loyalität zum Bezugssystem: die totale Abhängigkeit des Kindes zu einem Versorgungssystem, ohne das ein Überleben nicht möglich ist (vermittelt durch das angeborene Aktionssystem *Bindung*) und
- das Autonomiebedürfnis: der Wunsch nach Eigenständigkeit, individueller Weiterentwicklung und Individuation (vermittelt durch das angeborene Aktionssystem *Neugierverhalten und Spielen*).

Diese zwei Seiten sind für den Hirnforscher Gerald Hüther die zwei prägenden Grundthemen allen Lebens, eine Erfahrung, die wir schon im Mutterleib machen und dann fest in uns verankert mit in die Welt bringen: »Über sich hinauswachsen von Anfang an« und »verbunden sein und verbunden bleiben – von Anfang an« (Hüther u. Krens 2008). Um diese zwei Seiten von Bindung und Individuation doch irgendwie zu verbinden, streben wir Lösungsversuche an, die häufig nur mit hohen Folgekosten gelingen: die Entwicklung des von mir sogenannten Ichbezogenheits-Narzissmus (offener Narzissmus) und des Selbstlosigkeits-Narzissmus (verdeckter Narzissmus).

Eine Zusammenfassung der beschriebenen Psychodynamik finden Sie in Abbildung 9.

Ich hoffe, dass die folgenden zwei überlebenswichtigen Varianten als Reaktion auf die frühe Verletzung des Kindes (die narzisstische Wunde) deutlich geworden sind:

Kinder von Eltern, für die es wichtig ist, ein hochbegabtes Wunderkind in die Welt gebracht zu haben, in dessen Besonders-Sein sie sich auch sonnen können und dem sie keine Grenzen setzen: Diese Kinder müssen eine unbewusste Delegation der Eltern erfüllen, um gesehen zu werden. Solch ein Kind erlebt ein Wechselbad von Idealisierung, Verwöhnung und bei Nichterfüllung der elterlichen Grandiositätsfantasien kühle Distanz. Diese sich entwickelnde Anspruchshaltung und Überheblichkeit wird sich umso tiefgreifender entwickeln, je mehr Talente das Kind aufzuweisen hat, an denen man

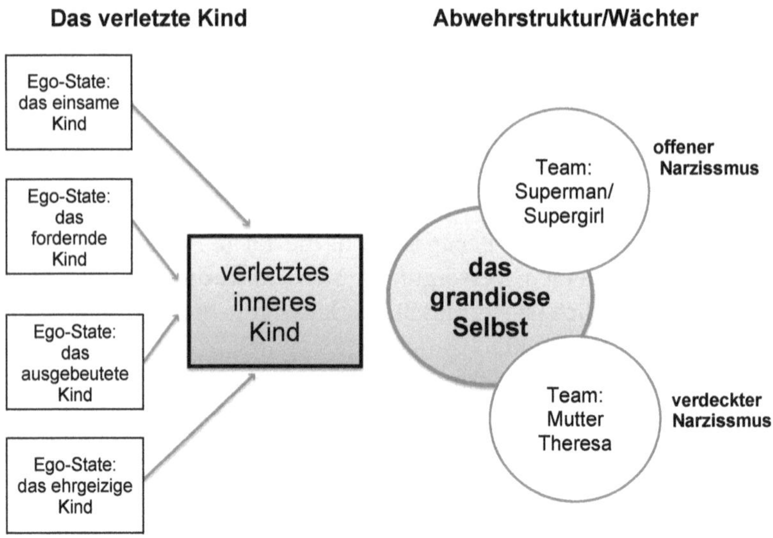

Abb. 9: Die narzisstische Verletzung und ihre Kompensation

die Besonderheit festmachen kann, und je mehr das Kind diese extrovertiert einsetzen kann. Das *Größen-Selbst* des Kindes ist eine Anpassungsstrategie an die Bedürfnisse der narzisstischen Eltern und verselbstständigt sich dann später zur gelebten Grandiosität des offenen Narzissten.

Kinder, die später als Erwachsene in der Therapie von seelischem Missbrauch und dauernder Entwertung berichten, waren kürzer oder länger emotionaler Kälte und Ablehnung ausgesetzt; in schwerwiegenden Fällen auch seelischer Grausamkeit, bis hin zum physischen, sexuellen Missbrauch. Die Grunderfahrung solch eines Kindes ist der Mangel an primärer Bestätigung und Annahme und dafür die Erfahrung von Ablehnung und Entwertung. Diese Kinder flüchten in eigene grandiose Vorstellungen als eine Art Abwehr des sich bildenden *Kleinheits-Selbst*. Nach außen machen sie sich klein und die anderen groß und füllen so deren narzisstisches Defizit. Sie entwickeln ein Helferverhalten für andere und versuchen somit, für die, von denen sie anhängig sind, wichtig zu sein. Wenn man nach einer solchen Kindheit dann als Erwachsener existenziell auf Beachtung durch andere angewiesen ist, wird man sehr sensibel dafür, wie andere auf einen reagieren – man wird hypersensitiv. Man befürchtet ständig Zurückweisungen, ist dauer-beschämt und wagt gar nicht, das unbewusst weiterbestehende Bedürfnis zu zeigen, etwas Besonderes zu sein und auch einmal im Mittelpunkt stehen zu wollen.

Mit diesem *Größen-Selbst* des offenen und dem *Kleinheits-Selbst* des verdeckten Narzissmus im Erwachsenenalter will ich mich nun im nächsten Kapitel beschäftigen.

»Selbstlosigkeit ist ausgereifter Egoismus.«

Oscar Wilde

15 Größen-Selbst und Kleinheits-Selbst in der Praxis

Das Konzept des Größen-Selbst und des Kleinheits-Selbst stammt aus der Praxis der Psychoanalyse und Persönlichkeitspsychologie. Das Größen-Selbst wird als Abwehrmechanismus gegen innere Unsicherheiten und Selbstwertzweifel genutzt und zeichnet sich durch ein übersteigertes Selbstwertgefühl und Größenfantasien aus. Das Kleinheits-Selbst hingegen ist ein Narrativ der eigenen Minderwertigkeit und wird durch Scham, Selbstzweifel und Angst vor Zurückweisung geprägt. Beide Narzissmusformen basieren auf einer tiefen Unsicherheit, die entweder durch übermäßige Kompensation oder durch subtile Strategien der Selbstaufwertung überspielt wird. Das Kapitel enthält auch Fallbeispiele und beschreibt, wie diese Dynamiken durch frühe Bindungserfahrungen und Erziehungsstile beeinflusst werden.

In den sehr differenzierten Theorien der Psychoanalyse wurden auf Grundlage der Objektbeziehungstheorie und der Selbstpsychologie die Voraussetzungen für die Entstehung narzisstischer Persönlichkeitsmerkmale sehr genau beschrieben.

> »Mangelnde elterliche Empathie, eine nachlässige Erziehungshaltung oder unvereinbare, chaotische Beziehungserfahrungen, die sich aus hochambivalentem Verhalten der Eltern ergeben, spielen in diesen Modellen eine zentrale Rolle« (Allroggen u. Ludolph, S. 454).

Ich habe das in Kapitel 7 unter dem Punkt »Kindheitsentwicklung« sehr genau beschreiben.

Neben den psychodynamischen Erklärungsansätzen finden sich aus lerntheoretischer Perspektive noch Modelle, die in den narzisstischen Charakterzügen die Ergebnisse der Lernerfahrungen von Kindern sehen, denen von ihren Eltern vermittelt wurde, sie seien großartig und anderen überlegen, ohne dass sie eine rechte Leistung erbracht hätten.

Wenn nun Menschen zu uns in die Praxis kommen, werden wir nach einigen Gesprächen mit ihnen einen Eindruck davon beklommen, wie sie ihren Selbstwert in herausfordernden Situationen regulieren und wo sie vermutlich auf dem Selbstwertkontinuum von Craig Malkin zu verorten sind. Gelingt es ihnen, sich immer wieder in der Mitte des Kontinuums einzupendeln und eine gesunde Selbstliebe und -akzeptanz zu zeigen, oder neigen sie zum Bescheidenheits- oder Grandiositätspol? Sind sie eher Echoisten oder Narzissten?

Wenn wir nun im Gespräch mit den Patienten unser bisheriges Wissen über die Entstehung narzisstischer Persönlichkeitszüge rekapitulieren, dann fällt uns sicher wieder ein: Je nach dem dominanten Elternverhalten hat sich im heranwachsenden Kind entweder ein Überlegenheitsgefühl mit heimlicher Angst zu versagen gebildet (Überheblichkeits-Narzissmus) oder ein primäres Unterlegenheitsgefühl mit heimlichen Fantasien von Großartigkeit (Selbstlosigkeits-Narzissmus). Im ersten Fall wirkt das Selbstwertgefühl – die Meinung, die so jemand von sich und in Bezug auf andere hat und diese auch hemmungslos ausspricht – wie aufgebläht, wie unrealistisch abgehoben, sodass man über sein Ego sagen kann: »Der hat aber ein aufgeblähtes *Größen-Selbst*«. Im zweiten Fall wirkt die Selbstverkleinerung bis hin zur Selbstentwertung bzw. die ewige Bescheidenheit oft wie eine nervige Attitüde, wie ein geschrumpftes Selbstwertgefühl, das wir dann das bedürfnislose *Kleinheits-Selbst* nennen. Das alles wird sich sicher auch in unserer Gegenübertragung abbilden und hilft uns, den Patienten besser zu verstehen. Größen- oder Kleinheits-Selbst sind Metaphern, mit denen wir versuchen, die innere narzisstische Not unseres Gegenübers in Worte zu fassen, in ein Narrativ von der inneren Verzweiflung, der narzisstischen Wunde und der dürftigen Wundpflege, um uns ein Bild zu machen und Veränderungen in Gang zu setzen.

Das Konzept des *Größen-Selbst* und des *Kleinheits-Selbst* ist tief mit dem narrativen Selbstverständnis verknüpft, wie ich es in den letzten Kapiteln dargelegt habe. Beide Begriffe stammen aus der Psychoanalyse und Persönlichkeitspsychologie, insbesondere aus den Arbeiten von Heinz Kohut (1976, 1981) und anderen Forschern zum Narzissmus. Sie beschreiben innere Selbstbilder oder Identitätsnarrative, die das emotionale Erleben und Verhalten eines Menschen prägen.

Diese ersten Persönlichkeitszüge des Kindes gestalten sich von der Pubertät bis zum Erwachsenwerden immer weiter charakterlich aus und schaffen dann den Persönlichkeitstypus des offenen, ichbezogenen oder des verdeckten, selbstlosen Narzissten – die zwei Gesichter des Narzissmus. Jeder von uns hat mehr oder weniger stark ausgeprägte Größen-Selbst- und/oder Kleinheits-Selbstanteile, die in unterschiedlichen sozialen Situationen zur Regulation unseres Selbstwertes zum Einsatz kommen – meist auch beide Seiten nebeneinander. Um diese Selbstanteile im inneren System soll es nun gehen: Selbstanteile, die wir in der Therapie beobachten können.

Das Größen-Selbst: grandios-ichzentriert

Das Größen-Selbst (engl. *grandiose self*) ist ein Narrativ, das eine Person als außergewöhnlich, überlegen oder allmächtig darstellt. Es wird in meinem Verständnis als Abwehrmechanismus gegen innere Unsicherheiten und verborgene Selbstwertzweifel genutzt. Merkmale dafür sind

- übersteigertes Selbstwertgefühl
- Größenfantasien
- das Gefühl, etwas Besonderes zu sein.

Seine narrative Struktur könnte man so übersetzen: »Ich bin einzigartig, unantastbar, besser als alle anderen.« Seine Funktion ist der Schutz vor tieferliegenden Gefühlen von Unzulänglichkeit oder der Angst vor Bedeutungslosigkeit. Und darin steckt die Gefahr: Das Größen-Selbst kann zu Realitätsverlust, Selbstüberschätzung und Konflikten mit anderen führen. So weit ein allgemeiner Überblick.

Das Größen-Selbst, welches sich in dem nach Anerkennung und Zuwendung durch die Eltern gierenden Kind bildet, ist aus *hypnosystemischer Sicht* eine hochkompetente und kreative Leistung des Selbstsystems. Das Größen-Selbst hat eine gute Absicht: den immer weiterbestehenden Wunsch, durch Anstrengung, Bemühung und Leistung die Erwartungen der Eltern (später der Vorgesetzten, Partner usw.) zu erfüllen. Aber leider bleibt dieses oft eine unerfüllte Sehnsucht nach liebevoller Bestätigung. Und der Lösungsversuch dieses Dilemmas? Um das nun weiterbestehende tiefe Minderwertigkeitsgefühl zu verleugnen, werden im Lauf der Jahre verschiedene Selbstanteile kreiert, die alle die gleiche Funktion und Aufgabe als Wächtersystem haben: *nie wieder die Wunde der Missachtung zu spüren, immer etwas abgehoben und über allem schweben – unangreifbar und unverletzbar werden.*

All die Selbstanteile, die unermüdlich gemeinsam an der Vermeidung von Scham und Verlassenheit arbeiten, habe ich oben das Kompetenzteam »Superman/Supergirl« genannt – sie sind Teil eines Narrativs über mich, als ewigem Gewinner und Helden.

Der Mechanismus, wie das gelingen kann, ist eigentlich ganz einfach: Etwas passiert heute in meinem Leben als Erwachsener, was meinen Selbstwert bedrohen könnte und was blitzschnell zu einer Zustandsänderung im inneren System führt. Um die einlaufenden, verwirrendenden Sinnesdaten zu deuten, greife ich auf eine zusätzliche Informationsquelle zurück: mein Gedächtnis. Unser Gehirn kann sich auf lebenslange frühere Erfahrungen stützen, nicht nur die eigenen gemachten Erfahrungen, sondern auch erworbene durch Bücher, Filme und andere Quellen.

> »In Ihren früheren Erfahrungen ist aber nicht nur gespeichert, was Sie in der Welt alles erlebt haben, sondern auch, was dabei in Ihrem Körper vorging. [...] Ihr Gehirn fragt sich in jedem Moment (natürlich nur metaphorisch gesprochen): ›Als ich das letzte Mal eine ähnliche Situation erlebt habe, als mein Körper in einem ähnlichen Zustand war, was habe ich da getan?‹« (Feldman Barret 2023b, S. 82 f.).

Dieser neuronale Zustand, den ich dann im Nachdenken über mich als das »verletzte Kind« in mir bezeichnen würde,[46] erzeugt im Sinne von Feldman Barrett eine Vorhersage darüber, was gleich im Hier und Jetzt passieren wird. Die Erinnerung bestimmt, was ich sehe und auch fühle: Ich bekomme z. B. Angst, die anderen könnten heute schlecht über mich denken – weil ich das früher so oft erlebt habe. Das wäre der wunde Punkt im Selbstgefühl des inneren Kindes und Ausdruck seiner inneren Not. Der Wächter (Manager) sagt: »Es darf nicht sein, dass sie schlecht über mich denken!« Er mobilisiert »Helfer-Selbstanteile«, um das Selbstwertgefühl zu stabilisieren – jene Helfer-Selbstanteile sind das Superman-/Supergirl-Team, das nun blitzschnell auf der inneren Bühne als Taskforce mit der Aufgabe »Selbstwertstabilisierung« erscheint.

Hier eine Aufzählung einiger Mitspieler auf der Bühne des Kompetenzteams »Superman/Supergirl« (alle könnten auch weiblich oder geschlechtslos sein!):

- der Rechtfertiger
- der Imponierer und Schmeichler

46 Oder mein Therapeut schlägt mir vor, es so zu nennen.

- der Schamvermeider
- den Manipulierer und »Worteverdreher«
- der Don Juan und Casanova
- der Adrenalin-Junkie
- der übermäßig Leistungsbereite und Workaholic
- der »Alleskönner« und »Tausendsassa«
- der Dauerquassler und »Sich-Vordrängler«
- die »Rampen-Sau« usw.

Alle Selbstanteile sind nur so gut, wie sie es schaffen, die depressiven Verstimmungen, die Beschämung, den Schmerz und die Trauer über die narzisstische Wunde abzuwehren – sie können den Schmerz nicht heilen, sie machen das Leben mit einem Wundpflaster nur leidlich erträglich.

Welche einzelnen Superman-/Supergirl-Selbstanteile sich im Laufe der Jahre bilden und in ihrer Funktion als Wächter, als Bodyguards den verletzten fragilen Kern (verletztes inneres Kind) schützen, ist meiner Erfahrungen nach von Mensch zu Mensch unterschiedlich. Alle in einer inneren Landkarte der Teile auftauchenden Selbst-Zustände können im Dienste der Abwehr des inneren Mangels an Selbstvertrauen, der Beschämung und der Sehnsucht nach Selbstbestätigung stehen.

Das Kleinheits-Selbst: grandios-selbstlos

Das Kleinheits-Selbst (bei Kohut 1981 heißt es *injured self* oder *vulnerable self*) ist das gegenteilige Narrativ: eine tief empfundene Überzeugung der eigenen Minderwertigkeit. Menschen mit diesem Selbstbild fühlen sich klein, unbedeutend oder unfähig. Seine Merkmale sind:

- Scham
- Selbstzweifel
- Angst vor Zurückweisung.

Die narrative Struktur könnte man so übersetzen: »Ich bin nicht gut genug, ich verdiene keine Anerkennung.« Die Funktion des Kleinheits-Selbst ist: Es bietet Schutz vor Enttäuschungen (»Ich versuche es erst gar nicht«), es kann aber auch zu Depression oder sozialem Rückzug führen. Damit besteht die folgende Gefahr: Es kann dazu führen, dass Menschen sich selbst sabotieren oder in destruktiven Beziehungen bleiben. So weit wieder eine allgemeine Darstellung.

Das Selbstsystem, das als Wächter in diesem Falle das verletzte innere Kind schützt, setzt aus *hypnosystemischer Sicht* auf die Regulation des Selbstwertes durch verdeckte Strategien. So versuchen solche Menschen, das eigene Image dadurch aufzuwerten, dass sie sich unbewusst in den Schlagschatten eines Gegenübers stellen, der als »Star« selbstsicher wirkt und etwas Besonderes darstellt. Diese Menschen leihen sich den Selbstwert vom anderen, weil sie glauben, es nicht wert zu sein, gesehen zu werden und eine eigenständige Bedeutung zu haben. Das sich in dem nach Bestätigung und Zuwendung durch die Eltern sehnenden Kind bildende *Kleinheits-Selbst* ist aus hypnosystemischer Sicht ebenfalls eine hochkompetente und kreative Leistung des Selbstsystems – mit der guten Absicht, das Überleben in einer entwertenden, kühl-distanzierten, misshandelnden oder gar missbrauchenden Umwelt zu sichern.

Der Glaubenssatz des Kindes könnte so lauten: *Ich binde mich an die anderen und beanspruche nichts für mich. Ich bin selbstlos, und mein Wunsch ist es, nicht aufzufallen – so werde ich von anderen gebraucht, und das gibt mir ein Gefühl, nicht allein und verlassen zu sein – in servando consumo.*[47]

Diese grandiose Selbstbeschädigung musste das Kind schon früh im Leben einüben, da der Aufbau grandioser Fantasien hier eine Abwehr gegen die Gefühle von Verlassensein und Vernachlässigung waren (wie ich es in Abb. 5 auf S. 95 dargestellt habe). Diese Kinder bauen gegen das von außen aufgedrängte negative Selbstbild ein kompensatorisches Größen-Selbst auf, d. h., sie schaffen in sich eine Fantasiewelt, in der sie als Held bewundert, als Prinzessin gefeiert werden und alles können, dürfen und auch besitzen, was sie sich ersehnen. Als Erwachsene berichten diese Menschen im Rückblick, sie hätten gespürt, wie sie von den oft verzagten, unsicheren, aber auch kühl-distanzierten und missbrauchenden Eltern »ignoriert« wurden, und sich emotional wie in einem Vakuum gefühlt. Gelebt hätten sie nur in ihrer Phantasiewelt: Ein schönes Beispiel für solch eine Fantasiewelt ist »Pippi Langstrumpf«, die übergroße Kräfte besitzt und alles macht und kann, was sie will – die Mutter ist früh verstorben und der Vater als Kapitän auf hoher See nie zu Hause.

---

47 *In servando consumo* (»Im Dienen verbrauche ich mich«) steht auf den Kirchenkerzen, die auf dem Altar stehen.

Dass die Botschaft »Du bist uns nicht wichtig« und auch das Gefühl, wie in einem Vakuum ohne liebevollen Bezug zu den wichtigen Bindungspersonen zu leben, Verlassenheitsängste mobilisiert, ist sehr verständlich. Um zu überleben, bleibt nur, alles Eigenständige, alle Sehnsucht nach Individuation und Selbstverwirklichung aufzugeben und sich getrieben von Verlassenheitsangst an Stärkere anzuklammern, ohne diese wirklich lieben zu können. Selbstlosigkeit wird zur Kardinaltugend und führt zur totalen Abhängigkeit von anderen, was die eigene Selbstwertregulation betrifft. Das »Selbstlosigkeits-Team« der Mutter-Teresa-Selbstanteile ist spezialisiert darin, diese Art von Anpassung an andere Menschen oder an eine »große Idee« zu ermöglichen und gleichzeitig im Geheimen eine grandiose Fantasie zu entwickeln, dass man genau deshalb auch etwas Besonderes sei. »Auch wenn ich nur ein kleines Licht bin … aber ohne mich würden sie das nie schaffen/wäre alles schon zusammengebrochen, einer muss sich halt opfern …« – so könnten heimliche Gedanken lauten. In dem heute häufig abwertend gemeinten Begriff vom »Gutmenschen« steckt genau diese Unterstellung – nämlich, dass das Gutsein auch adelt, und der Verdacht, dass hinter der Maske der »Selbstlosigkeit« die Selbstgefälligkeit lauert.

Die Mannschaft der Selbstanteile, die sich um die Stabilisierung des angeschlagenen Selbstwertes, um das negative Selbst kümmert, kann wiederum sehr unterschiedlich zusammengesetzt sein. Gemeinsam ist ihnen das Ziel, das verletzte innere Kind zu schützen. Die elterliche Botschaft »Du bist nicht okay«, »Du bist eine Enttäuschung« oder »Du bist nicht zu ertragen« wird das Kind vermutlich so verstehen, dass es sich mehr als andere Kinder (oder Geschwister) anstrengen muss und besonders brav und pflegeleicht sein muss. Neben einem »angepassten, braven Kind-Selbstanteil« – z. B. mein »pflegeleichter kleiner Jochen« – treten dann in der folgenden Entwicklung weitere Helferanteile zum Schutze der grandiosen Selbstbeschädigung auf (alle diese Anteile können wiederum männlich oder geschlechtslos sein!):

- ein oder mehrere »Helfer-Ego-States«
- die Mitarbeiterin der Heilsarmee
- die Bescheidene und die Genügsame
- die schusselige Ungeschickte
- die selbstlose Kämpferin für andere

- der Gutmensch
- die Bedürfnislose und die Schlichte
- das Mauerblümchen und das ewige Opfer
- der Moralapostel
- die »Allen-recht-Macherin« usw.

Aufgrund individueller Prägungen, Eigenschaften, sozialer Begabungen und familiärer Interessen werden sich die Teams bilden – immer mit der Maxime: Ich bin klein und unbedeutend und tanke Sonne im Schatten des anderen, ich werde geliebt, weil ich so selbstlos und anspruchslos bin.

Zusammenfassung: Zwei Wege, um Unsicherheit zu bewältigen

Beide Narzissmusformen basieren auf einer tiefen Unsicherheit (Kleinheits-Selbst), die entweder durch übermäßige Kompensation (offener Narzissmus) oder durch subtile Strategien der Selbstaufwertung (verdeckter Narzissmus) überspielt wird. Während offene Narzissten ihr Größen-Selbst nach außen tragen und von ihrer Überlegenheit überzeugt erscheinen, schwanken verdeckte Narzissten stärker zwischen Größen- und Kleinheits-Selbst, was sie oft ambivalent und schwer durchschaubar macht. Diese Dynamiken sind, wie in Kapitel 7 dargelegt, eng mit frühen Bindungserfahrungen und Erziehungsstilen verknüpft und können durch spätere Lebenserfahrungen verstärkt oder gemildert werden.

> Das Hin und Her zwischen grandioser Ich-Zentriertheit und grandioser Selbstlosigkeit ist eine normale Selbstwertregulation.

Von einem Kontinuum auszugehen hat in der Psychologie den pädagogischen Vorteil, dass man gut die extremen Ausprägungen an den Polen beschreiben kann. Die Erfahrung zeigt aber, dass nicht nur die sogenannten Patienten zwischen den Polen »Größen-Selbst« und »Kleinheits-Selbst« schwanken, sondern dass wir alle verschiedene Selbstanteile aus den beiden Kompetenzteams nutzen, um unseren Selbstwert zu stabilisieren. Vielleicht ist es jetzt wieder an der Zeit, uns klarzumachen, dass jeder von uns Enttäuschungen, Kränkungen und Verletzungen durch jene erlitten hat, die wir mehr oder weniger liebten und von denen wir auf die eine oder andere Weise abhängig waren. In jedem von uns gibt es Selbstanteile, die aus dem Kompetenzteam Superman/Supergirl oder Mutter-Teresa stammen und die fix einspringen, wenn unser Selbstwert bedroht ist. Das ist gut so und sollte auch so lange so bleiben, bis wir neue Strategien gelernt haben – sonst wären wir ja schutzlos dem Schmerz der narzisstischen Wunde ausgeliefert. Das heißt aber auch: Wir alle haben mehr oder weniger stark ausgeprägte Züge von Bescheidenheits- und/oder Überheblichkeits-Narzissmus, und deshalb sollte keiner mit dem Finger auf den anderen zeigen.

Im Buch *Rote Karte für den inneren Kritiker. Wie man aus einem ewigen Miesmacher einen Verbündeten macht* (Peichl 2014) habe ich so ein Schwanken zwischen Größen-Selbst und Kleinheits-Selbst an einem eigenen Beispiel beschrieben. Eine Einladung nach Südafrika zum Vortrag auf einem Teile-Therapie-Kongress hatte zuerst alle meine grandios-narzisstischen Seiten gepimpert, und mir schwoll der Kamm, bis ich las: Der Vortrag muss auf Englisch gehalten werden – oh je!! Dann schnurrte der Luftballon zusammen, und auf meiner inneren Bühne wurde der Kleinheits-Blues wie Katzenmusik gespielt. Die Aufgabe, der ich mich in diesem Moment und in den Tagen danach stellen musste, lautete: Wie schaffe ich es, nicht aus Hilflosigkeit und Scham in nagende Selbstzweifel, Kleinheitsängste und Horrorvorstellungen zu verfallen, was mich alles da unten in Pretoria erwarten würde, und gleichzeitig nicht in grandiose Überheblichkeit, Arroganz und Entwertung durch die anderen abzurauschen. Ich wollte stolz darauf sein, anderen etwas Besonderes bieten zu können (sonst wäre ich nicht für einen Vortrag angefragt worden), aber gleichzeitig wollte ich auf dem Boden und offen bleiben für Selbst- und Fremdkritik. Um diese Herausforderung zu bewältigen, konnte ich die jahrelange Erfahrung und Kompetenz der Mitglieder meiner beiden Selbstwertstabilisierungs-Teams (»Superman-« und »Mutter-Teresa-Team«) nutzen, ohne mich zu sehr mit der einen oder anderen Seite zu identifizieren. Den kleinen 11-jährigen Jochen, der so viel Angst hatte vor Beschämung durch ein Versagen auf der Bühne,[48] der durch meine Angst, auf Englisch vorzutragen, aktiviert worden war, der durfte dann im Hotel bleiben, und ihm sagte ich: »Das ist eine

48 Ich hatte in dem Buch *Rote Karte für den inneren Kritiker* (2014) davon erzählt, dass ich mich im 11. Lebensjahr einmal mit einem Gedicht vor der ganzen Klasse blamiert hatte.

Erwachsenenveranstaltung, das ist nichts für dich. Ich erledige das mit dem Vortrag!« Und wie es dann ausgegangen ist zwischen meiner möglichen Angst vor Versagen und Überheblichkeit? Schauen Sie doch mal ins Buch, falls Sie neugierig geworden sind.

Aber wie ist es, wenn das Ausgleichen von prekären Selbstwertschwankungen ein lebenslanges Thema ist und die befriedigende Lösung nicht klappen will? Ich nehme mal ein Fallbeispiel aus der Praxis zur Illustration.

Fallbeispiel Herr F.

Ein 42-jähriger Patient kam auf Drängen seiner derzeitigen Lebenspartnerin zu mir. Sie hatte gedroht, ihn zu verlassen, wenn er noch einmal mit einer anderen Frau fremdginge. Herr F. arbeitete in verschiedenen sozialen Institutionen in leitender Position und war nebenher noch Musiker in verschiedenen Bands. Bei einer Arbeitsstelle war er über 8 Jahre geblieben, kündigte aber, da er sich nicht ausreichend vom »Ober-Chef« wertgeschätzt fühlte. Er hatte immer das Gefühl, seine Arbeit werde nicht ausreichend gewürdigt – im Gegenteil, er sei für den Vorgesetzten aufgrund seines Engagements für die Institution zu einer Bedrohung geworden – »Ich bin einfach zu gut, das können die nicht ertragen.« Er kündigte, nachdem er in einer anderen Beratungsstelle eine leitende Stelle erhielt, war dort aber überfordert und verlor daraufhin sein Interesse. Als wir uns kennenlernten, war Herr F. arbeitslos und engagierte sich vermehrt für seine Musik und die Liveauftritte. Er hielt sich selbst für einen »hochbegabten Saxophonisten«, der als Musiker eigentlich mehr verdient hätte als so eine Durchschnittsband, mit der er wöchentlich auftrat. Bei diesen Auftritten war es für ihn zum einen berauschend intensiv, vor Menschen auf der Bühne zu stehen und sein Können zu zeigen. Zum anderen war ein Auftritt aber hochgefährlich, weil es ihm schwerfiel, seinem Drang, eine »Frau abzuschleppen, die mich bewundernd anschaut«, zu widerstehen, zumal er sich unter Alkohol schlecht steuern konnte. Mit seinen »sexuellen Eskapaden«, wie er sagte, war er dabei, seine jetzige Beziehung zu Paula endgültig zu ruinieren, von der er sich gleichzeitig sehr abhängig fühlte. Dies waren die auslösenden Bedingungen für einen ersten depressiven Einbruch mit krisenhafter Suizidalität. Das war die Ausgangslage nach dem ersten Gespräch.

In den folgenden Sitzungen lernte ich Herrn F. und seinen biografischen Hintergrund besser kennen. Seine Problematik war eine schwierige Elternbeziehung, die Mutter hatte sich enttäuscht abgewandt, nachdem er als Schulkind aufgrund mangelnder Schulleistungen nicht ihren Erwartungen entsprochen hatte, einmal Arzt und sogar Professor zu werden. Der Vater war nur wenig verfügbar, er widmete sich vornehmlich seinem Hobby, der Betreuung der Damenhockeymannschaft des örtlichen Sportvereins. Nur in der Adoleszenz hatte er die Aufmerksamkeit des Vaters erreichen können, als er Leistungssport betrieb und vom Vater betreut wurde. Nachdem er aber keine Erfolge bei den Regionalmeisterschaften erbringen konnte, wurde auch diese Seite des Sohnes für den Vater uninteressant. Schon damals sei für ihn eine innere Diffusität und Leere zu spüren gewesen. Es kam zu mehreren bruchhaften Wechseln in der beruflichen Ausbildung und seiner Lebensgeschichte, die immer eng mit der Bestätigung durch wichtige andere Personen verknüpft waren. Am Ende absolvierte er ein sozialpädagogisches Studium an der Fachhochschule, obwohl ihn dies inhaltlich nicht interessiert habe (»Es war mir zu popelig!«). Entscheidend dafür war der Zuspruch seiner damaligen Freundin gewesen, die das Gleiche studierte. Er heiratete erstmals mit 26 Jahren, als die Freundin schwanger wurde, drei Jahre später kam ein zweites Kind zur Welt. Während der gesamten Ehe suchte er schon damals immer wieder Bestätigung in Affären mit anderen Frauen und spürte schon erste depressive Verstimmungen. Gerade durch solche »erotischen Eroberungen« konnte er sich immer wieder kurzfristig stabilisieren, bis es in seinem 34. Lebensjahr zur Scheidung kam, was zu massiven Selbstzweifeln und einer ersten Psychotherapie führte.

Wie können wir das alles verstehen?

Durch die fehlende Verwirklichung auf der Leistungsebene im Beruf fühlt Herr F. sich oft wertlos, ohne Daseinsberechtigung – nur vor Publikum bei seinen Liveauftritten fühlt er sich lebendig und spürt seine Potenziale. Auch in der Gründung einer eigenen Familie konnte er keine neue Position finden, da alle Versuche zu einer verlässlichen und sicheren Partnerschaft durch sein zwanghaftes Fremdgehen immer wieder zerstört wurden.

So schwankt er zwischen Größenfantasien, was seine nicht honorierte Leistung als Führungskraft, sein Können als Musiker und seine Unwiderstehlichkeit als Mann angeht, und Kleinheitsgefühlen mit depressiven Verstimmungen und der Neigung, sich klein und hilflos zu machen, hin und her. Wechselseitig sind der grandiose Musiker-Ego-State »der kleine Jan Garbarek«, der erotische Verführer »sexy-rexy Don Juan« und der arrogante Leistungstyp »der Macher« auf der Bühne, dann wieder »der Lebensunpraktische«, der nicht allein sein konnte, »der Allen-alles-recht-Macher« und »der zerknirschte Schuldner«. Alle bemühen sich, dass Herr F. seinen verletzten Kindanteil aus der Vergangenheit so gut wie möglich verbergen kann und er die damalige

Verletzung nicht spüren muss. Wenn alle diese hilfreichen Selbst-Zustände der beiden Kompetenzteams versagen, wird Herr F. depressiv und suizidal. Dieses Hin und Her der einzelnen Ego-States setzt sich in meinem Patienten in einem steten inneren Dialog fort – mal gibt das Größen-Selbst Hoffnung auf Momente des Glücklichseins, die vom Kleinheits-Selbst wieder zerstört wird und in eine Depression mündet. Um diese innere Unordnung ins Lot zu bringen, war es gut, dass Herr F. sich professionelle Hilfe holte.

»Vielleicht gehen Wahrheitsliebe und Bescheidenheit Hand in Hand, so viele Lügen entspringen unserem Stolz.«

Graham Greene

16 Vorderbühne und Hinterbühne

Im Folgenden verwende ich die Metapher der Bühne, um die Darstellung und Kommunikation von Menschen zu beschreiben. Ich unterscheide zwischen der Vorderbühne, auf der Menschen ihre Rollen spielen und mit der Außenwelt interagieren, und der Hinterbühne, auf der innere Zustände und verletzte Anteile verborgen sind. Es wird erklärt, wie Menschen ihre Selbstwertschwankungen durch kreative Selbstdarstellung ausgleichen und welche positiven Eigenschaften daraus entstehen. Ich beschreibe auch die Charaktereigenschaften von offenem und verdecktem Narzissmus und, wie diese im sozialen Kontext wirken. Sie finden auch ein Angebot an Übungen zur inneren Landkarte und zur Regulierung des Selbstwerts.

Ich habe in diesem Buch schon häufiger die Metapher der Bühne benutzt, um zu beschreiben, wie wir alle uns im Laufe eines Tages nach außen vor der Welt darstellen, mit anderen kommunizieren und unsere Rollen ausgestalten – neudeutsch heißt das seit Kurzem »performen«. Daneben habe ich die innere Bühne erwähnt, die kreative Vorstellung, auch in uns gäbe es eine virtuelle Bühne, auf der Ich-Zustände (Ego-States) auftreten, miteinander in Beziehung gehen und zeitbegrenzt den Kontakt zur Umwelt gestalten – so etwas nennen wir in der Ego-State-Theorie den »exekutiven Ego-State«, das aktuelle Selbst, das vom Bühnenrand aus den Kontakt zur Welt gestaltet. Das Letztere – die innere Bühne – ist eine hilfreiche Metapher, um unsere innere Welt besser zu veranschaulichen, und ist Teil des gemeinsam geteilten »Dritten« zwischen Therapeut und Patient (s. Kapitel 12).

Bei der Aufzählung der Charaktereigenschaften von Menschen mit offenem oder verdecktem Narzissmus in der defizit-orientierten psychologischen Literatur klingen diese meist wie eine unmögliche und zutiefst abzulehnende Ansammlung von schlechten Angewohnheiten und nervigen Charakterfehlern, die uns diese Menschen nicht sonderlich sympathisch erscheinen lassen. Wer will schon jemandem, der arrogant, überheblich, eiskalt oder scheu, selbstlos und überempfindlich ist, zu nahekommen. Wer die zwei Gesichter des Narzissmus, um die es in diesem Buch geht, überwiegend als üble Fratzen zeichnet, verkennt die Stärken und Ressourcen, die auch in ihnen stecken.

Auf die Welt zu

Die unvermeidlichen Schwankungen des eigenen Selbstwerts im Vorwärtsgang, d. h. in der Bewegung auf die Welt zu, unter Nutzung der kreativen Fähigkeit zur Selbstdarstellung auszugleichen, bringt eine ganze Reihe von Stärken und positiven Persönlichkeitseigenschaften hervor, die wir für das Leben in dieser komplexen Welt gut gebrauchen können – da können wir von den offenen Narzissten noch eine ganze Menge lernen. Erst eine Überdosierung dieser Fähigkeiten macht aus dem Gewinn für die eigene Persönlichkeit eine nervige Attitüde für andere und ist letztlich ein Verlustgeschäft.

Von der Welt weg

Das Gleiche gilt für diejenigen, die die Schwankungen des Selbstwertes dadurch regeln, dass sie sich zurücknehmen, also im Rückwärtsgang regulieren – auch hier finden wir Eigenschaften, die für jeden von uns und unsere Gesellschaft von unschätzbarem Wert sind.

So müssen wir zum Beispiel für den offenen Narzissten genau unterscheiden:

- Welche Eigenschaften seiner Persönlichkeit – d. h. welche Selbstanteile des Superman-/Supergirl-Teams – sind im sozialen Kontext eine Stärke und müssen als Ressource verstärkt werden?
- Welche Eigenschaften seiner Persönlichkeit – d. h. welche Selbstanteile des Superman-/Supergirl-Teams – sind im sozialen Kontext eher hinderlich und kontraproduktiv?
- Welche Eigenschaften werden nach außen gezeigt und welche sind verdeckt im Hintergrund der inneren Bühne wirksam und müssen versteckt und geschützt werden?

Die gleichen Fragen müssen wir Therapeuten für den verdeckten Narzissmus und an das Mutter-Teresa-Team stellen – für beide Regulationsprinzipien will ich die Metapher der Bühne näher betrachten.

Vorderbühne und Hinterbühne

Erving Goffman (1961) war ein kanadischer Soziologe, der sich in seinen Arbeiten mit anthropologischen, sozialpsychologischen und psychiatrischen Problemen in Bezug auf die Grundmechanismen sozialen, insbesondere sozial abweichenden Verhaltens beschäftigte. Zu seinen Grundannahmen zählen: Wir Menschen versuchen, in Interaktionen ein gewisses Bild von uns zu vermitteln, da wir wissen, dass wir beobachtet werden. Indem Goffman diesen Gedanken fortführt, kommt er zu dem Schluss, dass alle Menschen prinzipiell immer Theater spielen und sich eine Fassade schaffen, »ein standardisiertes Ausdrucksrepertoire mit Bühnenbild und Requisiten«. Goffman sagt:

> »Wenn ein Darsteller eine etablierte soziale Rolle übernimmt (z. B. Kellner), wird er feststellen, dass es bereits eine bestimmte Fassade für diese Rolle gibt.«[49]

Das Theater wird also als Modell für die soziale Welt benutzt.

Ich mache mir nun seine Überlegungen zu den sozialen Interaktionen von Menschen zu eigen und beziehe das Ganze auf die innere Bühne einer Person, die in unterschiedlichen Selbst-Zuständen (Ego-States) mit anderen Personen und deren jeweiligen Selbst-Zuständen interagiert.

Die innere Bühne

Die innere Bühne können wir uns als einen virtuellen Raum in unserer Fantasie vorstellen, mit einem Bühnenrand (Rampe), der die

49 Erving Goffman beschrieb das 1959 in seinem Standardwerk *The presentation of self in everyday life* (dt. Wir alle spielen Theater. Die Selbstdarstellung im Alltag, 1983) so: »Man versucht, in Interaktionen ein gewisses Bild von sich zu vermitteln, da man weiß, dass man beobachtet wird. Wenn man diesen Gedanken fortführt, kommt man zum Schluss, dass alle Menschen prinzipiell immer Theater spielen und sich eine Fassade schaffen, ein standardisiertes Ausdrucksrepertoire mit Bühnenbild und Requisiten.« Und weiter Goffman: »Wenn ein Darsteller eine etablierte soziale Rolle übernimmt (z. B. Kellner), wird er feststellen, dass es bereits eine bestimmte Fassade für diese Rolle gibt« (ebd., S. 19).

Kontaktlinie zur Außenwelt darstellt, einer Grenze zu den Seiten und nach hinten, dem sogenannten Bühnenhintergrund. Die innere Vorderbühne ist der Spielbereich, von dem aus die Selbstanteile mit der äußeren Welt interagieren. Sie können mehr oder weniger weit von dieser Kontaktlinie zur Welt entfernt sein, was ihrer Bedeutung für das innere System und dessen momentanen Nutzung entspricht. Aufgrund der Fähigkeit des Publikums, die gesamte Vorderbühne mit ihren wechselnden Ego-States ständig kontrollieren zu können, muss sich der Darsteller ständig fragen, welchen Eindruck er erzeugt und ob dieser den Ansprüchen an die Situation genügt. Im Idealfall ist es das Erwachsenen-Selbst, das die Teile nach vorne schickt, um ganz spezifische Wirkungen zu erzielen. Dazu nutzt es seine Fähigkeit zur Antizipation und Einfühlung in die Erwartungen der Außenwelt. Will der Erwachsene gefallen und von wichtigen anderen beklatscht werden, müssen hochspezialisierte Ego-States in ihren Rollen aktiviert und in die Selbstdarstellungs-Interaktion geschickt werden. Wer das gut kann, ohne zu übertreiben, wird beim Publikum sicher gut ankommen. Dazu müssen aber Normen der Interaktion erfüllt werden: Zu den zu erfüllenden Normen zählt Goffman das sozial angepasste Rollenverhalten und kontextbezogene Interaktionsstile. Insgesamt lässt sich für die Vorderbühne festhalten: Sie ist der Ort, an dem die Darstellungsleistung, die die Darsteller oder Protagonisten erbringen, hoch und bedeutsam für die Ego-States ist. Dagmar Kumbier (2016, S. 75) schreibt über die Kontaktlinie, über die Bühnenrampe hin zur Umwelt:

> »Daher spielt die Art der Kontaktlinie in meiner Art der Aufstellung eine große Rolle. Was können die anderen von mir sehen – und was nicht?
>
> Wie stelle ich mich nach außen auf, wer agiert nach außen und wer kommt nicht zum Zuge? Wer bekommt die Reaktion der anderen Menschen ab, wer ist geschützt?«

Ist die Vorderbühne der »offizielle« Ort und für alle das sichtbare Geschehen, wo Rollen gespielt und Kontakte inszeniert werden, so ist Backstage der Bereich des Verbergens, der nicht zum Zuge kommenden Wünsche und Bedürfnisse, der ausgegrenzten schmerzlichen Erfahrungen, der verletzten inneren Kindanteile. Ego-States können alleine oder als Gruppe von Anteilen auftreten, mit einer gemeinsamen Aufgabe und Funktion. Zum Beispiel können verschiedene Selbstanteile zusammenwirken, um ein besonders verletztes inneres

Kind zu schützen. Dabei kann es Anteile geben, die bei drohender Selbstwertverletzung planmäßig immer zuerst aktiviert werden und die sozusagen die erste Defensivstrategie darstellen (die Sofortmelder). Beim offenen Narzissten kann das ein rationaler Ego-State sein, der mit scharfem Verstand die Situation analysiert, die Gefühle in die Gefriertruhe packt und innerlich einen Schritt aus der Beziehung zurückgeht – nennen wir ihn den »inneren Rationalisten«. Erst wenn dieses Manöver nicht ausreicht, kommt aus der zweiten Reihe ein Teil nach vorne an die Bühnenrampe, der zynisch und voller Spott versucht, die Situation etwas lächerlich zu machen (»der innere Zyniker«). Wenn auch das nicht ausreichend zum Schutz des verletzten inneren Kindes beiträgt, kommt aus dem Rückraum der inneren Bühne das Rollkommando mit »dem inneren arroganten Entwerter«, »dem eiskalten Verächter« und »dem grandiosen Selbstdarsteller«. Spätestens jetzt müsste die Gefahr der Beschämung abgewendet sein, und aus der drohenden Niederlage ist ein Triumph geworden – oder aber eine Katastrophe.

Übungen zur inneren Landkarte: Wie reguliere ich meinen Selbstwert?

Darf ich Sie zu einer kleinen Übung einladen?

Bitte holen Sie sich zwei weiße Blätter DIN A4, eine Schreibunterlage, auf die Sie die Blätter befestigen können und einen Kugelschreiber oder Bleistift. Klemmen Sie die beiden DIN-A4-Seiten auf die Unterlage, legen sie diese quer, d. h. die lange Seite zeigt zu ihnen hin. Fertig?

Frage: Bitte denken Sie an Konfliktsituationen in den letzten Monaten, in denen Ihr Selbstwert, Ihre Selbstachtung bedroht war und Sie darum rangen, sich wieder zu stabilisieren und sich zu schützen. Schauen Sie weiter, welche wiederkehrenden Lösungen Sie gefunden und welches Verhalten Sie im sozialen Kontext (Partnerschaft, Beruf, Freizeit usw.) nach außen gezeigt haben. Können Sie Muster erkennen?

Entwurf der inneren Landkarte (Strukturbildung erster Ordnung)

Nehmen Sie nun Ihre Unterlage mit dem ersten Bogen und vergegenwärtigen Sie sich die unangenehme Situation mit drohendem Selbstwertverlust noch einmal – welche Eigenschaften, welche Selbstanteile oder Persönlichkeitseigenschaften nutzen Sie zur Notfallrettung? Welche »inneren Wortmelder« gibt es? Wie können Sie Eigenschaften, die Ihnen spontan einfallen, als Begriff fassen? Haben Sie eine Idee, zu welchen Ihrer Ego-States diese Eigenschaft gehört? Hat Ihr Selbstanteil einen Namen? Bitte nehmen Sie sich dafür etwas Zeit.

Bitte schreiben Sie jetzt die einzelnen Begriffe auf den ersten Zettel an eine beliebige Stelle und machen ein Kästchen drum.

Das könnte jetzt z. B. für Eigenschaften, die jemand nutzt, um Kränkungen zu vermeiden, so aussehen (s. Abb. 10):

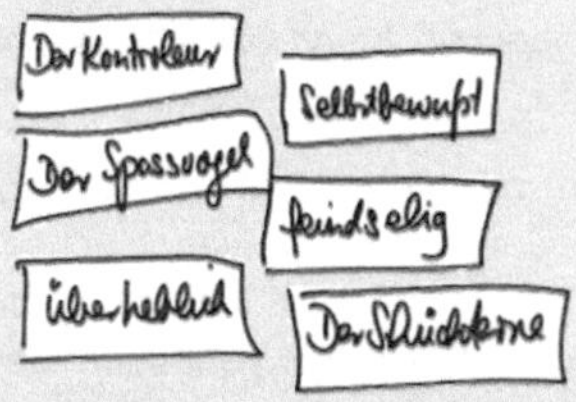

Abb. 10: Eigenschaften für eine innere Landkarte

Jetzt legen Sie bitte diese erste Landkarte zur Seite und nehmen sich den zweiten Bogen vor.

Landkarte zweiter Ordnung

Dieser Bogen ist Ihre innere Bühne, auf die Sie von oben herab, sozusagen aus dem Schnürboden des Theaters, blicken. Oben machen Sie bitte einen gebogenen Strich (s. Abb. 11): Alles, was darüber ist, ist Außenwelt, d. h. die Menschen und Aufgaben, mit denen Sie täglich zu tun haben, sind da zu

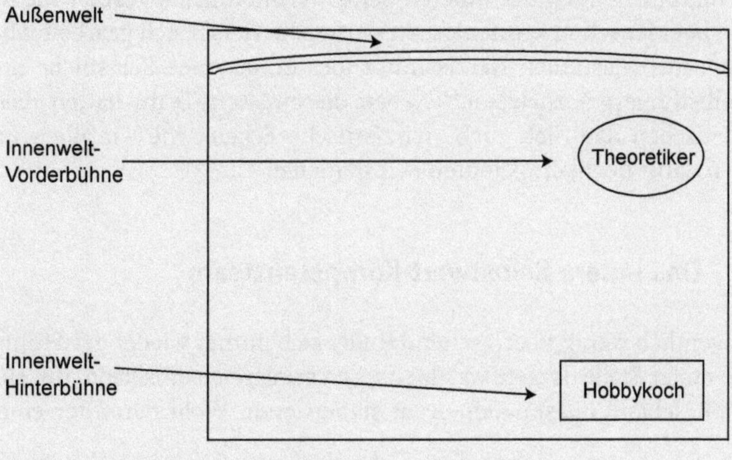

Abb. 11: Beispiel für eine Landkarte zweiter Ordnung

denken. Selbstanteile von Ihnen, die nahe dieser Grenze zwischen innen und außen positioniert sind, sind bei Ihnen meist aktiv und die bevorzugten Kommunikatoren mit der Welt (Vorderbühne). Unten ist der Bühnenhintergrund (Hinterbühne), hier sind die Teile, die sich verstecken, die zurzeit nicht gelebt werden oder vom Bewusstsein weitgehend ausgeschlossen sind. Zum besseren Verständnis hier eine schematische Darstellung: Gerade ist mein Theoretiker-Selbstanteil ganz vorne und malt Ihnen dieses Bild. Der Hobbykoch hat gerade Pause und ist auf der Hinterbühne.

Wenn Sie den Strich zwischen Innenwelt und Außenwelt gezogen haben, dann fragen Sie sich bitte:

Mit welchen Seiten von mir, die ich auf dem ersten Bogen eingezeichnet habe, oder mit welchen Selbstanteilen, die ich schon bei mir kennengelernt habe, schütze ich mich auf der Vorderbühne, wenn die Stabilität des Selbstwertes von außen bedroht ist? Welche verletzten, beschämten, gekränkten, »ausgehungerten« Kindanteile kenne ich schon von mir auf der Hinterbühne, die durch Mitglieder des Superman-/Supergirl-Teams oder der Mutter-Teresa-Mannschaft geschützt werden müssen? Oder gibt es bei mir Mitglieder von beiden Teams? Lassen Sie sich Zeit, diese innere Landkarte zu erstellen.

Damit Sie ihr Ergebnis einordnen können, entwerfe ich nun aus dem Mosaik von vielen einzelnen Patienten meiner Praxis, die mir dazu einfallen, ein paar verallgemeinernde Aussagen für den offenen und für den verdeckten Narzissten. Beginnen will ich aber mit der Mannschaftsaufstellung des inneren Selbstwert-Kompetenzteams, wie ich sie bei Menschen kennenlernen durfte, die viel an sich gearbeitet haben, um »gesunden Narzissmus« (besser: gesunde Selbstliebe und Selbstfürsorge) zu leben.[50] Neben diesem Kern-Team hatten diese Menschen natürlich auch »narzisstische Ecken« wie wir alle – mit den dafür hochkompetenten Selbstanteilen.

Das innere Selbstwert-Kompetenzteam

Eigentlich wenig überraschend findet sich immer wieder der Humor an erster Stelle dessen, was Menschen erfolgreich einsetzen, um sich in Beschämungssituationen zu stabilisieren. Wohl dem, der einen

50 Ich danke den Kolleginnen und Kollegen in meinen Weiterbildungsseminaren, die mir einen Einblick in ihre persönliche Mannsschaftaufstellung gegeben haben.

»inneren Spaßvogel«, »Clown« oder »Sich-selbst-auf-die-Schippe-Nehmer« zu seinem Kompetenzteam zählt. Hilfreich ist es auch, »die wohlgesinnte Erlauberin«, »die weise Gelassene«, »die Verzeihende« und »die mutige Planerin« an Bord zu haben – alle können auch männlichen Geschlechts sein. Daneben sind sicher ein guter Schuss Selbstvertrauen, ein Stolz darauf, besonders zu sein, aber auch Bescheidenheit und eine Handvoll Demut gute Wegbegleiter. Die Mischung macht's – und eine gute Aufgabenverteilung durch das Erwachsenen-Selbst. Nun zu den Menschen, die eher narzisstische Muster zur Stabilisierung des Selbstwertes nutzen.

Die innere Bühne des offenen Narzissten

Wie wir bereits wissen, stellen diese sogenannten klassischen und oft mit Recht arrogant genannten Narzissten ihre hohe Selbsteinschätzung ganz unverhohlen zur Schau.

Die Vorderbühne

Auf der Vorderbühne dieser Menschen aus unserer Umgebung finden sich eine Reihe von Ego-States, die wir im Kontakt mit ihnen zum Teil als positiv und zum Teil als negativ für das Knüpfen von Beziehung erleben.

Positive Stärken dieser Menschen sind aufgrund einer erhöhten Selbstüberzeugung folgende Eigenschaften: Sie sind selbstbewusst, charmant, mitreißend, extrovertiert und sehr leistungsfähig.

Negativ aber stößt häufig ihre arrogante, kalte, angeberische, dominante und feindselige Art auf, wenn sie mit anderen Menschen in Beziehung – oder eben Nichtbeziehung – gehen.

Ego-States, die an der Rampe agiert (»Rampensau«) haben in der Therapie Bezeichnungen wie: »mein arroganter Verächter-Anteil«, »der rücksichtslose Lobsammler-Anteil«, »der Unerschrockene«, »die Besondere«.

Insgesamt ist das eine sehr fleißige und wirkungsvolle Mannschaft, um den vorderen Bühnenraum abzusichern.

Die Hinterbühne

Hier gibt es z. B. den »einsam-gekränkten Kind-Anteil«, »das zweifelnde Würmchen« oder »die Versagensangst«. Wenn diese Seiten getriggert werden und dann die hochkompetente Abwehr auf der Vorderbühne versagt, drohen narzisstische Not mit Beschämungsangst, Minderwertigkeitsgefühle, Depression und Leere.

Das Stück, das da zumeist auf der inneren Bühne gespielt wird, trägt den Titel »Ich bin die Lösung für alle Probleme der Welt; wenn man mich nur lässt, werde ich alle überzeugen«.

Die innere Bühne des verdeckten Narzissten

Verdeckte Narzissten dagegen haben gelernt, ihre Impulse zu großspurigem Auftreten zu unterdrücken und den Bewunderungstribut, auf den sie eigentlich emotional angewiesen sind, auf stillere und indirektere Weise einzufordern.

Die Vorderbühne

Auf der Vorderbühne dieser Menschen in unserer Umgebung finden sich auch wieder eine Reihe von Ego-States, die wir im Kontakt mit ihnen zum Teil als positiv und zum Teil als negativ erleben.

Positive Stärken dieser Menschen sind auf alle Fälle, dass wir sie als bescheiden, freundlich, großzügig und altruistisch wahrnehmen. Sie sind angenehm im Umgang, und wir können uns auf sie verlassen.

Negativ aber ist ihre ausgeprägte Opfermentalität, sie fühlen sich ständig nicht gesehen und gewürdigt, sind leicht kränkbar, haben bei genauerer Betrachtung wenig tiefe Empathie und Interesse an anderen. Wir finden Anteile, die sich als »ewiges Opfer«, als »Unsichtbarsein-Wollen« und »Selbstlos-Sein« inszenieren. Ihre bedürfnislosen bis kargen Seiten sind auf Dauer schwer zu ertragen, da man keine Chance bekommt, ihnen mit irgendetwas eine Freude zu machen.

Die Hinterbühne

Auch hier finden wir einsam-gekränkte Kind-Ego-States, aber v.a. Kindanteile, die sich selbst absprechen, überhaupt ein Existenzrecht zu haben. Hier sind aber auch die kompensatorischen Größenfantasien zu Hause: Verdeckt-grandiose Anteile streben nach Bewunderung durch andere über Bescheidenheit, manche sind selbstüberzeugt, manipulativ, missbrauchend und kontrollierend, neigen zu Heimlichkeiten und Lügen.

Das Stück, dass da zumeist auf der Bühne gespielt wird, trägt den Titel »Ich bin das falsch verstandene, aber freundliche und fürsorgliche Genie oder der Guru, den die törichte Welt grausam zum Opfer macht«.

Das passiert alles auf der Vorder- und Hinterbühne – eine ganz lebendige und hochfunktionale Mannschaft ist ständig bemüht, die alten Verletzungen der Kindheit nicht ins Bewusstsein dringen zu lassen. All den Protagonisten gebührt unsere Anerkennung – auch wenn das ganze Hin und Her bei uns allen wie bei den Patienten oft schwer auszuhalten ist.

»Sich selbst zu lieben, ist der Beginn einer lebenslangen Romanze.«

Oscar Wilde

17 Die narzisstische Wunde heilen: eine persönliche Ermutigung

Das Kapitel bietet eine Ermutigung zur Heilung von narzisstischen Wunden und hebt die Bedeutung dessen hervor, die eigene Vergangenheit zu akzeptieren. Es wird betont, dass die individuelle Perspektive und die Reflexion über die eigene Rolle in der Vergangenheit entscheidend für den Heilungsprozess sind. Die Akzeptanz der eigenen Vergangenheit beschreibe ich als zentralen Schlüssel zur Heilung, wobei zu betonen ist, dass dies nicht Resignation bedeutet, sondern, die Realität der eigenen Erfahrungen anzuerkennen. Ich schlage fünf Schritte vor, um die narzisstische Wunde zu heilen, darunter die Überprüfung der eigenen Rolle in der Vergangenheit und das Übernehmen von Verantwortung für das eigene Leben.

Nichts ist alberner, als wenn Psychotherapeuten in die Rolle des allwissenden Menschen- und Weltenverstehers schlüpfen und vorgeben zu wissen, wie das Leben richtig funktioniert. So hoffe ich bei Ihnen nicht rüberzukommen – bei dem, was ich in diesem Kapitel so an hilfreichen Ideen zur inneren Aussöhnung mit dem verletzten Kind in uns zusammentrage. Behalten Sie einfach Ihren kritischen Verstand zu alledem und nehmen Sie sich davon das, was Sie brauchen können. Vermutlich gibt es eine Seite in Ihnen, die mit der einen oder anderen Strategie, um den Selbstwert stabil auszugleichen, nicht so ganz einverstanden ist – vor allem wegen der vermutlich hohen Folgekosten für Ihr soziales Miteinander. Das kann ich gut verstehen – es ist nie zu spät, um neue und auch bessere Wege zu erforschen, mit sich selbst fürsorglicher und liebevoller umzugehen; im Folgenden finden Sie einige Anregungen dazu. Es ist sicher leichter für uns Therapeuten, in der begleiteten Selbsterfahrung oder für unsere Patienten mit therapeutischer Unterstützung die einzelnen Schritte zu gehen, dennoch glaube ich, dass der, der sich selbst helfen möchte, von dem Kapitel profitieren kann.

Ich werde gleich viel von der »Akzeptanz dessen, was war« schreiben und vermutlich bei einigen erst einmal Befremden hervorrufen. Akzeptanz oder »anerkennen, was war« meine ich nicht im Sinne von schulterzuckender »Resignation« und demütiger Unterwerfung, auch nicht als flapsiges »Ist schon okay« und schon gar nicht als »Der liebe Gott wird es schon richten«. Ich versteh es als die Anerkennung dessen, an was ich mich als die Realität meiner Vergangenheit erinnere,

- wie die Dinge in der Familie entgegen aller Schönfärberei »wirklich« waren
- wie sich diese Erfahrungen auf meine seelische Entwicklung und mein Erleben heute ausgewirkt haben
- dass ich zwar als Kind nicht verantwortlich dafür war, was passierte, aber
- dass ich heute umso mehr für meine eigene Genesung selbst verantwortlich bin.

Ich habe das Wort »wirklich« in Anführungszeichen gesetzt. Natürlich gibt es für mich als hypnosystemisch denkenden Menschen dieses »wirklich wirklich« (Gunter Schmidt) nicht – die scheinbare Realität ist eine Konstruktion unseres Gehirns (s. den Abschnitt über Neurokonstruktivismus ab S. 132). Aber wenn wir die Idee von der »Akzeptanz dessen, *was war*« erstnehmen wollen, müssen wir für uns bestimmen, welche Bedeutung die Vergangenheit für die Gegenwart (und Zukunft) haben könnte. Deshalb jetzt ein kleiner Umweg.

Das Verhältnis von Vergangenheit und Gegenwart

Sicher werden Sie schön öfters mal gedacht haben: Weil dies oder das in meiner Kindheit passiert ist, habe ich heute diese oder jene Probleme – wäre das alles nicht so passiert oder hätte ich liebevollere Eltern oder nettere Geschwister gehabt, dann wäre alles besser. Sicher, so mag es sein. Es ist weit verbreitet, so zu denken: Die Erlebnisse der Vergangenheit bestimmen die Wirkung in der Gegenwart – »Weil ich so eine Kindheit hatte, muss ich heute ...« Das sind sogenannte linear-kausale Modelle, die nach der folgenden Logik funktionieren: Das dort war die Ursache, und das hier ist die Wirkung. Wenn ich den Lichtschalter umlege, dann brennt die Lampe – logisch!

Die Vergangenheit ist in vielen Psychotherapierichtungen der zentrale Faktor zur Erklärung seelischer Probleme in der Gegenwart, so z. B. in der analytischen und tiefenpsychologischen Psychotherapie. Das ist eigentlich kein Problem, man kann sich die Seelenwelt so erklären, wenn man will. Auch ich habe viele Jahre als Psychoanalytiker dieses monolineare Denken benutzt, um den Patienten zu erklären, warum es ihnen heute so schlecht geht.

Aber, so habe ich in meiner hypnosystemischen Weiterbildung gelernt, aus dieser Erklärung ergibt sich eine fatale Konsequenz und ein ethisches Problem dazu: Wenn die Ursache meiner heutigen Probleme in der Vergangenheit liegt, dann kann ich daran nichts verändern, weil die Vergangenheit vergangen ist. Somit bleibt mir gar nichts anderes als eine Opferrolle. Die Folge des linear-kausalen Denkens ist demnach eine Opfererfahrung, in der ich weitgehend von meinen Stärken und Ressourcen abgeschnitten bin, was mich nachhaltig meiner Kreativität und Veränderungskompetenz berauben kann.

In diesem Denken versteckt sich eine Suggestion: Wir haben alle nur eine Vergangenheit, und genau diese schlimme Vergangenheit ist dafür verantwortlich, dass es mir heute so schlecht geht – da kann man halt nichts machen. Aber was wäre, wenn wir nicht nur eine Vergangenheit hätten, sondern viele Vergangenheiten und auch Gegenwarten und Zukünfte? Es kommt auf die Perspektive an, wie wir es anschauen – je nach Blickwinkel sähen wir etwas anderes. Je nach Sichtweise haben wir viele Vergangenheiten: glückliche und unglückliche, ressourcenvolle und karge, enttäuschende und hilfreiche usw. Das sind unsere Narrative für das, was wir als Vergangenheit bezeichnen. Zur Erinnerung: »Wir erzählen uns Geschichten, um zu leben« (Joan Didion).

»Weil ich ein Trauma in der Vergangenheit erlebt habe, muss ich heute leiden!« – das höre ich oft. In der Diagnosebibel ICD-10 wird der Begriff Trauma als ein Ereignis ungewöhnlicher Intensität beschrieben, welches bei jedem von uns zu einer enormen Belastung und auch Erkrankung führen würde. Damit ist die Salutogenese-Forschung[51] der letzten Dekaden nicht gewürdigt und auch nicht die Individualität der Verarbeitung von Stress bei jedem von uns. Schwierige Verhältnisse in der Kindheit können für den einen eine kreative Herausforderung zur Reifung darstellen und sind für den anderen eine hemmende Entwicklungsbremse. Was ist die Schlussfolgerung für uns Psychotherapeuten aus dieser Überzeugung einzelner Menschen: »Ich habe als Kind ein Trauma erlebt«? Früher habe ich – sicher wie die meisten Menschen – gedacht, dass es das Ereignis der Vergangenheit als solches sei, also der Inhalt dieses Ereignisses, was heute die Wirkung in der Gegenwart bestimmt.

Dann bin ich aber in den Seminaren von Gunther Schmidt mit einer hypnosystemischen Hypothese verunsichert worden: Es ist nicht das Ereignis selbst – also nicht alleine der Inhalt des Ereignisses –, was es nachhaltig zu einem schlimmen Trauma macht, sondern die Art, wie wir es verarbeiten und womit dann das Netzwerk des traumatischen Erlebens nun wiederum in der Gegenwart neuronal vernetzt wird. Diese neuronale Vernetzung in der Gegenwart – und das Gehirn lebt immer nur in der Gegenwart – kann dieses traumatische Erlebnis der Vergangenheit entweder verstärken oder abschwächen. Unsere Leitfrage in der Therapie muss also sein: Wie können wir das traumatische Erlebnis von damals neu in der Gegenwart vernetzen, und zwar so, dass es abgeschwächt wird? Wir müssen also etwas »dazu-netzen« (z. B. eine Ressource oder Stärke) und etwas »ent-netzen« (z. B. die Perspektive ändern = Reframing), damit die Schatten der Vergangenheit losgelassen werden können. Mit diesen Fragen beschäftigt sich die von mir so hochgeschätzte hypnosystemische Psychotherapie.

Die nächste Frage, mit der ich mich nun in diesem Zusammenhang beschäftigen will, heißt: Wie wird ein Problem überhaupt konstruiert?

Damit ich einem Sachverhalt so etwas wie ein »Problem« zuschreiben kann (z. B.: »Es war traumatisch, dass meine Mutter mich abgelehnt hat«), brauche ich eine sogenannte »Problemkonstrukti-

---

51 Salutogenese (engl. *salutogenesis*; lat. *salus:* »Gesundheit«, gr. γένεσις (*genesis*): »Entstehung«). Warum bleiben Menschen – trotz vieler potenziell gesundheitsgefährdender Einflüsse – gesund? Wie schaffen sie es, sich von Erkrankungen oder extremen Belastungen wieder zu erholen? Der israelische Medizinsoziologe Aaron Antonovsky (1923–1994) hat für diese Perspektive den Neologismus Salutogenese geprägt (*salus*, lat. Unverletztheit, Heil, Glück; *genesis*, gr. Entstehung), um den Gegensatz zur Pathogenese hervorzuheben. Verfügbar unter: https://dorsch.hogrefe.com/stichwort/salutogenese [1.9.2025].

on«. Was bedeutet das? Wenn ich ein Problem habe, dann habe ich es selbst konstruiert – denn ein Problem als solches gibt es gar nicht, so wie es eine Stärke/Ressource als solche oder einen »Inneres-Kind-Ego-State« (s. Kapitel 11) als solchen nicht gibt. Wie kommt das?

Ein Problem zu haben setzt immer voraus, dass es jemanden in uns gibt, der eine in einem bestimmten Moment gemachte Wahrnehmung und Konstruktion der Realität als Problem identifiziert und auf eine ganz bestimmte Art und Weise beschreibt, Gefühle dazu entwickelt, es bewertet, es mit Bildern und Gedanken ausstattet usw. Wenn eine bewertende Seite in mir – mein innerer Beobachter – das nicht tut, bekomme ich niemals ein Problem mit einer bestimmten Sache. Wenn es Ihnen zum Beispiel Spaß macht, sich mit einem Fallschirm aus einem Flugzeug zu stürzen, dann werden Sie die dabei erlebte Adrenalindusche Ihres Gehirns und den Angstkick nur »geil« finden. Dann haben Sie auch kein Problem – Sie zahlen ja sogar für den Angstzustand und freuen sich auf den nächsten Kick.

Ein Mensch, der aus seiner Sicht mit etwas ein Problem hat, ist aber auch nicht schuld daran, dass er ein Problem hat. Die Problemkonstruktion ist nie willentlich, absichtlich und bewusst. Man hat keine Wahlmöglichkeiten und erlebt sich wieder wie ein ausgeliefertes Opfer, denn »es passiert ganz unwillkürlich«. Damit wir so richtig ein Problem mit etwas in uns bekommen, müssen wir einen Unterschied kreieren: So, wie es ist, ist es unmöglich und ätzend (Ist-Zustand) und es sollte eigentlich ganz anders sein (Soll-Zustand). Die Aufgabe des Therapeuten wäre dann aus Sicht des Patienten, diesen unerträglichen Unterschied so schnell als möglich zu beenden: »Können Sie mir nicht die Angst wegmachen, die ich seit Kindheit habe, wenn ich einen Raum betrete, und alle schauen mich an?«

Nicht die Vergangenheit als solche, sondern der Entwurf dieses Ist- und Soll-Zustandes ist eine entscheidende Komponente, wenn man ein Problem erleidet. Menschen unternehmen verschiedene Lösungsversuche, um vom abgewerteten »Ist-Zustand« zum ersehnten »Soll-Zustand« zu gelangen. Diese oft nicht hilfreichen Lösungsversuche stabilisieren das Problem – die meisten verstärken es sogar. Man nennt sie deshalb auch problemstabilisierende Lösungsversuche. Ein Element in dem Netzwerk zu verändern, sagen die hypnosystemischen Therapeuten, reiche aus – da alles miteinander vernetzt ist –, um Veränderungen herbeizuführen. Aber um das Problem als solches zu markieren, brauche ich einen inneren Beobachter, der als

Beobachterinstanz den Unterschied zwischen dem Ist-Zustand und dem Soll-Zustand bemerken und als negativ bewerten kann.

Daher nochmals meine Hypothese: Niemals kann ein Vergangenheitsphänomen an sich allein wirken – auch wenn es eine massive Traumatisierung sein sollte. Es ist immer die Art, wie der Beobachter sich selbst organisiert oder konstruiert, während er es erlebt oder wieder mit dem Phänomen in Beziehung tritt. Oder mit den Worten von Gunther Schmidt

> »Es ist nie der Inhalt eines Phänomens, aber immer die Beziehung, die der Beobachter zu Phänomenen herstellt, die dann die Wirkung bestimmen.«[52]

Hier die Zusammenfassung meiner Überlegungen für die nun folgenden therapeutischen Schritte:

> Die Erfahrungen meiner Vergangenheit sind wichtig, weil die scheinbaren »Fehler« der Vergangenheit für uns Erfahrungen sind, die wir dazu nutzen sollten, es in Zukunft besser zu machen.

Wir sind ethisch verpflichtet, die Konsequenzen unserer Handlungen zu tragen und die Verantwortung für uns selbst zu übernehmen, auch wenn wir vieles in der Vergangenheit nicht wirklich entscheiden konnten. Keiner von uns – Sie nicht und ich auch nicht – ist fehlerfrei, wir machen alle Fehler. Fehler sind Wegweiser! Vielleicht sollten wir den bewertenden Ausdruck »Fehler machen« in »Rückmeldungen bekommen« verwandeln. Fehler als solche gibt es eigentlich nicht, nur Rückmeldungen und Feedback – wenn wir so eine Rückmeldung für unser inneres System einen Fehler nennen, dann ist das eine Bewertung nach dem Ist-/Soll-Modell.

Es geht nicht darum, die Vergangenheit oder das vergangene Leben zu vergessen, das, was passiert ist, zu bagatellisieren oder das damit verbundene Leiden kleinzureden. Wir können es drehen und wenden, wie wir wollen: Wir können die Vergangenheit nicht ändern. Die Vergangenheit ist so, wie sie ist, sie ist eine Restriktion. Aber jeder kann die Sichtweise auf die Vergangenheit verändern und aus einer miesen Vergangenheit durch Umfokussierung eine hilfreiche Vergangenheit machen. Wie sagte der Schriftsteller Erich Kästner: »Es ist nie zu spät für eine glückliche Kindheit.«

52 Gunther Schmidt, persönl. Mitschrift eines Seminars.

Wir können uns grämen und die nächsten 20 Jahre darüber nachgrübeln, warum gerade wir so etwas erleben mussten und warum wir nicht liebevollere Eltern hatten oder warum der Bruder so fies entwertend und gemein war. Wir grübeln, werden hilflos und depressiv und versinken im Selbstmitleid. Verändern können wir nur etwas in der Gegenwart: nämlich die Sicht und die Bewertung der Vergangenheit.

> Die Gestaltung der Gegenwart bestimmt die Wirkung der Vergangenheit und die Erwartungen an die Zukunft.

Und noch etwas, dass ich bei dem bekannten amerikanischen Psychotherapeuten Irvin D. Yalom, den Sie vielleicht von seinen Romanen kennen, gefunden habe:

> »Wie jeder Therapeut weiß, ist Psychotherapie in dem Maß erfolgreich, wie sie es dem Patienten ermöglicht, seine Zukunft zu ändern. Aber es ist nicht die Zukunft, sondern die Vergangenheit, die die psychotherapeutische Literatur beherrscht« (Yalom 2010, S. 402).

Den Grund, warum die Suche in der Vergangenheit in der Psychotherapie des letzten Jahrhunderts so vorherrschte, sieht Yalom in einer Verwechslung von Erklärung und »Wissen über den Ursprung«. Für ihn gibt es viele Erklärungsmodi und Kausalitätssysteme, die nicht auf die Vergangenheit zurückgreifen und dennoch hilfreiche Perspektiven für die Psychotherapie eröffnen. Er schreibt:

> »Beispielsweise ist die Zukunft (unsere gegenwärtige Vorstellung von der Zukunft) keine weniger mächtige Determinante des Verhaltens als die Vergangenheit, und das Konzept des Zukunftsdeterminismus ist voll vertretbar« (ebd.).

Solch eine Sicht scheint mir hilfreich, um mich und mein Leben zu verändern – nicht festzuhängen in endlosen Schleifen durch die unveränderbaren Landschaften der Vergangenheit, sondern Ziele zu entwickeln, für die es sich lohnt zu kämpfen, und die Zukunft aktiv zu gestalten.

Die 5 Schritte zur Versorgung der narzisstischen Wunde

Auch wenn Sie und ich über dieses Buch im Moment eng miteinander verbunden sind, so weiß ich doch nicht genau, wo Ihnen der

Schuh drückt und was Sie in der Zukunft verändern wollen oder müssen. Ich biete Ihnen im Folgenden ein paar generelle Überlegungen an, die mein Denken, Fühlen und Handeln begleiten, wenn ich in meiner Praxis mit Menschen arbeite. Auch ich habe mich in meinem Leben an diesen Überlegungen orientiert, um mich von jenen hohen Folgekosten zu befreien, die ich mir lange Zeit mit der Nutzung des Kompetenzteams Superman/Supergirl oder Mutter Teresa zur Selbstwertregulation eingehandelt hatte. Überheblichkeit, Arroganz und Ich-Zentriertheit haben ebenso ihren Preis wie auch übermäßige Bescheidenheit, Genügsamkeit und Selbstlosigkeit.

Ich komme nun zurück zu meiner oben genannten Idee der 5 Schritte, die notwendig sind, um die narzisstische Wunde zu heilen – oder sie zunächst mal liebevoll zu versorgen.

Im Zusammenhang mit meiner These von der »Akzeptanz dessen, was war« habe ich Ihnen zu Beginn dieses Kapitels vier Statements vorgeschlagen, die ich Sie bitte noch einmal zu lesen (s. S. 197).

Diese Aufzählung lässt schon eine gewisse Richtung der Entwicklung erahnen, wie ich sie für uns, die wir mehr oder weniger immer noch mit Tatsachen der Vergangenheit hadern und sie für unser heutiges Unglück verantwortlich machen, als hilfreich erachte. Der Bogen spannt sich für mich von der Neubewertung der Vergangenheit (anerkennen, was war) bis zur Verantwortungsübernahme für uns selbst. Dafür schlage ich die Idee der 5 Schritte vor.

Um diese Schritte zu gehen, brauchen Sie Ihre Eltern gar nicht für deren Versagen und deren Defizite in der Erziehung zu beschuldigen, anzugreifen und mit ihnen abzurechnen. Auch sich selbst brauchen Sie nicht für die Versäumnisse zu beschuldigen und kleinzumachen – die Frage der Schuld ist für mich irrelevant und führt nur wieder in die Verstrickung mit der Vergangenheit. Der Blick zurück auf die Kindheit, den ich hier anbieten will, steht für mich nur unter dem Blickwinkel: »Was für Auswirkungen hatte das damals auf mein Heute, welche meiner existenziellen Bedürfnisse konnten damals nicht erfüllt werden?« Es ist ein Konzept der Verantwortungsübernahme für mich heute ohne Schuldzuweisung an andere von damals – hier die fünf Schritte:

- Schritt 1: Die eigene Rolle in der Vergangenheit überdenken
- Schritt 2: Die Illusion aufgeben und betrauern
- Schritt 3: Die Anerkennung der eigenen Verletzungen

- Schritt 4: Was will ich behalten und was verändern?
- Schritt 5: Verantwortung für sich übernehmen

Schritt 1: Die eigene Rolle in der Vergangenheit überdenken

Jeder von uns kennt diesen Gedanken, der uns sofort in den Sinn kommt, wenn wir an eine schlimme Erfahrung aus der Vergangenheit denken: »Hätte ich das damals nur anders gemacht, dann wäre das nicht passiert!« Ja, vielleicht – kann so sein. Aber je jünger wir zu dieser Zeit waren, umso unwahrscheinlicher ist es, dass wir anders hätten handeln können, als wir es getan haben. Wieso denken wir trotzdem oft so? Weil es trotzdem seinen Sinn hat, die Verantwortung für etwas übernehmen zu wollen, was wir gar nicht verantworten konnten. Für uns Menschen ist kein Zustand schlimmer zu ertragen als das Gefühl von Hilflosigkeit und Machtlosigkeit. Wer hilflos ist, kann nicht zu jemandem flüchten, der dann hilft und schützt (»Wo ist Mama?«), und wer machtlos ist, kann sich nicht verteidigen und hat keine Macht und Stärke. Diese zwei Gefühle, Hilflosigkeit und Machtlosigkeit, signalisieren, dass wir uns in einem »traumatischen Moment« befinden. Sich ausgeliefert zu fühlen, ist einfach unerträglich und sollte sich nie mehr im Leben ereignen. Wenn ich also darüber nachgrüble, ob ich schuld an einer Misere bin, ob ich in einem schrecklichen Moment etwas hätte tun, lassen oder anders entscheiden können, dann prüfe ich mit diesen Gedanken, ob ich Handlungsoptionen gehabt hätte. Wenn ja, dann könnte ich mich beim nächsten Mal anders verhalten und wäre nicht wieder hilf- und/oder machtlos. Somit hat Schuld-Sein und Schuld-Haben etwas »Gutes«: Es nährt die Idee, in Zukunft so handeln zu können, dass wir das Schreckliche abwenden. Nur: Diese Idee erweist sich oft als eine Illusion. Als Erstes müssen wir daher lernen zu akzeptieren, dass wir in der Kindheit und häufig auch später keine Kontrolle darüber hatten, was da um uns herum passierte. »Wäre ich nur netter, braver, hübscher, sportlicher usw. gewesen, dann hätten sie mich geliebt und mich meiner Schwester vorgezogen« – das sagen sich viele Menschen mit narzisstischer Selbstwertregulation. Wir alle waren so, wie wir waren, und das hatte gute Gründe. Hätten wir es anders gekonnt, hätten wir es vermutlich getan.

Wir müssen die Scheuklappen ablegen und unserer gelebten Realität als Kind ins Auge schauen: Die Dinge waren weiß Gott nicht ideal, wir hatten kaum Kontrolle über das, was passierte, und es war nicht in Ordnung so, auch wenn die offiziellen Verlautbarungen der Familienideologen und Schönredner das Gegenteil behaupteten. Mag sein, dass »es« woanders genauso oder sogar noch schlimmer war – dieses herzlose und wenig Förderliche »es« war es, dass uns damals verletzt, einsam gemacht und auch traumatisiert hat. Dass Sie, lieber Leser und liebe Leserin, vielleicht jetzt die Luft anhalten und ebenfalls denken: Nein, so schlimm war es doch in meiner Kindheit wirklich nicht – das kennen wir alle sehr gut, haben wir die Eltern doch auch geliebt und ihre Zuwendung ersehnt (vielleicht sogar bis heute). Auch ich habe mich lange dabei ertappt, ein bestimmtes Verhalten von damals zu beschönigen, um Menschen aus meiner Kindheit in Schutz zu nehmen oder meine Scham über die Ereignisse der Vergangenheit nicht so spüren zu müssen.

Auch möchte ich Sie als Erwachsene, die Sie heute sind, ermutigen, die Idee endgültig aufzugeben, sich auf irgendeine Art und Weise rückblickend eine perfekte Ursprungsfamilie zurechtzudenken. Es ist müßig – die Vergangenheit ist vergangen; Papa, Mama und Co. waren so, wie sie waren – sie waren alles, nur nicht ideal.

Natürlich ist das alles Ihr subjektives Erleben, Ihre ganz persönliche Sicht der Dinge – was sollte es sonst sein? »Sei doch mal objektiv!«, könnten die sagen, die Sie von Ihrer Sicht abbringen wollen –, aber auch diese Menschen haben nur eine subjektive Sicht – eben ihre subjektive Sicht. Vertrauen Sie Ihrem Bauchgefühl, wenn für Sie etwas nicht stimmt an der sogenannten »objektiven« Sicht der Vergangenheit – die Körperresonanz ist ein Botschafter für die kreative Weisheit des Organismus.

Dieser erste aller Schritte zum Loslassen ist verdammt schwer, weil unsere Fantasie immer neue Ideen konstruiert, um aus dem Gefühl der Hilflosigkeit, dass wir nichts tun konnten, zu entkommen! Die Erkenntnis, dass alles so war, wie es war, und es nicht mehr zu ändern ist, führt nun zum zweiten Schritt.

Schritt 2: Die Illusion aufgeben und betrauern

Unser aller Abschied von dem verständlichen Sehnsuchtsziel »Möge doch die Vergangenheit gut werden« wird nicht leicht sein. Das schon oben erwähnte Zitat von Erich Kästner »Es ist nie zu spät für eine glückliche Kindheit« war für mich immer der Appell, aus den vielen Kindheiten und Vergangenheiten, die ich mir heute durch Perspektivenwechsel erschaffen kann, die zu konstruieren, die mir heute am besten hilft, meine Ressourcen zu stärken, meine Freiheitsgrade zu erweitern und im Hier und Jetzt ins Handeln zu kommen.

In diesem Schritt helfe ich meinen Patienten, die Realität der Vergangenheit, in der sie keine Kontrolle über die Ereignisse hatten (siehe Schritt 1), ohne Wenn und Aber zur Kenntnis zu nehmen und intensiv zu betrauern. Den Satz, den man für sich bedingungslos annehmen sollte, lautet: »Ich hatte keine perfekte Ursprungsfamilie und kann mir auch heute keine mehr erschaffen.« Das sich dazu häufig einstellende Gefühl ist Trauer.

Letzteres zielt auf die oft verzweifelten Versuche meiner Patienten ab, bei Familientreffen, am Weihnachten, zum Geburtstag usw. doch noch etwas von einer heilen Familie hinzukriegen. Meist sind die Erwartungen weit größer als die Bereitschaft aller Beteiligten, Schritte zur Veränderung und Abrüstung im Familiensystem vorzunehmen. An diesem Punkt des verzweifelten, ohnmächtigen Anrennens gegen die Erkenntnis »Die sind so und werden sich nicht ändern« braucht es viel Geduld mit sich selbst und eine gehörige Portion Humor. Aber warum ist dieser Schritt denn für jeden von uns so mühsam?

Verschiedene Blockaden[53] in unserem Denken und Fühlen machen es uns schwer, aus der Position »Ich bin ein Opfer der Vergangenheit« in die Position: »Ich habe überlebt« zu wechseln.

Diese Blockaden nach Michael Bohne sind:

1) **Anklage und Rachemotive:** Wer in der Kindheit Leid erfahren hat und sich damals gegen Spott, Demütigung, seelische und auch körperliche Gewalt nicht wehren konnte, trägt auch nach Jahren noch die unterdrückte Wut und Gegenaggression mit sich herum. Die Wut ist quasi im Körpergedächtnis eingespeichert und kann unter Umständen auch zu psychosomatischen Erkrankungen führen. Diese innere Spannung stellt oft die Energie für unversöhnliche Wut und (un)bewusste Rachewünsche bereit, die beide das Loslassen der Vergangenheit und die innere Distanzierung blockieren.
2) **Sehnsucht nach Wiedergutmachung:** Wenn ich ständig viele Erwartungen an andere habe, die diese Erwartungen chronisch nicht erfüllen, dann erzeugt und hält dieses frustrane Hoffen

53 Hier waren mir die Ideen von Michael Bohne zu den »Lösungsblockaden beim Selbstwerttraining« sehr hilfreich – danke, Michael (Bohne: PEP und die Big Five Lösungsblockaden. Verfügbar unter: https://www.youtube.com/watch?v=5i8i7bhGfZw [1.9.2025]).

und Kämpfen meinen Stress aufrecht. »Hier werden zwei Grundbedürfnisse des Menschen verletzt: das Grundbedürfnis vom anderen gesehen zu werden, welches dann massiv verletzt wird, wenn meine Erwartungen nicht erfüllt werden, und das Grundbedürfnis nach Wirksamkeitserfahrung«, sagt Michael Bohne.[54] Diese Verletzungen können dazu führen, dass ich in der Opferrolle verharre, meinen eigenen Möglichkeiten und Stärken als Erwachsener misstraue und wie gebannt auf jene starre, von denen ich Wiedergutmachung ersehne. Häufig steckt hinter dem Warten auf Wiedergutmachung auch ein moralischer Anspruch aus der Opfersicht – der sicher gerechtfertigt sein mag, wenn man als Kind schlecht behandelt wurde –, nur lässt sich die Moral nicht einklagen. Für einige hilft in diesem Fall der kirchliche Trost mit Matthäus 19,30: »So werden die Letzten die Ersten sein und die Ersten die Letzten« – damit wird die Selbstlosigkeit des verdeckten Narzissmus aber eher noch gefördert.

3) **Selbstvorwürfe und Fremdvorwürfe:** Wenn ich mir die Selbstvorwürfe der Patienten in Erinnerung rufe, dann machen sich Menschen Vorwürfe für etwas, was sie getan oder nicht getan haben. Meist hatten sie keine andere Wahl (siehe Schritt 1), und dennoch werfen sie sich zur Hilflosigkeitsabwehr die abenteuerlichsten Dinge vor: »Wäre ich nur als Kind nicht so frech gewesen, dann hätte Papa mich und nicht den Bruder geliebt; wäre ich ein paar Jahre später auf die Welt gekommen, wäre Mutter nicht depressiv geworden und hätte keinen Suizidversuch gemacht.« Diese verständlichen Selbstwürfe schwächen aber das Selbstwertsystem, weil sie wie eine Form der Selbstbestrafung erlebt werden und damit das eigene Belohnungssystem des Gehirns außer Kraft gesetzt wird. Auch wenn Fremdvorwürfe an Bindungspersonen der Vergangenheit oft berechtigt erscheinen, so bringen auch sie uns wieder in die Opferrolle, und wir machen die Lösung des Problems von anderen abhängig, die wir kaum beeinflussen können – vor allem dann, wenn diese schon gestorben sind.
4) **Weigerung, die Verantwortung für mein Leben heute ganz zu übernehmen:** Es ist, als wollte man aus dem Traum, noch Kind

54 Michale Bohne, persönl. Mitteilung.

zu sein und keine Verantwortung zu haben, partout nicht aufwachen. Diese Haltung, vielleicht sogar in Kombination mit der Sehnsucht nach verzögerter Wiedergutmachung heute (siehe Blockade 2), kann einen Menschen ganz schön klein und zum bedürftigen Kind machen – wir werden kleiner und hilfloser, als es für den Erwachsenen in uns nötig wäre. Ein weiterer Aspekt ist: Wenn ich mit Ende dreißig immer noch am finanziellen Tropf des Vaters hänge, keinen Studien- oder Berufsabschluss geschafft habe und es in Beziehungen nicht aushalte, dann könnte die Botschaft an die Eltern lauten: »Seht ihr, das ist alles eure Schuld. Ob diese Form der späten Rache durch eigenes Scheitern im Leben wirklich hilfreich ist? Sicher nicht, aber sicher sehr effizient bei der Selbstschrumpfung vom Erwachsenen zum Kind. Der Spruch »Geschieht mir ganz recht, dass es mich an den Fingern friert. Warum kauft meine Mutter mir keine Handschuhe?« ist besonders fies und gemein, hat er doch neben der Anklage an die Eltern noch eine Komponente der angeblich »gerechten Selbstbestrafung«.

5) **Loyalitätsverstrickungen:** Das bedeutet, verbunden sein und bleiben mit anderen im Leiden und Scheitern – zum Teil über mehrgenerationale Grenzen hinweg. Ich entschuldige meine Eltern (»Die konnten es nicht besser«), darf aber selbst nicht besser sein, weil ich mich sonst aus der Loyalitätsgemeinschaft entfernen würde: So entsteht Nähe und Verbundenheit über ein gemeinsames Unglück der Vergangenheit. Loyalitätsbindungen sind generell etwas ganz »Normales«, machen eine wichtige Grundlage des seelischen und sozialen Lebens aus und haben eine weitaus größere psychische Bedeutung, als allgemein angenommen wird. Dieser Bereich ist sehr vulnerabel, lassen Sie mich dazu Gunter Schmidt zitieren: »Es gibt tiefe innere Konflikte, die um Loyalitätsbindungen kreisen und dabei besonders um die Empfindung, in den eigenen Loyalitätsbemühungen verraten oder missachtet worden zu sein. Daraus resultieren massive Ressentiments, die wiederum zu schweren Störungen nach innen und nach außen führen. [...] Wesentliche Grundlage problematischer Loyalitätsbindungen und -konflikte sind individuelle oder kollektive Gewalteinwirkungen. Es kann sich um Misshandlung oder sexuellen Miss-

> brauch handeln oder um chronische Vernachlässigung oder um mangelndes Wahrnehmen des Kindes, um Beziehungsabbrüche, ungreifbare Stimmungsschwankungen, Spannungen und Trennungen zwischen den Eltern oder in der weiteren Umgebung und vieles mehr.«[55]

Das sind alles ganz schön verzwickte, meist unbewusste Verstrickungen in den Mustern der Vergangenheit, die wir oft alleine gar nicht lösen können, weshalb wir uns dann therapeutische Unterstützung suchen sollten.

Schritt 3: Die Anerkennung der eigenen Verletzungen

Jeder von uns hat so seine Schrammen davongetragen, hat neben den hilfreichen Stärken und Begabungen, die ihm heute im Leben nützen, auch seine Schwächen und charakterlichen Untiefen. Die Vergangenheit sollten wir uns nicht wie einen Fluch vorstellen, der über uns hängt, nicht wie ein zwangsläufiges Schicksal, dem wir nicht entfliehen können, sondern als eine Sichtweise für unsere Probleme heute, die man auch infrage stellen darf. Das Problem ist nur, dass diese Sinnkonstruktion der Welt fest in unserem Unbewussten verankert ist, da sie oft seit Jahrzehnten die Sicht prägt, die wir auf uns und die Welt haben. Viele unserer Persönlichkeitseigenschaften und Verhaltensmuster (z. B. »Nur wenn ich perfekt bin, werde ich geliebt«) sind Lösungsstrategien für Probleme von damals, als wir uns schützen und weitere Verletzungen, Kränkungen und Verlassenwerden vermeiden wollten. Auch wenn wir diese Blaupausen, diese Lösungsmuster heute nicht mehr mögen oder gar massiv ablehnen, sind sie doch sehr wirkmächtig, drängen sich blitzschnell unbewusst auf, und bevor wir es bewusst wahrnehmen, hat das alte Muster mal wieder das Problem heute »gelöst«. Ein wichtiger Schritt zur Veränderung der bisherigen Lösungsstrategien ist die Anerkennung dessen, dass wir diese parafunktionalen Muster haben und sie früher, als sie entstanden sind, sinnvoll waren. Sie waren zumindest die einzige Lösung, die wir damals als Kinder oder Jugendliche mit der eingeschränkten Möglichkeit und Reife finden konnten – deshalb ist es auch gut, ein Narzisst zu sein. Diese Lösungen, die wir heute subjektiv als dysfunktional erleben, haben uns damals geholfen, zu überle-

---

55 Gunther Schmidt: »Die Nutzung von Störungen als Fähigkeit in der systemischen Therapie«, Vortrag in Heidelberg 1997, persönl. Mitschrift.

ben und unseren ramponierten Selbstwert ins Lot zu bringen – oder, wie ich bei Gunther Schmidt in meiner Ausbildung lernte:

»Die Lösungen von damals sind die Probleme von heute.«

Somit ist »arrogant und überheblich sein« oder »scheu und gehemmt sein« erst mal eine »narzisstische« Lösungsstrategie, und bevor wir uns gleich für diese anachronistische Lösungsstrategie verurteilen und uns ablehnen, sollten wir fragen: Vor was für leidhaften Erfahrungen hat dieses Verhalten und Erleben uns einmal geschützt und welche Funktion haben die Selbstanteile, die für dieses Verhalten verantwortlich sind?

Was wir jetzt brauchen, ist kein mitleidheischendes Jammern, sondern ein Stück ehrlichen Leidensdruck, um diese alten Sofort-Strategien zum Schutz unseres Selbstwertes verändern zu wollen. Wir können zwar darüber klagen, dass wir so sind, wie wir sind – z. B. dominant, verächtlich, gereizt aggressiv, scheu-ängstlich usw. –, aber diese Klageposition macht uns und dem anderen zwar unsere Schwäche bewusst, führt aber nur weiter hinein in die Resignation, wenn nichts Neues passiert. »Wenn du etwas willst, was du nicht hast, musst du etwas tun, was du noch nicht getan hast.« Dieses arabische Sprichwort besagt: Mit den Lösungen von damals bist du genau hierhin, an diesen Punkt gekommen – um weiterzukommen, brauchst du etwas Neues. Dann lassen Sie uns mal auf die Suche danach gehen.

Schritt 4: Was will ich behalten und was verändern?

Nicht alles von dem damals Erlernten, was wir bisher im Leben ausprobiert haben, ist schlecht. Im Gegenteil: Vieles hat sich gut bewährt, manches muss dem Gegenwartserleben angepasst werden und einiges ist heute wenig hilfreich. Wichtig scheint mir eine wertschätzende Haltung uns selbst gegenüber: Ich habe getan, was ich konnte. Hätte ich es anders gewusst und gekonnt, wäre das Ergebnis anders – im Nachhinein ist man immer schlauer. Da gibt es sicher Stimmen in uns, die glauben zu wissen, wie es richtig-richtig ist und was man/frau hätte tun oder lassen sollen. Geschenkt!

Am besten machen wir als Erstes eine Zielbestimmung, wo wir hinwollen, was in 10 Jahren anders sein soll als jetzt – eine Zukunftsvision als motivierende Sinnkonstruktion, würde Herr Yalom sagen. Wenn Sie wollen, schreiben Sie sich die Ziele auf und überlegen Sie bitte, was für Stärken und Fähigkeiten Sie brauchen, um diese Ziele zu erreichen. Dann machen Sie einen Gegenwarts-Check: Wie beurteilen Sie Ihr gegenwärtiges Selbst, und welche Verhaltensmerkmale stehen im Vordergrund? Die Ziele in der Zukunft in den Fokus nehmend entscheiden Sie bitte, was Sie von Ihren persönlichen Lösungsstrategien behalten und welche Sie verändern wollen. In der Sprache der Teiletherapie heißt das: Welche Selbstanteile sollen zur Lösung der Gegenwarts- und Zukunftsprobleme gestärkt und welche abgeschwächt werden, welche Kindanteile versorgt, getröstet und in die Gegenwart gebracht werden und welche inneren Kritikerstimmen am Lautstärkeregler lauter und welche leiser gedreht werden. Lassen Sie sich bitte von dem Satz leiten: Was an meinen Persönlichkeitsmerkmalen ist heute dysfunktional dafür, eine glücklichere Zukunft zu erreichen?

Schritt 5: Verantwortung für sich übernehmen

Jetzt kommt der letzte, aber zeitlich größte und anspruchsvollste Schritt: Sie müssen etwas verändern – jetzt. Aber ich denke, Sie sind jetzt gut vorbereitet – Sie sind bereit, die Verantwortung für sich und Ihren Wandel zu übernehmen, und können beginnen, dysfunktionale durch funktionalere Verhaltensweisen zu ersetzen.

Verantwortung für sein eigenes Leben zu übernehmen, heißt für mich an erster Stelle, dass wir nach den fünf Schritten, die ich gerade aufgezeigt habe, an einen Punkt gekommen sind, wo wir aufhören können, den anderen, den Genen, den Umständen, der Kindheit etc. die Schuld für unsere heutigen Probleme zu geben. Es heißt auch, dass wir nicht mehr darauf warten, dass andere Gedanken lesen können und dann erraten, was wir brauchen und wünschen; dass wir beginnen, mutig Entscheidungen zu treffen, und auch bereit sind, die Konsequenzen für diese Entscheidungen zu tragen. Das bedeutet aber auch, dass wir die Illusion einer einzigen perfekten Entscheidung, die wir in der Zukunft nie bereuen werden, hinterfragen. Um heute schon zu wissen, ob eine Entscheidung in der Zukunft richtig ist, müsste man ja hellseherisch in der Kristallkugel in die Zukunft schauen können.

Was uns heute häufig dabei blockiert, Entscheidungen zu treffen, ist unsere Angst davor, dass wir uns bei einem Misserfolg selbst wieder niedermachen und unsere inneren Entwerter und gemeinen Kritiker wieder Oberwasser bekommen. Das Ätzende ist, dass diese

Stimmen mit einer Selbstgewissheit behaupten, sie hätten es doch vorausgesehen und immer gewusst – das schmerzt. Um dieses zu verhindern, verschieben wir Entscheidungen oft auf den Sankt-Nimmerleins-Tag. Da hätte ich einen Vorschlag: Sprechen Sie doch heute schon mit Ihren inneren Kritikern und binden Sie sie in die Entscheidung mit ein und – das ist besonders wichtig – verabreden Sie mit ihnen, wie Sie zusammen auf einen möglichen Misserfolg reagieren werden. Für eine Entscheidung gilt: Das Kriterium ist nicht, dass sie 100 % richtig sein muss – wir können die Zukunft nicht vorhersehen –, aber dass ich für die Entscheidung heute getan habe, was ich konnte – und wann? In der Gegenwart!

»Spieglein, Spieglein an der Wand.
Wer ist die Schönste im ganzen Land?«

Schneewittchens böse Stiefmutter

Zum guten Ende

Schon in der Kindheit haben wir alle gelernt, dass es böse ausgehen kann, wenn man sich selbst zu gerne hat und andere dazu missbraucht, sich kurzfristig einen Kopf größer fühlen zu können. Wenn ich so nachdenke, an welche Märchen ich mich bis heute erinnere, die meine Mutter mir vorgelesen hat, dann scheint das Thema »Narzissmus« eine wichtige Rolle gespielt zu haben. Das Schicksal der Königin im Märchen »Schneewittchen« ist eine der ersten Moralgeschichten, an die ich mich erinnere, die mir in jungen Jahren die drastischen Konsequenzen der Eitelkeit verdeutlichte. In der Geschichte von »Rapunzel« tauchte die narzisstische, hexenhafte Mutter in Form der Frau Gotel auf, die nur an dem Zauberhaar des Mädchens Rapunzel interessiert ist, um ewig jung bleiben zu können. Dafür hat sie sie in einen Turm eingesperrt und in ihr die Angst vor der bösen Welt »da draußen« geschürt, damit ihr kostbarer »Jungbrunnen« nicht irgendwann einmal fortläuft – eine Parabel auf seelischen Missbrauch, würde ich heute sagen. In »Aschenputtel« stirbt die gute Mutter, der Vater nimmt sich eine neue Frau, und das Mädchen muss die verbalen Grausamkeiten ihrer narzisstischen Stiefmutter und der eitlen Stiefschwestern ertragen. Der Vater spielt in dem Märchen kaum eine Rolle.

Es gibt sicherlich noch mehr Geschichten über Narzissmus mit männlichen Hauptdarstellern, wie beispielsweise die Geschichte von »Dr. Jekyll und Mr. Hyde«, »Das Bildnis des Dorian Gray« von Oscar Wilde oder »Beastly«, das dem Märchen »Die Schöne und das Biest« nachempfunden ist.

Noch einmal zurück zu den angeblich bösen Müttern. Diese Rabenmütter kommen in den Grimms-Märchen nicht gut weg und tragen eindeutige Züge eines offenen und ziemlich gemeinen Narzissmus. Alles ganz schön grausam und nicht viel besser als die Götter auf dem Olymp mit ihrem promiskuitiven narzisstischen Gehabe. Da haben wir alle von den Gebrüdern Grimm schon eine erste Lektion über böse (Stief-)Mütter und ihre ausgebeuteten Töchter fürs Leben mitbekommen. Gut, dass es »Jim Knopf und Lukas der Lokomotivführer« oder die Geschichten von dem Tiger und dem kleinen Bären von Janosch gab, als ich meinen Kindern Lena und Jonathan abends Geschichten vorgelesen habe.

Doch was ist der Narzissmus noch – außer sehr, sehr böse? Dieser Frage nach dem Narzissmus in uns allen habe ich versucht, mich in diesem Buch vorsichtig anzunähern. Narzisstische Persönlichkeitszüge bei einem Menschen sind nicht per se gut oder schlecht, sie sind Lösungen für Verletzungen des Selbstwertes und der Fähigkeit zur Selbstliebe, die wir in der Kindheit erlitten haben – sie sind sehr wirkungsvoll, fordern aber oft einen (zu) hohen Preis.

Aus meiner Sicht ist alles gesagt, was mir im Moment zum Thema Narzissmus und gesunde Selbstliebe in den letzten Wochen durch den Kopf gegangen ist. Jetzt sind Sie dran! Er wird sicher nicht leicht werden, die alten eingefahrenen Erklärungsmuster für das Leid der Gegenwart zu verlassen, die Perspektive zu wechseln und sich vorzustellen, dass wir uns jeden Tag neu erfinden können. Aber wie heißt es bei dem Jedi-Meister Yoda aus Star Wars: »Die Kraft möge mit Dir sein!«

Literatur

Arendt, H. (2002): Vita activa oder vom tätigen Leben. München (Piper), 20. Aufl.

Allroggen, M. u. A. Ludolph (2011): Entwicklungspsychopathologie narzisstischer Störungen. *Psychotherapie Psychosomatik Medizinische Psychologie* 61: 453–458.

Behary, W. (2013): Disarming the narcissist: surving and thriving with the self-absorbed. Oakland (New Harbinger), 2nd ed.

Berne, E. (2025): Spiele der Erwachsenen: Psychologie der menschlichen Beziehung. Hamburg (Rowohlt) [engl. Orig. (1964): Games people play: the psychology of human relationships. Harmandsworth (Penguin).]

Boateng, S. S. u. N. Schalast (2011): Dimensionale versus kategoriale Klassifikation von Persönlichkeitsstörungen. *Forensische Psychiatrie, Psychologie, Kriminologie* 5: 145–153.

Bovensiepen, G. (2019): Die Komplextheorie. Ihre Weiterentwicklung und Anwendung. Stuttgart (Kohlhammer).

Brailovskaia, J. u. H. W. Bierhoff (2012): Sensationssuchende Narzissten, Extraversion und Selbstdarstellung in sozialen Netzwerken im Web 2.0. *Journal of Business and Media Psychology* 3 (2): 43–56.

Buber, M. (1923): Ich und Du. Gerlingen (Lambert Schneider), 13. Aufl. 1997.

Caligor, E., K. N. Levy a. F. E. Yeomans (2015): Narcissistic personality disorder: diagnostic and clinical challenges. *The American Journal of Psychiatry* 172 (5): 415–422.

Ciompi, L. (2007): Gefühle, Affekte, Affektlogik. Wiener Vorlesungen. Wien (Picus).

Czarna, A. Z. et al. (2021): The relationship of narcissism with tendency to react with anger and hostility: the roles of neuroticism and emotion regulation ability. *Current Psychology* 40: 5499–5514.

Damasio, A. (2000): The feeling of what happens: body and emotion in the making of consciousness. London (William Heinemann).

Didion, J. (2022). Das weiße Album. Frankfurt/M. (Ullstein).

Donaldson-Pressman, S. S. a. R. M. Pressman (1994): The narcissistic family: diagnosis and treatment. San Francisco (Jossy-Bass).

Edershile, E. A. a. A. G. C. Wright (2021): Fluctuations in grandiose and vulnerable narcissistic states: a momentary perspective. *Journal of Personality and Social Psychology* 120: 1386–1414.

Eidenschink, K. (2024): Es gibt keine Narzissten! Nur Menschen in narzisstischen Nöten. Heidelberg (Carl-Auer).

Ekman, P. (2010): Gefühle lesen – Wie Sie Emotionen erkennen und richtig interpretieren. Heidelberg (Spektrum), 2. Aufl. [am. Orig. (2003): Emotions revealed. Recognizing faces and feelings to improve communication and emotional life. New York (Times Books).]

Elman, J. et al. (1996): Rethinking innateness: a connectionist perspective on development. Cambridge, MA (The MIT Press).

Eysenck, H. J. (1947): Dimensions of personality. London (Methuen).
Eysenck, H. J. (1967): The biological basis of personality. Springfield, IL (Thomas).
Falkai, P. u. H.-U. Wittchen (Hrsg.) (2015): Diagnostisches und statistisches Manual psychischer Störungen DSM-5. Göttingen (Hogrefe).
Federn, P. (2017): Ichpsychologie und die Psychosen. Frankfurt (Suhrkamp).
Feldman Barrett, L. (2023a): Wie Gefühle entstehen. Eine neue Sicht auf unsere Emotionen. Hamburg (Rowohlt).
Feldmann Barrett, L. (2023b): Siebeneinhalb Lektionen über das Gehirn. Hamburg (Rowohlt).
Fisher, J. (2019): Die Arbeit mit Selbstanteilen in der Traumatherapie. Paderborn (Junfermann).
Frederick, C. (2007): Ausgewählte Themen der Ego State Therapie. *Hypnose* 2 (1+2): 5–100.
Frisch, M. (1964): Mein Name sei Gantenbein. Frankfurt/M. (Suhrkamp).
Fromm, E. (2003): Die Antwort der Liebe. Freiburg im Br. (Herder), S. 144.
Goffman, E. (1959): The presentation of self in everyday life. Hamburg (Anchor Academic Publishing).
Goffman, E. (1961): Asylums. Essays on the social situation of mental patients and other inmates. New York (Doubleday & Company).
Gore, W. L. a. T. A. Widiger (2016): Fluctuation between grandiose and vulnerable narcissism. *Personality Disorders: Theory, Research, and Treatment* 7: 363–371.
Hendin, H. M. a. J. M. Cheek (1997): Assessing hypersensitive narcissism: A reexamination of Murray's Narcissism Scale. *Journal of Research in Personality* 31: 588–599.
Hotchkiss, S. S. (2002). Why is it ALWAYS about YOU? The seven deadly sins of Narcissism. New York (Free Press).
Huprich, S. S. K. (2020): Commentary on the special issue: critical distinctions between vulnerable narcissism and depressive personalities. *Journal of Personality Disorders* 34 (suppl.): 207–209.
Hüther, G. (2008): Ketten oder Flügel? Die doppelgesichtige Macht der inneren Bilder. Workshop auf der Tagung »Die Kraft der Imagination« Heidelberg 1.–3. Mai 2008 (persönl. Aufzeichnungen).
Hüther, G. (2017): Was wir sind und was wir sein könnten. Frankfurt/M. (Fischer), 8. Aufl.
Hüther, G. (2025): Etwas mehr Hirn, bitte. Göttingen (Vandenhoeck & Ruprecht).
Hüther G. u. I. Krens (2008): Das Geheimnis der ersten neun Monate. Weinheim/Basel (Beltz).
Jauk, E. et al. (2017): The relationship between grandiose and vulnerable (hypersensitive) narcissism. *Frontiers in Psychology* 8: 1600 ff.
Jauk, E., L. Ulbrich a. P. Jorschick (2021): The non-linear association between grandiose and vulnerable narcissism: an individual data meta-analysis. *Journal of personality* 3: 703–726.

Jung C. G. (2023): Psychologische Typen (1921). Gesammelte Werke 1–20, Bd. 6. Ostfildern (Patmos), 6. Aufl.

Kacel, E. L., N. Ennis a. D. B. Pereira (2017): Narcissistic personality disorder in clinical health psychology practice: case studies of comorbid psychological distress and life-limiting illness. *Behavioral medicine* 43 (3): 156–164.

Kaltenmarkner, S. S. (2022): Vergleich des Alternativen Modells des DSM-5 mit der kategorialen Persönlichkeitsdiagnostik nach DSM-IV/DSM-5. Dissertation zum Erwerb des Doktorgrades der Medizin an der Medizinischen Fakultät der Ludwig-Maximilians-Universität zu München.

Karmiloff-Smith, A. (1992): Beyond modularity: a developmental perspective on cognitive science. Cambridge, MA (MIT Press).

Karterud, S., M. Øien a. G. Pedersen (2011): Validity aspects of the Diagnostic and Statistical Manual of Mental Disorder, 4th ed., narcissistic personality disorder construct. *Comprehensive Psychiatry* 52: 517–526.

Kernberg, O. (2006): Narzissmus: Grundlagen – Störungsbilder – Therapie. Stuttgart (Schattauer).

Koepernik, T., E. Jauk a. P. Kanske (2022): Lay theories of grandiose and vulnerable narcissism. *Current Psychology* 41: 8862–8875. Verfügbar unter: https://link.springer.com/article/10.1007/s12144-020-01296-w [4.8.2025].

Kohut, H. (1976): Narzißmus: Eine Theorie der psychoanalytischen Behandlung narzißtischer Persönlichkeitsstörungen. Frankfurt/M. (Suhrkamp).

Kohut, H. (1981): Die Heilung des Selbst. Frankfurt/M. (Suhrkamp).

Koller D. (2004): Einfälle zu Narziss. Verfügbar unter: https://kollerdieter.de/files/koller/downloads/Einfälle zu Narziß.pdf [4.8.2025].

Kumbier, D. (2016): Aufstellungsarbeit mit dem Inneren Team. Stuttgart (Klett-Cotta).

Lakoff, G. a. M. Johnson (1980): Metaphors we live by. Chicago/London (Chicago University Press).

Lammers, C.-H. (2023): Narzisstische Störungen. Fortschritte der Psychotherapie. Göttingen (Hogrefe).

Lammers, C.-H. u. S. S. Doering (2018): Narzissmus und die narzisstische Persönlichkeitsstörung. *PSYCH up2date* 4: 331–345.

LeDoux, J. (2002): Synaptic self: how our brains become who we are. Middelsex (Viking Penguin).

Liotti, G. (1999): Understanding the dissociative processes: the contribution of attachment theory. *Psychoanalytic Inquiry* 19: 757–783.

Liotti, G. (2004): Trauma, dissociation, and disorganized attachment: three strands of a single braid. *Psychotherapy Theory Research Practice Training* 41 (4): 472–486.

Liotti, G. (2017): Conflicts between motivational systems related to attachment trauma: key to understanding the intra-family relationship between abused children and their abusers. *Journal of Trauma & Dissociation* 18 (3): 304–318.

Loric, L. a. R. Grannon (2015): How to take revenge on a narcissist: Take your power back by using the secret techniques of emotional manipulators – against them. (Kindle Edition).

Maaz, H.-J. (2014): Die narzisstische Gesellschaft. München (dtv).
MacIntyre, A. C. (1984): After virtue, a study in moral theory. Paris (University of Notre Dame Press).
Mader, E. (2008): Anthropologie der Mythen. Wien (Facultas-WUV).
Malkin C. (2016): Der Narzissten-Test. Wie man übergroße Egos erkennt ... und überraschend gute Dinge von ihnen lernt. Köln (DuMont). [am. Orig. (2015): Rethinking narcissism. The bad – and surprising good – about feeling special. New York (Harper Collins).]
Mareschal, D. et al. (2007): Neuroconstructivism, vol. 1: how the brain constructs cognition (Oxford Series in Developmental Cognitive Neuroscience, vol. 1). Oxford (Oxford University Press).
Masterson, J. (1993): SELF. A developmental, self, and object relations approach to the treatment of the closet narcissistic disorder of the self. Philadelphia (Brunner/Mazel).
Masterson, J. F. (1981): The narcissistic and borderline disorders. Philadelphia (Brunner/Mazel).
Masterson, J. F. (1993): The emerging self: a developmental self & object relations approach to the treatment of the closet narcissistic disorder of the self. Hove, Sussex, England (Psychology).
Meier, P., L. Charlebois a. C. Munz (2009): You might be a narcissist if .... Minneapolis, USA (Langdon Street).
Metzinger, T. (2009): Der Ego-Tunnel. Eine neue Philosophie des Selbst: Von der Hirnforschung zur Bewusstseinsethik. Berlin (Berlin).
Miller, J. D., B. Gentile a. L. Wilson (2013): Grandiose and vulnerable narcissism and the DSM-5 pathological personality trait model. *Journal of Personality Assessment* 95: 284 – 290.
Miller, J. D. et al. (2011): Grandiose and vulnerable narcissism: a nomological network analysis. *Journal of Personality* 79 (5): 1013–1042.
Millon, T. (1998): DSM narcissistic personality disorder. In E. Ronningstam (ed.): Disorders of narcissism: diagnostic, clinical, and empirical implications. Washington, DC (American Psychiatric Press), pp. 75–101.
Millon, T. a. R. D. Davis (1996): Disorders of personality: DSM-IV and beyond. New York City (John Wiley & Sons).
Millon, T. a. R. D. Davis (2000): Personality disorders in modern life. New York (John Wiley).
Neumannn, E. (2010): Offener und verdeckter Narzissmus. Paradox eines Konstrukts. *Psychotherapeut* 55: 21–28.
Otway, L. J. a. V. L. Vignoles (2006): Narcissism and childhood recollections: a quantitative test of psychoanalytic predictions. *Personality and Social Psychology Bulletin* 32 (1): 104–116.
Ovid (2018): Metamorphosen. Herausgegeben und übersetzt von Niklas Holzberg. Reihe: Sammlung Tusculum. Berlin (De Gruyter).
Paulsen, S. S. (2009): Looking through the eyes of trauma and dissociation. Brainbridge Island, WA (Brainbridge Institute for Integrative Psychology). [dt. (2014): Trauma und Dissoziation mit neuen Augen sehen. Ego-State-Therapie und EMDR bei DIS und PTBS. Lichtenau/Westfalen (Probst).]

Paulsen, S. S. (2017): When there are no words. Brainbridge Island, WA (Brainbridge Institute for Integrative Psychology).
Peichl, J. (2012): Hypno-analytische Teiletherapie. München (Klett-Cotta).
Peichl, J. (2014): Rote Karte für den inneren Kritiker. Wie man aus einem ewigen Miesmacher einen Verbündeten macht. München (Kösel).
Peichl, J. (2018): Integration in der Traumatherapie. Stuttgart (Klett-Cotta).
Peichl, J. (2023a): Ego-States, Seiten, Parts & Co. Stuttgart (Klett-Cotta).
Peichl, J. (2023b): Jenseits der therapeutischen Beziehung. Was wirkt in Hypnotherapie und hypnotherapeutischer Teiletherapie? Heidelberg (Carl-Auer).
Peichl, J. (2024): Die Inneren Machthaber bei komplexen Trauma-Folgestörungen: Problem oder Lösung aus der Sicht der Ego-State-Theorie? Vortrag auf dem 7. Traumasympossium, »Trauma, Macht und Unterwerfung«, Göttingen, 14.–15.6.2024.
Perrotta, G. (2020): Narcissism and psychopathological profiles: definition, clinical contexts, neurobiological aspects and clinical treatment. *Clinical Review* 4 (5): 12–25.
Pessoa, F. (2010): Das Buch der Unruhe des Hilfsbuchhalters Bernardo Soares. Zürich (Ammann).
Raschka, J. (2016): Selbst- und Fremdwahrnehmung von Narzissmus. Masterarbeit der Universität Graz. Verfügbar unter: https://unipub.uni-graz.at/obvugrhs/download/pdf/1696797 [4.8.2025].
Raskin, R., J. Novacek a. R. Hogan (1991): Narcisisstic self-esteem management. *Journal of Personality and Social Psychology* 60 (6): 911–918.
Ricoeur, P. (1984): Zeit und Erzählung, Bd. 1: Zeit und historische Erzählung. Paderborn (Fink).
Rießbeck, H. (2013): Einführung in die hypnodynamische Teiletherapie. Heidelberg (Carl-Auer).
Rohmann, E. et al. (2023): Grandioser und verletzlicher Narzissmus – Selbstkonstruktion, Bindung und Liebe in romantischen Beziehungen. Verfügbar unter: https://narzissmuslexikon.blogspot.com/2023/02/grandioser-und-verletzlicher-narzissmus_10.html [4.8.2025].
Rose, P. (2002): The happy and unhappy faces of narcissism. *Personality and Individual Differences* 33: 379–392.
Rudolf, G. (2004): Strukturbezogene Psychotherapie: Leitfaden zur psychodynamischen Therapie struktureller Störungen. Stuttgart/New York (Schattauer).
Russ, E. et al. (2008): Refining the construct of narcissistic personality disorder: diagnostic criteria and subtypes. *Journal of Psychiatry* 165: 1473–1481.
Sartre, J.-P. (1993): Das Sein und das Nichts. Versuch einer phänomenologischen Ontologie. (Gesammelte Werke in Einzelausgaben/Philosophische Schriften, Bd. 3). Reinbek bei Hamburg (Rowohlt).
Schlagmann, K. (2021): Die Narzissmus-Lüge. Über den Missbrauch eines emanzipatorischen Mythos. Frankfurt/M. (R. G. Fischer).
Schmid, B. (1994): Wo ist der Wind, wenn er nicht mehr weht? Bielefeld (Junfermann).

Schmid, B. (2005): Wo ist der Wind, wenn er nicht weht? Professionalität und Transaktionsanalyse aus systemischer Sicht. Paderborn (Junfermann).

Schmidbauer, W. (2024): Böse Väter, kalte Mütter? Warum sich Kinder schlechte Eltern schaffen. Stuttgart (Reclam).

Schmidt, G. (2004): Liebesaffären zwischen Problem und Lösung. Heidelberg: (Carl-Auer).

Schmidt, G. (2005): Einführung in die hypnosystemische Therapie und Beratung. Heidelberg (Carl-Auer).

Schneck, C. (2013): Narzisstische Phänomene und Management – Coaching als Initial einer erfolgreichen Unternehmensevolution. *Coaching Magazin* 1: 5.

Schreiber, D. (2021): Allein. Berlin (Hanser), 6. Aufl.

Schwartz, R. u. M. Sweezy (2020): Systemische Therapie mit der inneren Familie. Stuttgart (Klett-Cotta).

Stuthridge. J. (2006): Inside out: a transactional analysis modell of trauma. *Transactional Analysis Journal* 36 (4): 270–283.

Wagner, E., C. Eckert u. K. Hiesberger-Kamleitner (2023): Borderline-Persönlichkeitsstörung. Heidelberg (Carl-Auer).

Wagner, E., K. Henz u. H. Kilian (2022): Persönlichkeitsstörungen. Heidelberg (Carl-Auer).

Watkins, J. u. H. Watkins (2003). Ego-States. Theorie und Therapie. Heidelberg (Carl-Auer).

Weinberg, I. a. E. Ronningstam (2022): Narcissistic personality disorder: progress in understanding and treatment. *FOCUS The Journal of Lifelong Learning in Psychiatry*. Verfügbar unter: https://focus.psychiatryonline.org/doi/full/10.1176/appi.focus.20220052 [4.8.2025].

Wieseler, F. (1856): Narkissos. Eine kunstmythologische Abhandlung nebst einem Anhang über die Narcissen und ihre Beziehung im Leben, Mythos und Cultus der Griechen. Göttingen (Verlag der Dieterichschen Buchhandlung).

Wink, P. (1991): Two faces of narcissism. *Journal of Personality and Social Psychology* 61: 590–597.

Winnicott, D. W., M. M. Khan u. G. Theusner-Stampa (1974): Reifungsprozesse und fördernde Umwelt. München (Kindler). [Nachdruck 1984, Fischer Verlag].

Yalom I. D. (2010): Existentielle Psychotherapie. Bergisch Gladbach (Andreas Kohlhage), 5. korr. Aufl.

Young, J., J. Klosko u. M. Weishaar (2003): Schematherapie – Ein praxisorientiertes Handbuch. Paderborn (Junfermann).

Zajenkowski, M. a. K. Szymaniak (2019): Narcissism between facets and domains. The relationships between two types of narcissism and aspects of the big five. *Current Psychology* 40: 2112–2121. Verfügbar unter: https://link.springer.com/article/10.1007/s12144-019-0147-1 [4.8.2025].

Zanotta, S. (2018): Wieder ganz werden. Traumaheilung mit Ego-State-Therapie und Körperwissen. Heidelberg (Carl-Auer).

Über den Autor

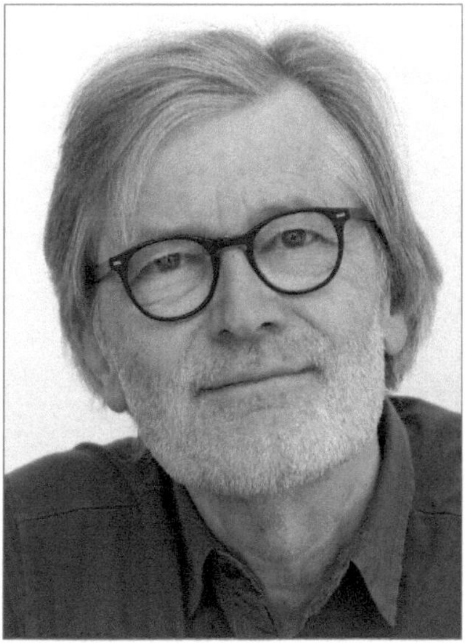

Jochen Peichl, Dr.; Facharzt für Psychotherapie und Psychosomatische Medizin, Psychiatrie und Neurologie; Weiterbildungen als Psychoanalytiker, Psychodrama- und Gruppentherapeut, in EMDR-Therapie, Ego-State-Therapie und Hypnotherapie. Nach Stationen als Leiter der Schlaf- und Traumforschung der Abteilung für Psychosomatik an der Universität München und als Oberarzt in der Klinik für Psychosomatik am Klinikum Nürnberg heute als Trainer für Ego-State- und Traumatherapie tätig. Gründer und Leiter des Instituts für hypnoanalytische Teilearbeit und Ego-State-Therapie. Arbeitsschwerpunkte: somatoforme Störungen, Borderline-Störungen, traumaassoziierte Störungen. Veröffentlichungen u. a.: *Einführung in die hypnosystemische Teiletherapie* (2018), *Jenseits der therapeutischen Beziehung. Was wirkt in Hypnotherapie und hypnotherapeutischer Teiletherapie?* (2023).